高等医药院校创新教材

供医学影像技术及相关专业使用

放射物理与防护

主　　编　刘小艳
副主编　徐　明　李君霖
编　　委　（按姓氏汉语拼音排序）

樊　冰　南阳医学高等专科学校
胡潺潺　承德医学院附属医院
黄小燕　黔东南民族职业技术学院
李君霖　赣南卫生健康职业学院
李丽丽　包头医学院职业技术学院
李萌萌　南京医科大学康达学院
刘小艳　南通大学附属医院
陆　伟　唐山职业技术学院
罗雪莲　铜陵职业技术学院
王　锐　承德医学院附属医院
王晶晶　苏州卫生职业技术学院
徐　明　辽宁医药职业学院

学术秘书　李萌萌

U0230592

科学出版社

北京

内 容 简 介

本书采用"大影像观"概念，详细讲述了放射物理与防护的相关法律法规、医用物理学知识、X 射线基础知识、常用辐射量及其相关测量、医学成像的安全防护、放射治疗剂量学等方面的内容，是来自全国 10 余所高等院校及教学医院从事医学影像临床、教学、科研、管理的一线专家、学者集体编创的成果。

本书适用于从事医学影像技术及其相关领域的学生及同仁使用。

图书在版编目（CIP）数据

放射物理与防护 / 刘小艳主编. —北京：科学出版社，2019.6
高等医药院校创新教材
ISBN 978-7-03-059762-5

Ⅰ.①放… Ⅱ.①刘… Ⅲ.①放射医学–物理学–医学院校–教材②放射医学–辐射防护–医学院校–教材　Ⅳ.①R811.1②R14

中国版本图书馆 CIP 数据核字（2018）第 276011 号

责任编辑：丁海燕　/　责任校对：彭珍珍
责任印制：徐晓晨　/　封面设计：蓝正设计

科 学 出 版 社 出版
北京东黄城根北街 16 号
邮政编码：100717
http://www.sciencep.com

滁州市报润文化传播有限公司 印刷
科学出版社发行　各地新华书店经销
*
2019 年 6 月第 一 版　开本：850×1168　1/16
2022 年 8 月第四次印刷　印张：9 3/4
字数：300 000

定价：35.00 元
（如有印装质量问题，我社负责调换）

前　　言

德国物理学家伦琴教授于 1895 年 11 月 8 日发现 X 射线并将其应用于医学，为广大患者的诊疗带来了福音。特别是 Housfield 发明了 CT 以来，医学影像技术的进步丰富、发展、完善了临床诊断方法，为疾病的早发现、早诊断、早治疗奠定了基础，为大数据背景下的精准医疗与循证医学的发展做出了不可磨灭的贡献。

然而，医学影像在为患者诊疗带来巨大价值的同时，也存在着诸多隐患，甚至有的已逐步上升为社会问题。这就需要权衡各类成像方式的利弊，合理地加以应用。要在合理使用低剂量的前提下，使图像质量、诊断价值最大化，这就是我们编写本书的初衷。

为此，本书编写得到了科学出版社及全体编委的积极响应，全体编委在百忙之中齐聚北京，共同探讨本书的编写目录与大纲，大家畅所欲言、献计献策，在极短的时间内完成初稿并交叉审阅。编委们努力站在时代所能给予的高度，努力达到零差错。

本书采用"大影像观"概念，详细讲述了放射物理与防护的相关法律法规、医用物理学知识、X 射线基础知识、常用辐射量及其相关测量、医学成像的安全防护、放射治疗剂量学等方面的内容。本书适用于从事医学影像技术及其相关领域的学生及同仁使用。

然而，因水平有限，可能存在诸多不足，还请广大同行将自己的见解和在教学过程中所遇到的问题反馈给我们，以帮助我们做得更好。

刘小艳

2018 年 12 月 20 日

目　　录

总　论

　　自 1895 年伦琴发现 X 射线并将其应用于医学，特别是 1971 年 Hounsfield 发明 CT 以来，医学影像得到了迅猛发展。因此，就更需要规范化作业、规范化管理、全面质量控制与安全管理，从而使受检者以最小的伤害获得最大利益的诊断和治疗，以达到各级医院影像诊断互认。而医学影像相关的法律、法规就是这个时代不可或缺的基本准则。

　　纵观近 30 年来与医学影像相关的各级别的法律、法规及各项规章，通常可分为 3 个层面进行理解，一是法律层面，由中华人民共和国国务院及以上行政机构颁布；二是法规层面，通常由国家卫生健康委员会颁布；三是标准与规范层面，通常由行业内组织讨论制订。

第一节　医学影像相关法律

　　到目前为止，医学影像相关法律级别最高的为《中华人民共和国职业病防治法》，为中华人民共和国主席令第 52 号，由中华人民共和国第十一届全国人民代表大会常务委员会第二十四次会议于 2011 年 12 月 31 日第一次修正，自公布之日起施行（2019 年修订）。由国务院及以上行政机构颁布的法令有：1989 年颁布的《放射性药品管理办法》（2017 年修订）、2000 年颁布的《医疗器械监督管理条例》（2017 年修订）。《医疗纠纷预防和处理条例》于 2018 年 6 月 20 日国务院第 13 次常务会议通过，自 2018 年 10 月 1 日起施行，国务院令第 701 号。《中华人民共和国药品管理法实施条例》自 2002 年 9 月 15 日起施行，为国务院令第 360 号（2019 年修订）。2005 年颁布的《放射性同位素与射线装置安全和防护条例》（2014 年修订）等。

一　放射性药品管理

　　《放射性药品管理办法》（以下称《药品管理法》）于 1989 年 1 月 13 日国务院令第 25 号发布施行，2017 年修订。放射性药品具体使用如下：

　　（1）医疗单位设置核医学科、室（同位素室），必须配备与其医疗任务相适应的并经核医学技术培训的技术人员。非核医学专业技术人员未经培训，不得从事放射性药品使用工作。

　　（2）医疗单位使用放射性药品，必须符合国家有关放射性同位素安全和防护的规定。所在地的省、自治区、直辖市药品监督管理部门，应当根据医疗单位核医疗技术人员的水平、设备条件，核发相应等级的《放射性药品使用许可证》，无许可证的医疗单位不得临床使用放射性药品。《放射性药品使用许可证》有效期为 5 年，期满前 6 个月，医疗单位应当向原发证的行政部门重新提出申请，经审核批准后，换发新证。

　　（3）医疗单位配制、使用放射性制剂，应当符合《药品管理法》及其实施条例的相关规定。

　　（4）持有《放射性药品使用许可证》的医疗单位，必须负责对使用的放射性药品进行临床质量检验，收集药品不良反应等项工作，并定期向所在地药品监督管理、卫生行政部门报告。由省、自治区、直辖市药品监督管理、卫生行政部门汇总后分别报国务院药品监督管理、卫生行政部门。

（5）放射性药品使用后的废物（包括患者排出物），必须按国家有关规定妥善处置。

 ## 放射性同位素与射线装置安全和防护

《放射性同位素与射线装置安全和防护条例》于 2005 年 8 月 31 日国务院第 104 次常务会议通过，自 2005 年 12 月 1 日起施行，为国务院令第 449 号，2014 年修订。条例从许可和备案、安全和防护、辐射事故应急处理、监督检查、法律责任等方面进行阐述。

（一）定义

放射性同位素，是指某种发生放射性衰变的元素中具有相同原子序数但质量不同的核素。放射源，是指除研究堆和动力堆核燃料循环范畴的材料以外，永久密封在容器中或者有严密包层并呈固态的放射性材料。射线装置，是指 X 线机、加速器、中子发生器以及含放射源的装置。非密封放射性物质，是指非永久密封在包壳里或者紧密地固结在覆盖层里的放射性物质。辐射事故，是指放射源丢失、被盗、失控，或者放射性同位素和射线装置失控导致人员受到意外的异常照射。

（二）行政管理

条例规定由国务院环境保护主管部门对全国放射性同位素、射线装置的安全和防护工作实施统一监督管理。国务院公安、卫生等部门按照职责分工和本条例的规定，对有关放射性同位素、射线装置的安全和防护工作实施监督管理。县级以上地方人民政府环境保护主管部门和其他有关部门，按照职责分工和本条例的规定，对本行政区域内放射性同位素、射线装置的安全和防护工作实施监督管理。

条例明确了国家对放射源和射线装置实行分类管理。根据放射源、射线装置对人体健康和环境的潜在危害程度，从高到低将放射源分为 I 类、II 类、III 类、IV 类、V 类，具体分类办法由国务院环境保护主管部门制定；将射线装置分为 I 类、II 类、III 类，具体分类办法由国务院环境保护主管部门商国务院卫生主管部门制定。

（三）许可证及其有效期

除医疗使用 I 类放射源、制备正电子发射计算机断层扫描用放射性药物自用的单位外，生产放射性同位素、销售和使用 I 类放射源、销售和使用 I 类射线装置的单位的许可证，由国务院环境保护主管部门审批颁发。除国务院环境保护主管部门审批颁发的许可证外，其他单位的许可证，由省、自治区、直辖市人民政府环境保护主管部门审批颁发。国务院环境保护主管部门向生产放射性同位素的单位颁发许可证前，应当将申请材料印送其行业主管部门征求意见。环境保护主管部门应当将审批颁发许可证的情况通报同级公安部门、卫生主管部门。

许可证有效期为 5 年。有效期届满，需要延续的，持证单位应当于许可证有效期届满 30 日前，向原发证机关提出延续申请。原发证机关应当自受理延续申请之日起，在许可证有效期届满前完成审查，符合条件的，予以延续；不符合条件的，书面通知申请单位并说明理由。

（四）人员资质

生产、销售、使用放射性同位素和射线装置的单位，应当对直接从事生产、销售、使用活动的工作人员进行安全和防护知识教育培训，并进行考核；考核不合格的，不得上岗。辐射安全关键岗位应当由注册核安全工程师担任。辐射安全关键岗位名录由国务院环境保护主管部门商国务院有关部门制定并公布。

（五）健康管理

生产、销售、使用放射性同位素和射线装置的单位，应当严格按照国家关于个人剂量监测和健康管理的规定，对直接从事生产、销售、使用活动的工作人员进行个人剂量监测和职业健康检查，建立个人剂量档案和职业健康监护档案。

（六）辐射事故应急处理

根据辐射事故的性质、严重程度、可控性和影响范围等因素，从重到轻将辐射事故分为特别重大辐射事故、重大辐射事故、较大辐射事故和一般辐射事故四个等级。

（1）特别重大辐射事故，是指Ⅰ类、Ⅱ类放射源丢失、被盗、失控造成大范围严重辐射污染后果，或者放射性同位素和射线装置失控导致 3 人以上（含 3 人）急性死亡。

（2）重大辐射事故，是指Ⅰ类、Ⅱ类放射源丢失、被盗、失控，或者放射性同位素和射线装置失控导致 2 人以下（含 2 人）急性死亡或者 10 人以上（含 10 人）急性重度放射病、局部器官残疾。

（3）较大辐射事故，是指Ⅲ类放射源丢失、被盗、失控，或者放射性同位素和射线装置失控导致 9 人以下（含 9 人）急性重度放射病、局部器官残疾。

（4）一般辐射事故，是指Ⅳ类、Ⅴ类放射源丢失、被盗、失控，或者放射性同位素和射线装置失控导致人员受到超过年剂量限值的照射。

发生辐射事故时，生产、销售、使用放射性同位素和射线装置的单位应当立即启动本单位的应急方案，采取应急措施，并立即向当地环境保护主管部门、公安部门、卫生主管部门报告。发生辐射事故的单位应当立即将可能受到辐射伤害的人员送至当地卫生主管部门指定的医院或者有条件救治辐射损伤病人的医院，进行检查和治疗，或者请求医院立即派人赶赴事故现场，采取救治措施。

第二节　医学影像相关法规

这里所说的法规通常为国家卫生健康委员会（原卫生部）制定，这里面包含：《医疗机构管理条例实施细则》（1994 年 8 月 29 日卫生部令第 35 号，2017 年第 3 次修订）、《医疗技术临床应用管理办法》（卫医政发〔2009〕18 号）、《医院评审暂行办法》（卫医管发〔2011〕75 号）等。

与医学影像密切的法规有：《放射卫生技术服务机构管理办法》（卫监督发〔2012〕25 号）、《放射卫生技术评审专家库管理办法》（卫监督发〔2012〕25 号）、《放射诊疗建设项目卫生审查管理规定》（卫监督发〔2012〕25 号）、《关于发布 2018—2020 年大型医用设备配置规划的通知》（国卫财务发〔2018〕41 号）、《关于印发甲类大型医用设备配置许可管理实施细则的通知》（国卫规划发〔2018〕14 号）、《关于印发大型医用设备配置与使用管理办法（试行）的通知》（国卫规划发〔2018〕12 号）、《关于发布大型医用设备配置许可管理目录（2018 年）的通知》（国卫规划发〔2018〕5 号）等。

 大型医用设备配置许可管理目录

（一）甲类（国家卫生健康委员会负责配置管理）

（1）重离子放射治疗系统。

（2）质子放射治疗系统。

（3）正电子发射型磁共振成像系统（英文简称 PET/MR）。

（4）高端放射治疗设备。指集合了多模态影像、人工智能、复杂动态调强、高精度大剂量率等精确放疗技术的放射治疗设备，目前包括 X 线立体定向放射治疗系统（英文简称 Cyberknife）、螺旋断层放射治疗系统（英文简称 Tomo）HD 和 HDA 两个型号、Edge 和 Versa HD 等型号直线加速器。

（5）首次配置的单台（套）价格在 3000 万元人民币（或 400 万美元）及以上的大型医疗器械。

（二）乙类（省级卫生健康委员会负责配置管理）

（1）X 线正电子发射断层扫描仪（英文简称 PET/CT，含 PET）。

（2）内窥镜手术器械控制系统（手术机器人）。

（3）64 排及以上 X 线计算机断层扫描仪（64 排及以上 CT）。

（4）1.5T 及以上磁共振成像系统（1.5T 及以上 MR）。

（5）直线加速器（含 X 刀，不包括列入甲类管理目录的放射治疗设备）。

（6）伽马射线立体定向放射治疗系统（包括用于头部、体部和全身）。

（7）首次配置的单台（套）价格在 1000～3000 万元人民币的大型医疗器械。

二 2018～2020 年大型医用设备配置规划

以省级区域或跨省域为规划单位，综合考虑经济社会发展水平、区域功能定位、医疗服务能力、配置需求、社会办医发展等因素，合理规划配置数量。到 2020 年底，全国规划配置大型医用设备 22548 台，其中新增 10097 台，分 3 年实施，甲类大型医用设备根据工作需要按年度实施，乙类大型医用设备由省级卫生健康部门制订年度实施计划。为社会办医配置预留合理空间。具体为：

（一）甲类大型医用设备

（1）重离子放射治疗系统。加强对在用设备使用状况的跟踪和评价，本规划期内暂不制订新增配置规划。

（2）质子治疗肿瘤系统。全国总体规划配置控制在 10 台内，全部为新增配置。按区域功能定位、医疗服务辐射能力和医疗机构诊疗水平等实际情况，到 2019 年底前，在华北、华东、中南、东北、西南、西北 6 个区域各配置 1 台；到 2020 年底在人口密集，医疗辐射能力强，集中京津冀、长三角、珠三角和成渝经济区的华北、华东、中南、西南再各规划配置 1 台。

（3）正电子发射型磁共振成像系统（PET/MR）。加强对在用设备使用状况的跟踪和评价。到 2020 年底，全国暂规划配置 33 台，按华北、东北、华东、中南、西南、西北 6 个区域配置，其中新增 28 台。

（4）高端放射治疗设备。到 2020 年底，全国规划配置 216 台，其中新增 188 台。

（二）乙类大型医用设备

（1）X 线正电子发射断层扫描仪（PET/CT，含 PET）。到 2020 年底，全国规划配置 710 台内，其中新增 377 台。

（2）内窥镜手术器械控制系统（手术机器人）。到 2020 年底，全国规划配置 197 台内，其中新增 154 台。

（3）64 排及以上 X 线计算机断层扫描仪（64 排及以上 CT）。到 2020 年底，全国规划配置 8119 台内，其中新增 3535 台。

（4）1.5T 及以上磁共振成像系统（1.5T 及以上 MR）。到 2020 年底，全国规划配置 9846 台内，其中新增 4451 台。

（5）直线加速器（含 X 刀）。到 2020 年底，全国规划配置在 3162 台内，其中新增 1208 台。

（6）伽玛射线立体定向放射治疗系统。到 2020 年底，全国规划配置 254 台内，其中新增 146 台。

三 放射诊疗建设项目

放射诊疗建设项目按照可能产生的放射性危害程度与诊疗风险分为危害严重和危害一般两类。

（1）危害严重类的放射诊疗建设项目包括立体定向放射治疗装置（γ 刀、X 刀等）、医用加速器、质子治疗装置、重离子治疗装置、钴-60 治疗机、中子治疗装置与后装治疗机等放射治疗设施，正电子发射计算机断层显像装置（PET）与单光子发射计算机断层显像装置（SPECT）及使用放射性药物进行治疗的核医学设施。其他放射诊疗建设项目为危害一般类。

（2）危害严重类的放射诊疗建设项目职业病危害放射防护预评价报告在申请卫生行政部门审核前，应当由承担评价的放射卫生技术服务机构组织 5 名以上专家进行评审，其中从放射卫生技术评审专家库中抽取的专家应不少于专家总数的 3/5。

立体定向放射治疗装置、质子治疗装置、重离子治疗装置、中子治疗装置和正电子发射计算机断层显像装置等项目预评价报告的评审，从国家级放射卫生技术评审专家库抽取的专家应不少于专家总数的 2/5。

危害一般类的放射诊疗建设项目职业病危害放射防护预评价报告是否需要专家审查由省级卫生行政部门确定。

评审专家的组成、专家评审意见、评审意见处理情况及专家组复核意见等内容应作为预评价报告的附件。

四　放射卫生技术服务机构人员配置的要求

（一）基本条件

（1）应当有与其申请技术服务项目相适应的管理、技术和质量控制人员。

（2）专业技术人员应当掌握相关法律、法规、标准和本单位质量管理体系文件。

（3）专业技术负责人应当掌握本专业业务，专业技术人员的专业与申请的技术服务项目相一致。

（4）专业技术人员必须经正规系统培训并考核合格。

（二）具体条件

（1）申请放射诊疗建设项目职业病危害放射防护评价甲级资质的，放射卫生专业技术负责人应当具有高级技术职称，从事相关专业工作 5 年以上，是本单位职工且未在其他放射卫生技术服务机构中任职。放射卫生专业技术人员中，高级技术职称人员不少于 3 人，中级以上技术职称的人数不少于总数的 60%，技术人员总数不少于 10 人。

（2）申请放射防护器材和含放射性产品检测资质的，放射卫生专业技术负责人应当具有高级专业技术职称，从事相关专业工作 5 年以上，是本单位职工且未在其他放射卫生技术服务机构中任职。放射卫生专业技术人员中，高级技术职称人员不少于 2 人，中级以上技术职称的人数不少于总数的 40%，技术人员总数不少于 7 人。

（3）申请放射诊疗建设项目职业病危害放射防护评价乙级资质的，放射卫生专业技术负责人应当具有高级专业技术职称，从事相关专业工作 5 年以上，是本单位职工且未在其他放射卫生技术服务机构中任职。放射卫生专业技术人员中，中级以上技术职称人数不少于 3 人，技术人员总数不少于 5 人。

（4）申请放射卫生防护检测资质的，放射卫生专业技术负责人应当具有中级以上专业技术职称，从事相关专业工作 3 年以上，是本单位职工且未在其他放射卫生技术服务机构中任职。放射卫生专业技术人员中，中级以上技术职称人数不少于 2 人，技术人员总数不少于 5 人。

（5）申请个人剂量监测资质的，放射卫生专业技术负责人应当具有中级以上专业技术职称，从事相关专业工作 3 年以上，是本单位职工且未在其他放射卫生技术服务机构中任职。放射卫生技术人员总数不少于 3 人。

省级卫生行政部门在其批准权限内可根据实际情况细化具体条件。

五　放射卫生技术评审专家库管理办法

放射卫生技术评审专家库成员由放射防护、放射卫生检测、放射诊疗与核事故医学应急和放射卫生监督管理等放射卫生相关专业领域的专家组成。

（一）国家级放射卫生技术评审专家库专家应当具备的条件

（1）坚持原则、客观公正，具有良好的专业素质、科学态度和职业道德。

（2）具有相关专业高级技术职务任职资格，从事放射卫生相关专业 10 年以上。

（3）熟悉放射卫生相关的法律法规、规范与技术标准。

（4）健康状况良好，能够胜任工作。

省级放射卫生技术评审专家库专家的条件由省级卫生行政部门参照上述条件自行制定。

（二）专家库专家的主要职责

（1）参加放射诊疗建设项目职业病危害放射防护评价的卫生审查活动。

（2）参加放射卫生技术服务机构资质审定工作。

（3）为卫生行政部门的放射卫生监督提供技术支持。

（4）承担卫生行政部门指定的其他工作。

（三）专家库专家应当遵守的规定

（1）按照国家有关法律法规、标准与规范开展工作，独立、客观地提出意见。

（2）认真履行职责，廉洁自律。

（3）遵守相关保密规定。

（4）不得参与有碍公正性的活动。

（5）不得以专家库专家的名义进行商业活动。

（6）主动申请回避与自身有利害关系的放射卫生技术评审活动。

（刘小艳　李萌萌）

第一章　医用物理学知识

学习目标

1. 掌握：卢瑟福的 α 粒子散射实验的现象及重要意义、玻尔理论的基本假设、原子核结构、放射性核素的衰变类型、原子核的衰变规律。

2. 熟悉：原子的核外电子结构。

3. 了解：放射性核素长期平衡与暂时平衡的区别。

4. 掌握：拉莫尔进动、拉莫尔频率、纵向弛豫、横向弛豫。

5. 熟悉：共振和磁共振现象、原子核自旋的条件、原子核磁矩。

6. 了解：磁共振技术及其在医学中的应用。

7. 掌握：激光的特性。

8. 熟悉：激光的原理。

9. 了解：激光的产生及其在医学中的应用，以及医用激光器。

第一节　物质的结构

 原子及其核外结构

在二十世纪初，从实验事实获知电子是原子的组成部分。物质通常是中性的，足见原子中还有带正电的部分。从电子的荷质比（e/m）测量得知电子的质量比整个原子的质量要小得多，当时已经知道一个电子的质量差不多是氢原子质量的两千分之一。又根据不同方法测得各种原子的半径是不同的，但其数量级都是 10^{-10} m。这些实验结果和当时的经典理论是基于原子结构模型的基础。

J.J.汤姆孙（J.J.Thomson）最早提出了原子结构模型，他根据上述资料，设想原子的带正电部分是一个如原子本身大小的、具有弹性的、冻胶状的球体，正电荷均匀分布，负电子镶嵌于球内或球体表面，这些电子能在它们的平衡位置上做简谐振动。

但勒纳（Lenard）从 1903 年起，经过多年的努力，通过电子在金属膜上的散射实验证明了汤姆孙模型的不足，他发现较高速度的电子很容易穿透原子，后者不像是具有 10^{-10} m 那样半径的实体球。α粒子散射实验否定了汤姆孙模型，建立了核式模型。

（一）原子结构实验

α 粒子是放射性物体中发射出来的快速粒子，它具有氦原子的质量，是电子质量的 7300 倍，它带两个单位的正电荷，后来证明它就是氦原子核。

1909 年，在卢瑟福（E. Rutherford）等进行的 α 粒子散射实验中观察到一个重要现象，绝大多数 α 粒子如以前所观察到的，平均只有 2°～3°的偏转，但大约有 1/8000 的 α 粒子偏转大于 90°，甚至有接近 180°的偏转。

实验所用仪器的布置大致如图1-1所示。R为被一铅块包围的α粒子源，发射的α粒子经过一纤细的通道后，形成一束射线，撞击在铂的薄膜上。放大镜M，带着一片荧光屏S，可以旋转到不同的方向对散射的α粒子进行观察。荧光屏是在玻璃片上涂以荧光物硫化锌制成的，使用时，将涂有硫化锌的一面朝向散射物F。当被散射的α粒子打在荧光屏上时，就会发生微弱的闪光。通过放大镜观察闪光就可记下某一时间内在某一方向散射的α粒子数。从α粒子源到荧光屏这段路程是在真空中进行的。

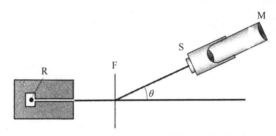

图1-1　观测α粒子散射的仪器装置示意图

大角散射并不都是偶然性小角散射的累积，这种可能性要比1/8000小得多，绝大多数是一次碰撞的结果。但这不可能在汤姆孙模型那样的原子中发生。卢瑟福针对汤姆孙模型不能符合实验事实的情况，在1911年提出另一个模型。他设想原子中带正电部分体积很小，电子存在于带正电部分的外围。这样，α粒子接近原子时，它受电子的作用引起运动的改变，如上文所说，还是不大，受正电体的作用就不同了。此时正电体很小，α粒子进入原子区域，但仍在正电体之外，整个正电体对它起作用，因此受正电体的作用力是

$$F = \frac{2Ze^2}{4\pi\varepsilon_0 r^2}$$

式中，Z为原子序数；e为电子的电量；ε_0为真空中的介电常数；r为α粒子与正电体的距离。

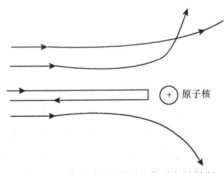

图1-2　α粒子在原子核式模型中的散射

由于正电体很小，所以r可以很小，所受的力可以很大，因此就能产生大角散射，如图1-2所示。卢瑟福还提出了可以由实验验证的理论。按他的理论，从实验观察到的散射角可以推算带正电体的大小，算得的这种正电体是很小的，所以称为原子核，因而，他提出的原子模型被称为核式模型。在这个结构中，有一个带正电的中心体原子核，所带正电的数值是原子序数乘以单元电荷值。原子核的半径在$10^{-15} \sim 10^{-14}$ m。原子核外围散布着带负电的电子。但原子质量的绝大部分是原子核的质量。

（二）玻尔的原子模型

1. 氢原子光谱的实验规律　原子的核式模型建立只肯定了原子核的存在，但还不清楚原子核外电子的具体情况，所以需要进一步研究。对光谱的观察为我们提供了很多资料，这些资料是关于原子核外结构知识的重要来源。

光谱是电磁辐射（不论在可见区或在可见区以外）的波长成分和强度分布的记录，有时只是波长成分的记录。用光谱仪可以把光按波长展开，把不同成分的强度记录下来，或把按波长展开后的光谱摄成相片，后一种光谱仪称为摄谱仪。光谱仪用棱镜或光栅作为分光器，有各种不同的设计。图1-3是一种棱镜摄谱仪的示意图。光源I所发的光经透镜A会聚在摄谱仪的光缝S上，一部分进入摄谱仪，经会聚透镜B后，成为平行光线，落在棱镜片的一个面上，穿过棱镜片后，不同波长的光线以不

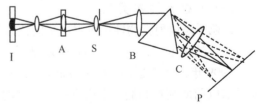

图1-3　棱镜摄谱仪示意图

同的偏转角射出，经过透镜 C 再成为会聚光线。不同波长的光线会聚在相片 P 上的不同点，在 P 上形成一系列 S 的实像。S 是一条狭缝，所以这些实像是细线。摄成的光谱相片，可以进行测量。谱线的位置决定于波长，可以把一个已知波长的光谱和待测的光谱并排地摄在相片上，测出两光谱的谱线位置进行比较，从而测定各线的波长。从相片上谱线的浓度也可以定出光谱各成分的强度。

从氢气放电管可以获得氢原子光谱，如图 1-4 所示。人们早就发现氢原子光谱在可见区和近紫外区有好多条谱线，构成一个很有规律的系统。谱线的间隔和强度都向着短波方向递减。

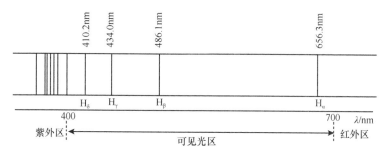

图 1-4　氢原子光谱的巴耳末系及其系限外的连续光谱

在 1885 年从某些星体的光谱中观察到的氢光谱线已达 14 条。同年，巴耳末发现这些谱线的波长可以纳入下列简单的关系中：

$$\lambda = B\frac{n^2}{n^2-4}, \quad n = 3, 4, 5, \cdots$$

式中，常数 $B=364.56\text{nm}$。后人称这一公式为巴耳末公式，它所表达的一组谱线称作巴耳末系。

如果令 $\tilde{\nu} = \dfrac{1}{\lambda}$，$\tilde{\nu}$ 称波数，则巴耳末公式可改列如下：

$$\tilde{\nu} = \frac{1}{\lambda} = \frac{1}{B}\frac{n^2-4}{n^2} = \frac{4}{B}\left(\frac{1}{2^2} - \frac{1}{n^2}\right), \quad n = 3, 4, 5, \cdots$$

或

$$\tilde{\nu} = R_{\text{H}}\left(\frac{1}{2^2} - \frac{1}{n^2}\right), \quad n = 3, 4, 5, \cdots$$

式中，常数 $R_{\text{H}} = \dfrac{4}{B}$，称里德伯常数。从氢光谱的更精密测量可获得

$$R_{\text{H}} = 1.0967758 \times 10^7\,\text{m}^{-1}$$

氢原子光谱的其他谱线系也先后被发现，一个在紫外区，由莱曼发现，还有 3 个在红外区，分别由帕邢、布拉开、普丰德发现。这些谱线系也可用一个通式表达为

$$\tilde{\nu} = R_{\text{H}}\left(\frac{1}{k^2} - \frac{1}{n^2}\right) \tag{1-1}$$

式中，$k = 1, 2, 3, \cdots$；对每一个 k，$n = k+1, k+2, k+3, \cdots$，构成一个谱线系。

以上是氢原子光谱的情况，可以小结为：①光谱是线状的，谱线有一定位置。这就是说，有确定的波长值，而且彼此是分立的。②谱线间有一定的关系，例如，谱线构成一个谱线系，它们的波长可以用一个公式表达出来。不同系的谱线有些也有关系，例如，有共同的光谱项。③每一谱线的波数都可以表达为两光谱项之差。

2. 玻尔的原子模型　自从 1911 年原子的核式结构证明后，人们了解到半径约为 $10^{-10}\,\text{m}$ 的原子中有 1 个带正电的核，它的半径是 $10^{-15}\,\text{m}$ 的数量级。但原子是中性的，从而推想原子核之外必定还有带负电的结构，这样就很自然地想到有带负电的电子围绕着原子核运动，电子活动区域的半径应该是 $10^{-10}\,\text{m}$ 的数量级。在这样一个原子模型的基础上，N.玻尔（N.Bohr）在 1913 年发展了氢原子的理论。

考虑电子在原子核外做圆周运动的情况。由于氢核的质量是电子质量的 1836 倍，所以在运动

过程中可近似认为原子核不动。电子绕原子核运动的向心力为原子核对电子的库仑引力，即

$$\frac{mv^2}{r} = \frac{1}{4\pi\varepsilon_0} \frac{Ze^2}{r^2} \qquad (1-2)$$

式中，m 为电子的质量；v 为电子的速度。由此可得电子的动能

$$\frac{1}{2}mv^2 = \frac{1}{4\pi\varepsilon_0} \frac{Ze^2}{2r}$$

体系的势能

$$U = K - \frac{1}{4\pi\varepsilon_0} \frac{Ze^2}{r}$$

式中，K 是 $r \to \infty$ 时的势能，它的数值可以随意选定。如果把 $r \to \infty$ 时的势能定为零，则

$$U = -\frac{1}{4\pi\varepsilon_0} \frac{Ze^2}{r}$$

原子的能量等于（原子核的动能等于零）

$$E = \frac{1}{2}mv^2 + U = \frac{1}{4\pi\varepsilon_0} \frac{Ze^2}{2r} - \frac{1}{4\pi\varepsilon_0} \frac{Ze^2}{r} = -\frac{1}{4\pi\varepsilon_0} \frac{Ze^2}{2r} \qquad (1-3)$$

这里能量出现负值是由于把 $r \to \infty$ 时的势能定为零。不是必须这样做，但这样可使公式最简单。由式（1-3）可见，r 越大时 E 越大（绝对值越小），半径大的轨道代表大能量。式（1-3）只表示了 E 和 r 的关系，对 r 值乃至对 E 值，没有其他任何限制。

式（1-3）是根据经典电动力学的原理推得的，它不能说明原子光谱的事实。这就是说，所引用的宏观物理中的理论不能用在原子这样的微观客体上，须另寻途径。

那么按照量子理论，光能量总是一个单元的整倍数，而每一单元（称为光量子）是 hv，这里 v 是光的频率，h 为普朗克常量，$h = 6.626 \times 10^{-34} \text{J·s}$。

1913 年，玻尔根据量子理论对氢光谱的经验公式（1-1）进行了研究。用 hc 乘以式（1-1）就得到

$$hc\tilde{v} = hv = \frac{hcR_H}{k^2} - \frac{hcR_H}{n^2} \qquad (1-4)$$

式（1-4）显示出清楚的物理意义。左边是发出光的能量，右边两项也必然是能量，而且应该是原子辐射前后的能量之差。如果原子在辐射前的能量是 E_2，经辐射，它的能量变成 E_1（$E_1 < E_2$），那么放出的能量为

$$hv = E_2 - E_1 \qquad (1-5)$$

如果原子的能量仍采用负值，用式（1-5）与式（1-4）比较可以得到这样的简单关系：

$$E = -\frac{hcR_H}{n^2} \qquad (1-6)$$

n 是整数，式（1-6）所代表的原子能量只能具有一系列的一定数值，这些数值是彼此分隔的，不能连续变化。

由式（1-3）和式（1-6）可得

$$r = \frac{1}{4\pi\varepsilon_0} \frac{n^2 Ze^2}{2hcR_H} \qquad (1-7)$$

以上说明从实验事实推知：①氢原子中的电子只能在一定大小的、彼此分隔的一系列轨道上运动；电子在每一这样的轨道运动时，原子具有一定的能量。②如果氢原子中的电子从一个大轨道上运动跳到小轨道上运动，原子的能量就从大变小，多余的能量就放出称为 1 个光子的能量，如式（1-5）所示。

根据上述考虑，玻尔提出了两个基本假定。

第一，在原子内部存在一系列稳定的能量状态 $E_1, E_2, E_3, \cdots$，当原子处在任一稳定能态时，电子绕原子核做圆周运动，虽有向心加速度，也不向外辐射能量。而且，只有当电子的角动量 P_φ 等于 η 整数

倍的那些轨道才是可能的，即

$$P_\varphi = mvr = n\hbar \tag{1-8}$$

式中，$n = 1, 2, 3, \cdots$，称为量子数，$\hbar = \dfrac{h}{2\pi}$，此式称为玻尔的角动量量子化条件。

第二，当原子从能量状态 E_n 跃迁到能量状态 E_k 时，它将发射（或吸收）一个单色的光子，其频率由式（1-5）决定：

$$\nu = \frac{E_n - E_k}{h} \tag{1-9}$$

式（1-9）称为玻尔的频率条件。

玻尔的量子假定可用图 1-5 表示。当原子处在稳定状态 $E_1, E_2, E_3, \cdots$ 时，不向外辐射能量。当原子从低能态向高能态跃迁时，必须吸收光子才能实现。相反，原子从高能态向低能态跃迁时，将辐射出光子。

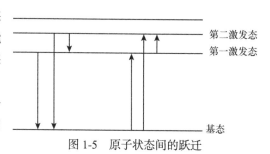

第二激发态
第一激发态

基态

图 1-5 原子状态间的跃迁

原子内部的规律性是否就像玻尔假定的那样，需进一步证明，必须在假定基础上建立理论，去解释原子光谱的实验规律。

式（1-8）与式（1-2）联立消去速度 v，可得电子运动的轨道半径：

$$r_n = 4\pi\varepsilon_0 \frac{n^2\hbar^2}{mZe^2}, \qquad n = 1, 2, 3, \cdots \tag{1-10}$$

对于 $Z = 1$ 的氢原子，在 $n = 1$ 时，$r_1 = 4\pi\varepsilon_0 \dfrac{\hbar^2}{mZe^2}$ 称为第一轨道半径，通常用 a_1 表示。当 $n = 2, 3, 4, \cdots$ 时，电子的轨道半径分别为 $r_2 = 4a_1$，$r_3 = 9a_1$，$r_4 = 16a_1$，$\cdots$，电子的轨道半径只能取如此一系列的不连续值。

下面再计算与每一个圆形轨道相对应的原子的总能量。为此将式（1-10）代入式（1-3）得

$$E_n = -\frac{1}{(4\pi\varepsilon_0)^2} \frac{m(Ze^2)^2}{2n^2\hbar^2}, \qquad n = 1, 2, 3, 4, \cdots \tag{1-11}$$

式中，E_n 是氢原子的内部能量，式（1-11）表示能量的数值是分隔的。电子在不连续的轨道上运动，原子所具有的能量也不是连续的，这种不连续的能量状态称为原子的能级（energy level）。

现在我们把式（1-10）表示的可能轨道和式（1-11）表示的可能能量用图 1-6 和图 1-7 表示出来。

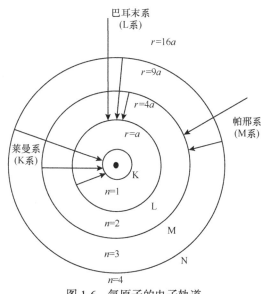

图 1-6 氢原子的电子轨道

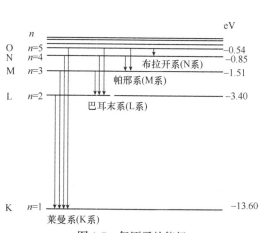

图 1-7 氢原子的能级

图 1-7 中每一条横线代表一个能级，横线之间的距离表示能级的间隔，即能量的差别。两图中每一能级与轨道的对应关系以同一量子数 n 表示出来。由推得的公式可知，轨道半径与 n^2 成正比，而能量 E 的绝对值与 n^2 成反比。由式（1-11）看出，能量仅是量子数 n 的函数，当 $n \to \infty$ 时，$r \to \infty$，而 $E \to 0$。

当原子处于 $n=1$ 的状态时，能量最低，也最稳定，称为基态（ground state）；$n=2$ 的能量状态称第一激发态（excitation state），$n=3$ 的能量状态称第二激发态，…。处于激发态的原子不太稳定，容易跃迁到低激发态或基态。邻近轨道的间距随 n 的增加而增加，而邻近能级的间隔随 n 的增加而渐减，趋近于零。

求得氢原子的能量后，将式（1-11）代入式（1-9），求出波数的公式如下：

$$\tilde{v} = \frac{E_n - E_k}{hc} = \frac{2\pi^2 m (Ze^2)^2}{(4\pi\varepsilon_0)^2 h^3 c} \left(\frac{1}{k^2} - \frac{1}{n^2} \right) \tag{1-12}$$

与式（1-1）比较得里德伯常数

$$R_H = \frac{2\pi^2 m e^4}{(4\pi\varepsilon_0)^2 h^3 c} = 1.097373 \times 10^7 \, \text{m}^{-1}$$

这与实验所得的 $R_H = 1.0967758 \times 10^7 \, \text{m}^{-1}$ 值符合较好。对于莱曼系 $k=1$，$n=2,3,4,\cdots$，就是说，当氢原子从 $n=2,3,4,\cdots$，各个能级跃迁到 $n=1$ 的能级时辐射出莱曼系的各条谱线。应用玻尔理论所得的式（1-12）算出的氢原子光谱的波数与实验测得的值符合较好，这说明玻尔理论在解释氢原子光谱的实验规律方面是非常成功的。反过来也说明玻尔假定真实地反映了氢原子的内部情况。

我们要清楚，在图 1-6 上画出的那些轨道是可能的轨道，在图 1-7 上表示的那些能级是可能的能级。在任何时刻，一个原子中实现的只是一个轨道的电子运动，这个原子只具有与这个运动对应的一个数值的能量，也就是只有一个能级。电子从某一轨道跳到另一轨道的跃迁，也可以说原子从前一状态跃迁到后一状态。在进行实验时，实际观察的是大量原子。各种轨道的电子运动可以在不同的原子中分别实现，相应的各种能级在不同的原子上同时存在，各种轨道间，也就是对应的各种能级间的跃迁也可以在不同的原子中发生。况且观察总是持续一段时间，因此各种能级间的跃迁都可以观察到。所以说，各种光谱线看起来是同时出现的。

在两个图中都画出了各种谱线系的跃迁。从能级图可以看到各种谱线系的能级跃迁间距的差别，跃迁间距大，所发光的波长就短。这说明了为什么这些谱线系落在光谱的不同区域。在同一谱线系中，也是跃迁的能级间隔越大，谱线的波长越短，但随着跃迁间隔的增加，每次的增加量逐渐减少，趋近于零。这说明了为什么每一谱线系中谱线的间隔向着短波方向递减。

（三）核外电子结构

1. 原子的结构决定元素的性质　具体说就是原子中电子所处的状态。电子状态的具体内容由以下四个量子数所代表。

（1）主量子数 n：原子核外的电子云是分层排布的，可用主量子数表示电子壳层。主量子数 n 取 $1,2,3,\cdots$ 时，相应的电子壳层也可用 K、L、M、N、O、P、Q 等符号表示。n 越大，说明电子距核越远，原子能级越高。因此，主量子数是决定原子能级的主要因素。

（2）轨道角动量量子数 l：原子中的任何一个电子在原子核附近空间出现的概率是有规律的，因此，电子云的大小形状也是有规律的。

实验表明：处于同一电子壳层中的电子，由于电子间的相互作用，可以有几种不同的运动状态，其能量会稍有不同。根据在同一电子壳层中电子所具有的能量及运动形式不同，又分成若干电子亚层，由轨道角动量量子数 l 确定。在 n 确定后 l 可取 $0,1,2,\cdots,(n-1)$，有 n 个不同的值。对应的电子亚层用 s、p、d、f、g、h 等符号来表示。

主量子数 n 是决定原子能级的重要因素，而轨道角动量量子数 l 对应的 s、p、d、f、g、h 等对原子能级也有一定的影响。所以电子壳层（主量子数 n）和亚层（轨道角动量量子数 l）决定了原子所具有的能量，即原子能级。

（3）磁量子数 m_l：由于原子是立体的，各种轨道平面的空间应有一定的取向。根据量子力学理论，原子轨道平面空间的可能取向也是不连续的。在轨道角动量量子数 l 确定后，其量子轨道平面可有（$2l+1$）个不同的取向，这些轨道的量子数用 m_l 表示，$m_l=0,\pm1,\pm2,\cdots,\pm l$。

（4）自旋量子数 m_s：电子绕原子核运动与地球绕太阳运动相似，除公转外还有自转，称为电子自旋。电子自旋有两个不同的取向，或者说电子有两种自旋状态，其自旋方向相反。通常由向上箭头"↑"及向下箭头"↓"表示。电子的自旋状态由自旋量子数 m_s 决定。

由此可以按照上述四个量子数（n,l,m_l,m_s）来推断原子中的电子组态。只要这四个量子数确定后便可知道电子所处的状态，包括电子轨道的大小、形状以及轨道平面空间的取向和电子的自旋方向。

2. 电子的壳层结构 对于多电子的原子来说，核外电子运动较为复杂。但根据泡利不相容原理，在同一原子中不能有两个或两个以上的电子处在同一状态。这就是说，不能有两个电子具有完全相同的四个量子数（n,l,m_l,m_s），所以说一个量子态最多只能容纳 1 个电子。因此，原子有多少个电子，就有多少个量子态被占据。原子系统的量子态分为许多层，每层又有许多量子态，可以容纳许多电子，所以称为电子壳层。主量子数 $n=1$ 的壳层称为第一主壳层（K 壳层），$n=2$ 的壳层称为第二主壳层（L 壳层）。以此类推，每个壳层又分为许多次壳层（亚层），每一亚层又应有 $2(2l+1)$ 个不同的量子态，即最多容纳 $2(2l+1)$ 个电子，这一规律可把电子壳层容纳的最多电子数计算出来。主量子数为 n 的壳层中，可容纳的最多电子数为

$$N_n = \sum_{l=0}^{n-1} 2(2l+1) = 2n^2$$

例如，原子中的某个电子处在主量子数 $n=2$，轨道角动量量子数 $l=1$ 的量子态上，则这个电子在 L 壳层的 P 亚层上，通常称这种状态为 2p；同理，若电子所处的状态为 4s，则电子处在 N 壳层（主量子数 $n=4$）的第 s 亚层上（轨道角动量量子 $l=0$）。

3. 原子核外壳层电子的结合能 原子核对核外电子有很强的吸引力，离核最近的 K 层电子所受引力最大。显然，要从原子中移走 K 电子所需能量也最多；外层电子受核的引力较小，移走外层电子所需能量也较少。通常把移走原子中某壳层轨道电子所需要的最小能量，称为该壳层电子在原子中的结合能（binding energy）。

原子能级是指电子与核结合成原子时能量的减少值，而结合能则表示将电子从原子中移走所需的最小能量。显然，原子能级是结合能的负值，它们的绝对值相等而符号相反。原子中结合能最大的 K 电子，其能级最低；而结合能较小的外层电子，能级则较高。

 原子核结构

（一）原子核组成

各种元素的原子核都由质子（proton）和中子（neutron）组成，质子常用 p 表示，它带电荷 $+e$，质量为 1.007 277 u，是电子质量的 1836.1 倍；中子常用 n 表示，它不带电荷，质量为 1.008 665 u，是电子质量的 1838.1 倍。质子和中子统称为核子（nucleon）。质子带有正电荷，中子不带电荷。核外电子带有负电荷，且原子核内的质子数等于核外电子数，因此原子对外呈电中性。

原子核带有正电荷，原子序数为 Z 的元素，其原子核的带电量为 $+Ze$，Z 为核内质子数，也称为原子核的电荷数。测量结果表明，原子核的质量都接近整数，这个整数称为原子核的质量数，通常用 A 表示。由于质子和中子的质量相近，并且都接近 1u，所以原子核的质量数就是该原子核所包含的核子总数。

既然原子核是由质子和中子组成的，原子核所包含的中子数 N 必定等于总核子数 A 与质子数 Z 之差。这样，任何一个原子核都可以用符号 $_Z^A X_N$ 来表示，其中 X 是元素的化学符号。

通常把具有相同质子数 Z 和相同中子数的一类原子，也就是具有相同原子序数 Z 和质量数 A 的一类原子称为一种核素，根据质量数 A、质子数 Z 和中子数 N 的不同，可以把核素分成以下几类。

（1）同位素：是质子数 Z 相同而中子数 N 不同的核素，它们在周期表上占据同一个位置。自然界存在的元素往往是由几种同位素所组成的，并且各种同位素的含量有一定的比例，这种比例称为同位素的丰度。

（2）同中子异核素：是具有相同中子数 N、不同质子数 Z 的核素。

（3）同量异位素：是具有相同质量数 A 的核素。

（4）同质异能素：是具有相同质子数 Z 和相同中子数 N，但所处能量状态不同的核素，一般是指处于激发态和基态的核素。

根据对原子核电矩的精密测定推断，有些原子核内电荷的分布应为旋转椭球体，其长轴与短轴之比不大于 5/4，有些原子核近似为球体。所以，认为原子核内电荷和物质的分布近似为球对称，不会有大的偏差，于是可以用原子核的半径来表示原子核的大小。

> **链接**
>
> 原子核电荷与质量在核内如何分布，原子核究竟有多大？
>
> 实验表明，在原子核内物质密度（以及电荷密度）并非处处相同。用原子核对低能 α 粒子、中能中子以及高能电子的散射实验等方法都可以测量原子核的半径 R，所得结果颇为接近，可近似地表示为 $R = r_0 A^{1/3}$，式中 A 为原子核质量数，即核子数；$r_0 = 1.20$ fm 是对所有核都适合的一个常数。不难看出，球形原子核的体积 $\frac{4}{3}\pi R^3$ 与核子数 A 成正比，由此还可估算核物质的平均密度 ρ。
>
> 设 m 为质子数等于 A 的原子核的质量，显然 $m \approx A m_p$，其中 m_p 为质子质量，则核物质的平均密度为
>
> $$\rho \approx \frac{m}{\frac{4}{3}\pi R^3} = \frac{A m_p}{\frac{4}{3}\pi r_0^3 A} = \frac{3 m_p}{4\pi r_0^3}$$
>
> 代入数据可得
>
> $$\rho = 2.23 \times 10^{17}\,\text{kg} \cdot \text{m}^{-3}$$
>
> 由此可见，核物质的密度极大，约比水的密度大 10^{14} 倍，这表明原子核是物质紧密聚集之处。另外，物质的平均密度 ρ 与原子核的质量数 A 无关，对各种原子核接近于一个常数。这是一个很重要的结论，由它可以推测核内各核子间相互作用力的性质。

（二）原子核结合能

原子核的稳定性是与它的结合能密切相关的。讨论原子核的结合能，让我们从一个奇怪的不等式开始。如果原子核 $^A_Z X_N$ 的质量为 m_x，其中包含了 Z 个质子和 $(A-Z)$ 个中子，它们的质量分别为 $Z m_p$ 和 $(A-Z)m_n$，实验表明

$$m_x \neq Z m_p + (A-Z) m_n$$

这就是所谓"$1+1 \neq 2$"。实验结果是，原子核的质量 m_x 总是小于它所包含的质子的质量和中子的质量之和的，这似乎告诉我们，核子结合成原子核，质量减少了，所减少的质量称为原子核的质量亏损，记为 $\Delta m(A,Z)$，通常可用中性原子的质量表示为

$$\Delta m(Z,A) = Z m(^1\text{H}) + (A-Z) m_n - m(Z,A)$$

式中，$m(^1\text{H})$ 代表一个中性氢原子的质量；$m(Z,A)$ 代表一个核电荷数为 Z、质量数为 A 的中性原子质量，第 1、3 两项中 Z 个电子质量恰好互相抵消。

我们已经知道，原子核中的核子是依靠核力的作用紧密结合在一起的，显然，若要把它们分散开来，

外界必须为克服核力而做功。反之，孤立核子若结合成原子核，必定要放出一定的能量，这部分能量与先前外界为拆散它们所做的功是相等的。孤立核子组成原子核时所放出的能量，就称为原子核的结合能。根据相对论质能关系，原子核的结合能应表示为

$$E_B(Z,A)=\left[Zm_p+(A-Z)m_n-m_x\right]c^2$$

原子核结合能 E_B 也代表要把该原子核拆散所需做的最小功的数值。如果把原子核的结合能除以此核内的总核子数 A，就得到每个核子的平均结合能（也称为比结合能），E_B/A 越大，从核中拉出一个核子所需做的功就越大，原子核就越稳定，因而 E_B/A 可代表原子核的稳定程度。

> **链接**
>
> 只有将结合能释放出来，我们才可以设法利用它。当自由核子结合成某种核素时，这种原子核的结合能就全部释放出来了。但是，我们现在还无法采用让自由核子结合成核素的办法来获得结合能，因为要得到自由核子就不是件容易的事。可行的办法就是将结合能小的核转变为结合能大的核，以释放出部分结合能。从核的结合能图上可以得到两种具体的做法，一种是将重核分裂为中等质量的核，释放出部分结合能；另一种是将轻核聚合成中等质量的核，释放出部分结合能。前一种方法称为重核裂变，后一种方法称为轻核聚变。

（三）原子核能级

原子核所处的各种能量状态反映了核子间的相互作用以及原子核多体系统的运动规律。这就是说，核只能存在于一些离散的状态，每一个确定的状态具有确定的能量，像原子那样是量子化的。除了稳定核的基态外，所有的核能级都是不稳定的，它们可以通过强作用发射核子、核子集团或其他粒子，通过电磁作用发射 γ 光子或通过弱作用发射电子和中微子，并衰变到较低能态或邻近核素的激发态或基态，因而不稳定的核能级都有一定的平均寿命和一定的宽度，并遵从不确定关系。

第二节 放射性核素

一 放射性核素的衰变类型

核素按其稳定程度可分为稳定性核素和放射性核素。稳定性核素不会自发地发生核内成分或能态的变化，或者发生的概率极小。放射性核素又分为天然放射性核素和人工放射性核素（简称人造核素），其中天然放射性核素种类仅数十种。医用放射性核素主要是人工制备的放射性核素，即用核反应堆或加速器产生的高能中子或带电粒子轰击稳定性核素，引起核反应，从而改变其核内成分，使之变为另外一种核素。放射性核素自发地放出射线（或粒子）变为另一种核素的过程称为放射性核素衰变（radioactive decay），简称核衰变（nuclear decay）。

1896 年法国科学家贝可勒尔从含铀矿物质发出荧光的过程中发现，铀具有放射性。之后在一些原子序数较高的核素中（如铀、钍、锕等）发射出的射线中发现有三种射线，分别为 α（氦核）射线、β（电子）射线、γ（光子）射线，三种放射线有如下性质：

α射线，电离作用强，贯穿本领小，带正电性，在磁场中要发生偏转。

β射线，电离作用较弱，贯穿本领较高，带负电性，在磁场中也要发生偏转。

γ射线，电离作用最弱，贯穿本领最大，电中性，在磁场中不发生偏转。

除了天然放射性，人们后来还发现用人工的方法制造出的同位素也具有放射性，甚至可以放射出中子、质子等射线。放射性核素衰变类型主要有三种：α 衰变、β 衰变、γ 衰变。在衰变中，通常把衰变前的原子核称为母核（母体），衰变后的原子核称为子核（子体）。核衰变过程将遵守质量、能量、动量、电荷和核子数守恒定律。下面讨论几种主要核衰变类型。

（一）α衰变

放射性核素放出α粒子而衰变为另一种核素的衰变过程，称为α衰变。α粒子就是氦核（$_2^4$He），它是由2个质子和2个中子组成的。由于α衰变前后的质量数A和电荷数Z都是守恒的，所以子核的质量数比母核的质量数少4，子核的电荷数比母核的电荷数少2，因此，子核在元素周期表中的位置要向前移动两位，这种规律称为α衰变的位移定则。衰变反应式表示为

$$_Z^AX \longrightarrow {}_{Z-2}^{A-4}Y + {}_2^4He + Q \qquad (1\text{-}13)$$

式（1-13）中X表示母核，Y表示子核，Q表示衰变能，是由母核放出的能量，其大小由两侧的原子质量差值计算得出，不同核素Q值不同，单位是兆电子伏特（MeV）。α衰变过程放出的能量主要为子核和α粒子所共有，而绝大部分为α粒子所有。α衰变多发生在质量数超过209的重核。α粒子以很高的速度从母核中飞出，受到物质阻碍而失去动能，俘获2个电子而变成一个中性氦原子。实验表明，在发生α衰变的核素中，只有少数几种核素能够放射出单能的α粒子，而大多数核素将放射出几种不同能量的α粒子，使子核一般处于基态，也有的暂时处于激发态。因此，α射线的能谱是不连续的线状谱，而且常伴有γ射线。

图1-8是最早用于临床的镭（$_{88}^{226}$Ra）衰变图，图中横线表示核能级，最低一横线表示基态，上面的横线表示激发态；图中右侧的数字为能级的能量MeV，左侧的数字为半衰期。图中说明$_{88}^{226}$Ra

图1-8　镭（$_{88}^{226}$Ra）衰变图

放出能量为4.784MeV的α粒子后，衰变到$_{86}^{222}$Rn（氡）的基态，这种情况占总数的94.6%；放出能量为4.598MeV的α粒子占5.4%，同时还有占比很小的能量为4.34MeV的粒子。后两种α粒子从处于激发态衰变到$_{86}^{222}$Rn的基态，即向基态跃迁放出能量分别为0.186MeV和0.444MeV的γ射线。

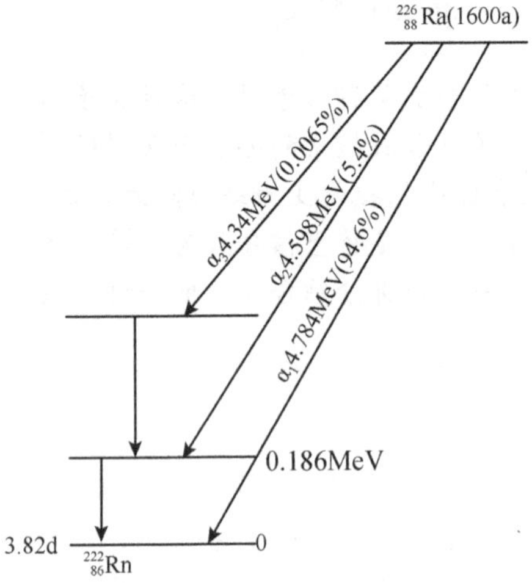

（二）β衰变

原子核内释放出电子或正电子的衰变过程统称为β衰变过程。β衰变包括β$^-$、β$^+$衰变和电子俘获（electron capture，EC）三种类型。这三种类型中子核与母核都是相邻的同量异位素。

1. β$^-$衰变　β粒子实质上是一个电子（$_{-1}^0$e），β$^-$衰变时，母核X放出一个电子而转变成子核Y，子核的电荷数比母核的电荷数增加1。而质量数相同，子核在元素周期表中的位置比母核后移一位，这就是β$^-$衰变的位移定则。衰变反应式表示为

$$_Z^AX \longrightarrow {}_{Z+1}^AY + \beta^- + \bar{v} + Q \qquad (1\text{-}14)$$

式（1-14）中$\bar{v}$为反中微子，它不带电，静止质量基本为零，是在衰变中与β$^-$粒子同时放射出的一种粒子。衰变能Q以动能的形式分配给三个生成物（子体、β$^-$粒子和$\bar{v}$），但由于子体的质量远大于β$^-$和$\bar{v}$，实际上，衰变能主要分配给β$^-$和$\bar{v}$，这种分配是随机的。因而β$^-$粒子的动能不是固定的，而是可以从零（$E_{\beta^-} \approx 0$，$E_{\bar{v}} \approx E_{max}$）到最大值（$E_{\beta^-} \approx E_{max}$，$E_{\bar{v}} \approx 0$），形成一个连续能谱。一般说的β$^-$射线能量指的是最大值$E_{max}$，最大能量正好等于衰变能。各种放射性核素发射的β$^-$粒子的能量均不相同，但其能谱形状大致相似。实际计算β$^-$射线辐射剂量时往往要用平均能量$\bar{E}$，$\bar{E}$值约为E_{max}的0.4。

图1-9为两种放射性核素的β$^-$衰变，其中^{60}Co是放射治疗中常用的核素。可见，发生β$^-$衰变的核素，有的只放

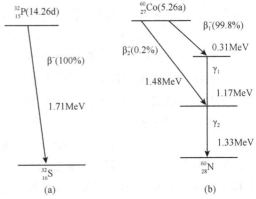

图1-9　$_{15}^{32}$P和$_{27}^{60}$Co的β$^-$衰变图

射 β⁻ 粒子，如图 1-9（a）所示；有的则在放射 β⁻ 粒子的同时还伴随有 γ 光子，如图 1-9（b）所示。

2. β⁺ 衰变　β⁺ 粒子实质上是一个正电子（$_{+1}^{0}e$），β⁺ 衰变时，母核 X 放出一个正电子而转变成子核 Y，子核的电荷数比母核的电荷数减少 1，而质量数不变，子核在元素周期表中的位置比母核向前移动一位，这就是 β⁺ 衰变的位移定则。衰变反应式表示为

$$_{Z}^{A}X \longrightarrow _{Z-1}^{A}Y + \beta^{+} + \nu + Q \tag{1-15}$$

β⁺ 衰变的衰变能 Q 也是随机分配到 β⁺ 粒子和中微子 ν 间，故 β⁺ 粒子能谱与 β⁻ 能谱相似，也是连续能谱。中微子 ν 和 β⁻ 衰变生成的反中微子 $\bar{\nu}$ 都是核内不带电的中性基本粒子，质量几乎为零，穿透力极强而不易测知。ν 和 $\bar{\nu}$ 互为粒子和反粒子。

β⁺ 衰变只有人工放射性核素才能发生。如图 1-10 所示，β⁺ 衰变实际上是核内质子数偏多而中子数偏少，母核中的一个质子同时发出一个正电子和中微子转变为一个中子的过程。β⁺ 粒子是不稳定的，只能存在短暂时间，当它受到物质阻碍而失去动能后，可与物质中的电子相结合后转化成一对沿相反方向飞行的 γ 光子，而且每个 γ 光子的能量为 0.511MeV，这与电子的静止质量相对应。核医学诊断所用的正电子 ECT（简称 PET）影像设备就是利用该原理而成像的。

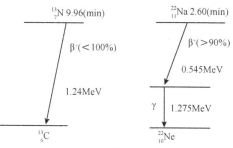

图 1-10　$_{7}^{13}$N 和 $_{11}^{22}$Na 的 β⁺ 衰变图

3. 电子俘获　发生 β 衰变的原子核俘获一个核外电子，同时放出一个中微子，使核内一个质子变为一个中子的过程称为电子俘获。如果在 β 衰变时母核俘获一个 K 层电子则称 K 俘获。同理，有 L 俘获和 M 俘获。因为 K 层最靠近原子核，故 K 俘获的发生概率最大。其过程为

$$_{Z}^{A}X + \beta^{-} \longrightarrow _{Z-1}^{A}Y + \nu + Q \tag{1-16}$$

在一个内层电子被原子核俘获后，原子核的外层电子会将这一空位填充，而产生特征 X 射线（characteristic X-ray）或俄歇电子（Auger electron）。当高能级的电子跃迁至低能级时，其多余的能量直接转移给同一能级的另一电子，而不辐射 X 射线，接收这份能量的电子脱离原子，成为自由电子，这种电子叫俄歇电子。在实际工作中，常常通过观测 X 射线或俄歇电子来确定电子俘获是否发生。在核医学中计算人体吸收的剂量时应考虑这一因素。

（三）γ 衰变

1. γ 衰变　原子核从激发态回到基态时，发射 γ 光子释放过剩的能量，这一过程称为 γ 衰变。通常情况下，在 α 衰变、β 衰变或核反应之后形成这种激发态的原子核。γ 射线的本质是中性的光子流，不带电，无静止质量。所以，γ 射线是一种电磁辐射。在放出 γ 射线过程中，原子核的质量数和电荷数都不改变，只有核的能量状态发生变化，故 γ 跃迁是属于同质异能跃迁。在核医学中使用的 ⁶⁰Co（钴）、⁹⁹ᵐTc（锝）等放射源均有 β 和 γ 射线发射。

2. 内转换　有些原子核由激发态向低能态（基态）跃迁时并不能够辐射 γ 光子，而是将多余的能量直接交给核外电子，使其脱离原子的束缚而成为自由电子，这一过程叫内转换（internal conversion，IC），发射的电子叫内转换电子（internal conversion electron）。这里要注意的是，不能将内转换过程理解为内光电效应，即不能认为是原子核先放出光子，然后再与核外轨道电子发生光电效应，原因是发生内转换概率远大于发生内光电效应。内转换过程发生后，由于原子的内壳层缺少电子而出现空位，外层电子将会填充这个空位，并伴随着特征 X 射线和俄歇电子的发射，这与电子俘获的情况相同。

二 原子核的衰变规律

（一）放射性指数衰变规律

原子核衰变是原子核自发地从不稳定状态进入稳定状态的过程。原子核发生衰变时，母核将不断地

衰变成子核，因而随着时间 t 的增长，母核的数目将不断地减少。对于任何一种放射性核素，虽然每一个核素都会衰变，但是每一个核素衰变的时间有先有后，有长有短，而且在什么时候衰变完全是随机的。但对大量的原子核来说，其宏观衰变规律将遵循数理统计规律。实验测量和理论推导都可以证明，放射性核素衰变服从指数衰减规律。

如果在时间 t 到 $t+dt$ 内，有 dN 个原子核发生衰变，从统计学的观点，改变率 dN/dt 必定与当时存在的总原子核数 N 成正比，并且 dN 还与发生衰变的原子核的种类有关，这一点由引入的衰变常数（decay constant）λ 表示，故可以写成如下的等式：

$$-dN = \lambda N dt \tag{1-17}$$

式中，dN 代表 N 的减少量，是负值，所以须加负号，使该式等号前后都是正值。这就是放射性核素衰变定律的微分表达式。

将上式积分并根据初始条件：$t=0$ 时，$N=N_0$，即可得到

$$N = N_0 e^{-\lambda t} \tag{1-18}$$

这就是放射性核素衰变定律的积分表达式，它表明放射性核素衰变是按照指数衰减的规律减少的。

（二）核衰变有关的物理量

1. 衰变常数 λ　从式（1-17）可以得到衰变常数 λ 为

$$\lambda = \frac{-dN/N}{dt} \tag{1-19}$$

衰变常数是表示放射性核素衰变快慢的一个物理量。它等于单位时间内衰变的核数与当时存在的核数之比，或者说是一个放射性核素在单位时间内的衰变概率，其单位为秒$^{-1}$（s^{-1}），其值越大，表示其核素随时间增加而减少得越快。

实验证明，放射性核素衰变的快慢（即 λ 值的大小）是由原子核自身性质决定的，而与其化学状态无关，也不受温度、压力等物理因素的影响，而且每一种放射性核素都有各自的 λ 值。如果一种核素发生几种类型的核衰变，或者子核处于几种不同的状态，而且它们的衰变常数分别为 $\lambda_1, \lambda_2, \cdots, \lambda_n$，则总的衰变常数 λ 等于各衰变常数之和，即

$$\lambda = \lambda_1 + \lambda_2 + \cdots + \lambda_n \tag{1-20}$$

2. 半衰期 T　对于某种特定能态的放射性核素，核的数量因发生自发核衰变而减少到原来核数一半所需的时间称为半衰期（half life），用 T 表示。它也是表征放射性核素衰变快慢的一个物理量。不同的放射性核素半衰期的差别可能很大，例如，天然铀中的核素 $^{238}_{92}U$，其半衰期为 $T = 4.47 \times 10^9 a$；而核素 $^{132}_{53}I$ 的半衰期为 $T = 2.28h$。

根据半衰期的定义和核素的指数衰减规律式（1-18），能够求出半衰期 T 与衰变常数 λ 的关系。当 $t=T$ 时，$N = \frac{N_0}{2}$，代入式（1-18）得 $\frac{1}{2}N_0 = N_0 e^{-\lambda T}$，两边再取对数，得

$$T = \frac{\ln 2}{\lambda} = \frac{0.693}{\lambda} \tag{1-21}$$

由式（1-21）可知，半衰期 T 与衰变常量 λ 成反比。显然 λ 大，T 就短，衰变就快。单位常用年（a）、天（d）、小时（h）、分（min）和秒（s）表示。将式（1-21）代入式（1-18），就可以得到用半衰期表示的衰变定律

$$N = N_0 \left(\frac{1}{2}\right)^{t/T} \tag{1-22}$$

经过一个 T 后，其放射性核素衰减到原来的 $1/2$，两个 T 后衰减到原来的 $1/4$，依此类推，经过 n 个 T 后，将衰减到原来的 $(1/2)^n$。

3. 生物衰变常数 λ_b　当放射性核素引入动物体内时，其原子核的数量除按前述的规律衰变而减少外，还应考虑通过生物代谢而排出体外的部分，使体内的放射性数量减少比单纯的衰变要快。若用上述

的 λ 代表物理衰变常数，λ_b 代表单位时间内从体内排出的原子核数与当时存在的原子核数之比，即放射性核素的排出率，λ_b 称为生物衰变常数。参照式（1-17），人体内放射性核素总的减少量可写成

$$-\mathrm{d}N = \left(\lambda + \lambda_b\right)N\mathrm{d}t = \lambda_e N\mathrm{d}t \tag{1-23}$$

由此，$\lambda_e = \lambda + \lambda_b$ 为有效衰变常数。

根据半衰期与衰变常数的关系，有物理半衰期 $T = \dfrac{\ln 2}{\lambda}$，生物半衰期 $T_b = \dfrac{\ln 2}{\lambda_b}$，有效半衰期 $T_e = \dfrac{\ln 2}{\lambda_e}$。它们之间的关系为

$$\frac{1}{T_e} = \frac{1}{T} + \frac{1}{T_b} \tag{1-24}$$

可见，有效半衰期比物理半衰期和生物半衰期都短。

4. 平均寿命 τ 对于某种确定的放射性核素，其中有些核素早衰变，有些核素晚衰变，这就是说有的寿命短，有的寿命长。如此我们可以计算它的平均寿命（mean lifetime），即原子核总数一定的放射源，原子核在衰变前的平均存在时间，用 τ 表示。它又是一个反映放射性核素衰变快慢的物理量，而它具体反映的是某种放射性核素的平均生存时间，SI 单位是秒（s）。

若 t 时刻母核数为 N，则在 $\mathrm{d}t$ 内母核衰减数为 $-\mathrm{d}N$，可认为这"$-\mathrm{d}N$"个母核中每个核的寿命都是 t。考虑到 $t = 0$ 时，$N = N_0$；$t \rightarrow \infty$ 时，$N \rightarrow 0$，即最终所有的核素都衰变完了，因此它们的寿命总和就是

$$\int_0^{N_0} t\left(-\mathrm{d}N\right) = \int_0^\infty \lambda N t \mathrm{d}t = \int_0^\infty \lambda t N_0 \mathrm{e}^{-\lambda t} \mathrm{d}t = \frac{N_0}{\lambda}$$

除以母核总数 N_0，即得平均寿命

$$\tau = \frac{1}{\lambda} = \frac{T}{0.693} \tag{1-25}$$

由式（1-25）可知，平均寿命 τ 等于衰变常数 λ 的倒数。据此，可推导出平均寿命、衰变常数和半衰期这三个从不同角度表示放射性核素衰变快慢物理量之间的关系

$$T = \frac{\ln 2}{\lambda} = \frac{0.693}{\lambda} = 0.693\tau \tag{1-26}$$

5. 放射性活度 A 由于放射性核素只有在核衰变时才放出射线，所以射线的强弱程度完全取决于单位时间内衰变的原子核的个数。所以，定义单位时间内衰变的原子核数为该放射性样品的放射性活度（radioactivity），也称为放射性强度，用 A 表示，即

$$A = \frac{-\mathrm{d}N}{\mathrm{d}t} = \lambda N = \lambda N_0 \mathrm{e}^{-\lambda t} = A_0 \mathrm{e}^{-\lambda t} \tag{1-27}$$

由此可知，放射性活度随时间变化的规律也是指数衰减规律。式（1-27）中 $A_0 = \lambda N_0$ 是 $t = 0$ 时刻的放射性活度。可见，若某时刻母核数为 N，则该时刻的放射性活度就是 λN，即 $A = \lambda N$。

将 $\lambda = \dfrac{\ln 2}{T}$ 代入式（1-27），可得到用半衰期表示的放射性活度的衰减规律为

$$A = A_0 \left(\frac{1}{2}\right)^{t/T}$$

放射性活度 A 的 SI 单位为贝可勒尔（Becquerel），简称贝可，符号为 Bq。在此之前，放射性活度单位用居里（Curie）表示，符号为 Ci，其换算关系为

$$1\mathrm{Ci} = 3.7 \times 10^{10} \mathrm{Bq}$$

在放射治疗中常用放射性比活度这一物理量，是指单位质量放射源的放射性活度，其单位是贝可·克$^{-1}$（Bq·g^{-1}），它是衡量放射性物质纯度的指标。任何放射性物质不可能全部由该种物质组成，而是由相同物质的稳定同位素所稀释，还可能含有与放射性元素相化合的其他元素的一些稳定同位素和有衰变的子

核。含其他核素少的，放射性比活度就高，反之则低。

（三）衰变平衡

在不稳定的原子核衰变成子核以后，如果子核仍具有放射性，则子核将按照自己的衰变方式和衰变规律进行衰变。若子核衰变后产生的下一代子核还具有放射性，这一代子核也要进行核衰变。如此一代又一代地衰变下去，直到最后生成稳定核素的物理现象就是原子核的递次衰变。这一现象可以延续好几"代"从而形成一个放射性核素的"家族"，称为放射系。天然存在的放射族有铀族、钍族和锕族，它们都是从一个长寿命的核素开始的。这个起始的核素称为母体，这些母体的半衰期都很长，有些可和地质年代相比拟，例如，

铀族：母体是 ^{238}U，半衰期 $T = 4.51 \times 10^9$ a，经过 8 次 α 衰变和 6 次 β^- 衰变，最后达到稳定的 ^{206}Pb（铅）。系中各放射性核素的质量数 A 都是 4 的整数倍加 2，所以也叫 $(4n+2)$ 系。

钍族：母体是 ^{232}Th，半衰期 $T = 1.4 \times 10^{10}$ a，经 6 次 α 衰变和 4 次 β^- 衰变，最后生成稳定的 ^{208}Pb。系中各放射性核素的质量数 A 都是 4 的整数倍，所以也叫作 $4n$ 系。

锕族：母体是铀的同位素 ^{235}U，半衰期 $T = 7.04 \times 10^8$ a，又叫锕铀，经 7 次 α 衰变和 4 次 β^- 衰变，最终生成铅同位素 ^{207}Pb。系中各放射性核素的质量数 A 都是 4 的整数倍加 3，所以也叫作 $(4n+3)$ 系。

在递次衰变中，当满足一定条件时，各代核的数量比会出现与时间无关的多种衰变现象，统称这些衰变现象为放射平衡。放射平衡又可分为长期平衡、暂时平衡和不成平衡三种情况。

1. 长期平衡 这种放射平衡实现的条件是：母体半衰期远大于子体半衰期的情况。

先假设开始时没有子体存在，随着母体 A 的衰变，子体 B 的核数将逐渐增加。另一方面，这些新生成的子体将按照自己的规律进行衰变，由于每秒衰变数是与现有核数成正比的，所以随着子体的积累，子体每秒衰变的核数也将增加。经过一段时间后，子体每秒衰变的核数将等于它从母体衰变而得到补充的核数，子体的核数就不再增加，达到了动态平衡。达到动态平衡所需时间大约是子体半衰期的几倍，通常认为 5 倍就接近平衡了。

开始时我们假设没有子体存在，这实际上是不必要的，因为即使开始时有子体存在，经过几个半衰期以后，这些原先的子体，不管有多少，都可以认为基本改变了。因此开始时子体的存在只是影响达到动态平衡的快慢，而不会影响最终的平衡状态。只要母核的衰变常数比子核的小得多，且观察时间足够长，则子核数目及放射活度就会达到饱和，而且子核与母核的放射活度相等，这就叫作长期平衡。如果在达到长期平衡后把子体分离出来，那么经过子体半衰期几倍时间后，又将重新达到长期平衡。

2. 暂时平衡 这种放射平衡实现的条件是：母体的半衰期只比子体的半衰期大几倍。

这种平衡在实际应用中经常遇到。我们知道，子体和母体达到动态平衡需要子体半衰期几倍的时间。在这段时间内，母体的核数和它的放射性强度显著地减少了，因此，子体每秒衰减的核数将略多于每秒从母体衰变而补充的核数。在这种情况下，子体与母体之间并不能达到稳定的动态平衡，随着母体的核数和放射性强度不断减少，子体由于衰减稍多于补充，它的核数和放射性强度也随着母体的衰减而不断地减少，这种近似的动态平衡称为暂时平衡。由于放射性强度是以每秒衰变数来衡量的值，所以在暂时平衡的条件下，子体的放射性强度将随时保持稍大于母体的放射性强度，并且随着母体的衰减而衰减，它们之间的比值是稳定的，与两个半衰期的差值有关。如果在达到暂时平衡后把子体分离出来，那么在经过子体半衰期几倍时间后，又能达到新的暂时平衡。但是如果母体的半衰期与子体的半衰期很接近，这种暂时平衡是达不到的，因为母体在这以前就几乎衰减完了，子体也随之几乎全部衰变而消失。

放射性平衡在放射性核素的应用中具有一定的意义。在医学临床上，半衰期短的核素有很多优越性。但是，由于寿命较短，无法单独存在较长时间，在供应上有很大困难，所以，利用串联衰变的暂时平衡可以解决这个矛盾。先生产长半衰期的母体，使用时根据母体和子体物理化学性质的不同，用特定的淋洗剂把短半衰期的子体提取出来。当子体被洗脱后，经过一定时间，子体和母体又达到暂时平衡，可以再次进行淋洗。这样，每隔一定时间就可以从母体中分离出具有一定活度的短半衰期的子体，随时供临

床使用。

3. 不成平衡 这种放射平衡实现的条件是：母体的半衰期小于子体半衰期。

若母核的半衰期远小于各代子核，则经过一定时间后，母核将几乎全部转变为子核，子核按自己的方式进行衰变的物理现象称为不成平衡。

（四）放射性计数的统计规律

放射性核素所发生的核衰变是一个随机事件。这种随机性表现在衰变的方式、衰变或辐射粒子发生的时刻、辐射粒子到达的空间位置、定点测量辐射粒子的数目大小，即计数多少等方面。

1. 放射性计数的统计涨落 在计数测量对象、测量环境均固定不变的情况下，多次的计数测量数值大小会在一个数值上下起伏的现象称为放射性计数的统计涨落（statistical fluctuation）。辐射源在空间位置上的随机性在核医学成像的表现是在图像上形成灰雾，这是图像的一种噪声，也称量子噪声。它会使图像信噪比下降，对比度和分辨力变差，分辨微小病灶变得困难。

2. 放射性计数的统计规律 因为辐射源由大量放射性核素构成，所以，辐射源的放射性计数是大量随机事件统计平均的一种结果，具有数理统计规律。计数的频数（即计数出现的次数）随着计数呈现泊松分布（Poisson distribution）；当计数较大时，趋向于高斯分布（Gaussian distribution），即偶然误差的对称分布。

第三节 磁学基础

核磁共振是一种物理现象，在 1946 年，斯坦福大学的 Flelix Bloch 和哈佛大学的 Edward Purcell 各自独立发现了这种现象。核磁共振现象作为一种分析手段广泛地应用于物理、化学、生物等很多领域，但直到 1973 年才用于医学临床检测。为了避免与核医学中放射成像相混淆，把核磁共振称为磁共振成像（magnetic resonance imaging，MRI）。磁共振成像是断层成像的一种，利用磁共振现象从人体获得电磁信号，进而重建出人体信息。

 自旋和核磁矩

（一）原子核的自旋

因原子核有一定的质量和大小，故可视为球体。原子核的自旋是原子核的重要性质之一，是核自旋角动量的简称，大多数原子核具有自旋特性。原子核自旋情况由核的自旋量子数（spin quantum number）I 来表征，由于 I 是原子核的固有特性，因而不同的核具有不同的 I 值。根据量子力学计算，I 只能取整数或半整数，即它只能取 $0, \frac{1}{2}, 1, \frac{3}{2}, \cdots, I$ 的取值与构成原子核的中子数和质子数有关。下面分三种情况讨论。

（1）质子数是偶数、中子数也是偶数的核，其自旋量子数 $I=0$，这种核没有自旋，如 $^{12}_{6}C$、$^{16}_{8}O$ 等核。

（2）质子数和中子数一个是奇数、另一个是偶数的核，其自旋量子数 $I=\frac{1}{2}, \frac{3}{2}, \frac{5}{2}$ 等半整数，这种核有自旋，如 $I=\frac{1}{2}$ 的 $^{1}_{1}H$、$^{13}_{6}C$，$I=\frac{3}{2}$ 的 $^{11}_{5}B$、$^{35}_{17}Cl$，$I=\frac{5}{2}$ 的 $^{17}_{8}O$ 等核。

（3）质子数是奇数、中子数也是奇数的核，其自旋量子数 $I=1,2,3$ 等整数，这种核有自旋，如 $I=1$ 的 $^{2}_{1}H$，以及 $I=3$ 的 $^{12}_{5}B$ 等核。

原子核的自旋运动常用自旋角动量 L_I 来描述，原子核的角动量习惯上称为核自旋，根据量子力学的计算，原子核角动量在空间某一选定方向（如 Z 轴方向）上的投影也是量子化的，即 $L_{Iz}=m\hbar$，式中

m 为核自旋磁量子数（magnetic quantum number），其数值可取为 $I, I-1, \cdots, -I+1, -I$，共有 $2I+1$ 个值。

（二）原子核的磁矩

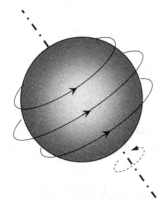

图 1-11　原子核的自旋

原子核是带正电的粒子，原子核的电荷均匀地分布在它的表面上。由于 $I \neq 0$ 的核有自旋运动，所以上述电荷也随之围绕自旋轴旋转，其效应相当于环形电流，结果使它周围出现磁场，这时的核很像一个小磁体，如图 1-11 所示。

因此，自旋核必然具有核磁矩（nuclear magnetic moment），核磁矩是原子核的重要物理量之一，衡量核子在一定磁场中的能量大小以及与核外电子的相互作用强度。核磁矩对应核自旋的磁矩，其类似于电子自旋和轨道角动量。核磁矩矢量 $\boldsymbol{\mu}$ 与核自旋角动量矢量 $\boldsymbol{L}_I$ 成正比

$$\boldsymbol{\mu} = g \frac{e}{2m_\text{p}} \boldsymbol{L}_I$$

式中，m_p 为核子质量；g 为朗德因子，质子和中子的朗德因子很小（质子：$g=5.5856947$，中子：$g=-3.8260837 \pm 0.0000018$），也可称为原子核的 g 因子，不同的原子核具有不同的 g 因子。

如果令 $\gamma = g \dfrac{e}{2m_\text{p}}$，则上式可简化为

$$\boldsymbol{\mu} = \gamma \boldsymbol{L}_I$$

式中，γ 称为磁旋比，磁旋比是一个特征量，取决于原子核的内部结构和特性。

核磁矩在 Z 轴方向（外磁场方向）的投影为

$$\mu_Z = \gamma L_{IZ} = \gamma m \hbar$$

由于核自旋是量子化的，因此 μ_Z 也是量子化的，其共有 $2I+1$ 个可能的取值。

二　核磁矩在静磁场中的进动

自旋核有一定的自旋角动量和核磁矩，在静磁场的作用下，核磁矩将如旋转陀螺在地球引力场中进动一样运动，称为自旋核的进动（precession）或称旋进。图 1-12 为自旋核的进动示意图。

将磁矩为 $\boldsymbol{\mu}$ 的原子核置于静磁场 $\boldsymbol{B}_0$ 中，则其所受到的磁力矩为

$$\boldsymbol{M} = \boldsymbol{\mu} \boldsymbol{B}_0$$

式中，$\boldsymbol{M}$ 是矢量，其方向用右手螺旋来判断，伸开右手，拇指与其余四指垂直，四指由 $\boldsymbol{\mu}$ 经小于 π 的角度绕向 $\boldsymbol{B}_0$，拇指所指的方向就是磁力矩 $\boldsymbol{M}$ 的方向，显然 $\boldsymbol{M}$ 垂直于 $\boldsymbol{\mu}$ 与 $\boldsymbol{B}_0$ 决定的平面。$\boldsymbol{M}$ 的作用引起原子核角动量 $\boldsymbol{L}_I$ 的改变，如图 1-12（b）所示。由于 $\boldsymbol{M}$ 总是垂直于 $\boldsymbol{L}_I$ 与 $\boldsymbol{B}_0$ 决定的

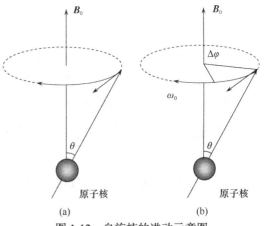

图 1-12　自旋核的进动示意图

平面，$\boldsymbol{L}_I$ 只改变方向而不改变大小，所以 $\boldsymbol{L}_I$ 沿图 1-12（b）所示方向旋进，核角动量（或磁矩矢量）的末端形成圆周运动，这种运动称为拉莫尔旋进。

设核角动量旋进的增量为 ΔL_I，由图 1-12（b）可见

$$\Delta L_I = L_I \sin \theta \cdot \Delta \varphi$$

根据角动量定理有

$$\frac{\Delta L_I}{\Delta t} = M = \mu B_0 \sin \theta$$

因而可得

$$L_I(\sin\theta)\frac{\Delta\varphi}{\Delta t}=\mu B_0\sin\theta$$

因旋进的角频率 $\omega=\dfrac{\Delta\varphi}{\Delta t}$，$\omega$ 称为拉莫尔频率（Larmor frequency），所以上式可写为

$$L_I(\sin\theta)\omega=\mu B_0\sin\theta$$

进而可得

$$\omega=\frac{\mu B_0}{L_I}=\gamma B_0$$

式中，ω 为拉莫尔频率；γ 为磁旋比；B_0 为静磁场强度。该式称为拉莫尔方程。

通过以上推导可知，核磁矩在恒定磁场中将绕磁场方向进动，进动的角频率 ω 取决于核的磁旋比 γ 与磁场的磁感应强度 B_0 的大小。

 共振和磁共振现象

将 $I\neq 0$ 的原子核置于静磁场 B_0 中，静磁场对核磁矩的作用力会使核磁矩具有一定的附加能，如图 1-13 所示。

设 B_0 与 Z 轴同向，且设 B_0 与核磁矩 μ 的夹角为 θ，则 μ 与 B_0 相互作用的能量为

$$E=-\boldsymbol{\mu}\cdot\boldsymbol{B}_0=-\mu B_0\cos\theta=-\mu_z B_0=-\gamma m\hbar B_0$$

根据 $\mu_z=\gamma m\hbar$，可得出核磁矩在各能量级上的表达式为

$$E_m=-\gamma m\hbar B_0$$

根据上面的能量表达式可知，核磁矩在静磁场中的能量是量子化的，我们把这些不连续的能量值称为原子核的能级，并把按能量值的大小所画出的图形称为能级图（图 1-14）。

磁场中核的能级数目取决于核自旋量子数 I，能级总数为 $2I+1$。磁量子数 m 为正值的那些状态，核磁矩 μ 与静磁场方向相同，其能量为负值，称为低能态；磁量子数 m 为负值的那些状态，核磁矩 μ 与静磁场方向相反，其能量为正值，称为高能态。

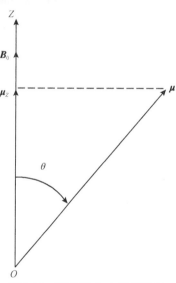

图 1-13 静磁场 B_0 中的核磁矩

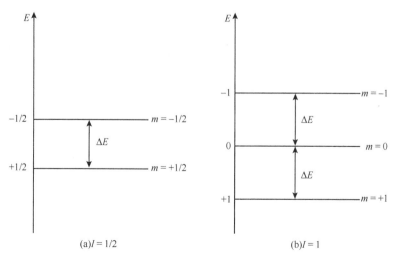

图 1-14 核磁矩在磁场中的能级图

由于 m 的可能取值依次相差 1，因而两相邻能级的能量差为

$$\Delta E=\gamma\hbar B_0$$

根据量子力学的选择定则，只有磁量子数之差（Δm）为 ± 1 时，相邻两能级间的跃迁才是允许的。例如，对于 $I=\frac{1}{2}$ 的核，它吸收能量后将从 $m=\frac{1}{2}$ 的低能态跃迁到 $m=-\frac{1}{2}$ 的高能态，这时系统吸收的能量应为 $\gamma \hbar B_0$。

设共振激发所采用的电磁波频率为 ν，并在外磁场垂直方向设置射频线圈，那么当激励电磁波的频率 ν 所决定的能量与两相邻能级之间能量差 ΔE 相等时，原子核两个能级之间的跃迁就会发生，这就是核磁共振（nuclear magnetic resonance，NMR）现象。上述条件可表示为

$$h\nu = \Delta E = \gamma \hbar B_0$$

式中，$h\nu$ 为电磁辐射的能量，利用 $\hbar = \dfrac{h}{2\pi}$ 可得

$$\nu = \frac{\gamma B_0}{2\pi}$$

$$\omega = \gamma B_0$$

从式中可以看出，原子核发生共振吸收时的射频场角频率 ω 等于自旋核在磁场中旋进的角频率，这就是产生磁共振的条件。

四 核磁弛豫

核磁矩的存在，使得原子核成为一个小磁体，虽然单个原子核的行为是观测不到的，但组成物体的大量原子核的集体表现却能观测到。组成物体的自旋核磁矩的矢量总和称为磁化强度矢量，用 $\boldsymbol{M}$ 表示。用公式表达为

$$\boldsymbol{M} = \sum_{i=1}^{N} \boldsymbol{\mu}_i$$

当无外磁场时，物质中的大量粒子因无规则热运动而使 $M=0$；当存在一个外加静磁场 $\boldsymbol{B}_0$，且设 $\boldsymbol{B}_0$ 是沿 Z 轴正方向时，原子核的排列趋于有序化，$M \neq 0$。此时，在平衡状态下，磁化强度矢量与外加磁场 $\boldsymbol{B}_0$ 方向一致，磁化强度矢量在 Z 轴方向的分量 $M_Z=M$（M_Z 被称为纵向磁化强度分量），$M_{XY}=0$，即此时不存在横向磁化强度矢量。M 的大小与物质内自旋核的数目、外磁场的大小以及环境温度有关。$\boldsymbol{B}_0$ 越大，M 越大；温度越高，粒子运动越剧烈，M 越小。在垂直于外加静磁场 $\boldsymbol{B}_0$ 的方向上施加射频脉冲（是一种交变电磁波），如果自旋核吸收足够多的能量，则可使自旋核达到饱和状态，纵向磁化矢量将被全部翻转到 XY 平面，形成横向磁化矢量，即 $M_{XY}=M$，$M_Z=0$。

当射频脉冲停止发射后，根据原子趋于比自己低的能态的热力学原理，处于非热平衡状态的原子核系统将逐渐恢复为热平衡状态，这一恢复过程称为弛豫（relaxation）。原子核系统的弛豫过程是一个由高能态转变为低能态的释放能量的过程。在这一过程中，系统的磁化强度矢量的两个分量将发生相对独立的变化。

纵向弛豫：沿 Z 轴方向的分量即纵向磁化分量 M_Z 将逐渐增大，从 0 恢复到平衡状态的 M，此过程称为纵向弛豫（longitudinal relaxation）。纵向磁化矢量从最小恢复至平衡态磁化矢量的 63% 所需的时间 T_1，称为纵向弛豫时间，简称 T_1 弛豫时间。纵向弛豫过程是处于高能态的自旋核向低能态过渡，过程中自旋核会向外释放热能，因此纵向弛豫过程也称为热弛豫。环境温度越低、组织液的黏度越高，T_1 将缩短；静磁场 B_0 越大，M 越大，参与弛豫的粒子增多，T_1 增长。纵向磁化强度分量 M_Z 随时间变化的曲线如图 1-15 所示。

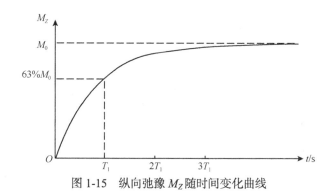

图 1-15 纵向弛豫 M_Z 随时间变化曲线

横向弛豫：XY 平面上的分量，即横向磁化矢量 M_{XY} 将逐渐减少，直至消失，此过程称为横向弛豫（transverse relaxation）。横向磁化强度矢量 M_{XY} 从最大值减小至最大值的 37% 处时所需的时间 T_2，称为横向弛豫时间，简称为 T_2 弛豫时间。横向弛豫的本质是自旋核的相位从基本一致表现出宏观磁化矢量向所有自旋相位分散转化的过程，不向外释放能量，T_2 与环境温度、黏度、主磁场强度关系不大，但与主磁场的均匀性关系很大，磁场的不均匀性会使 T_2 明显缩短。

横向磁化强度矢量 M_{XY} 随时间变化的曲线如图 1-16 所示。

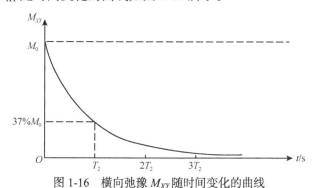

图 1-16 横向弛豫 M_{XY} 随时间变化的曲线

五 磁共振现象的医学应用

（一）磁共振成像技术

磁共振成像主要利用人体不同组织之间、正常组织与病变组织之间的氢原子核的密度 ρ、纵向弛豫时间 T_1、横向弛豫时间 T_2、液体流速、液体的扩散和灌注、质子在不同分子环境中的化学位移、局域氧合、局域含铁以及膜的通透性等参数进行成像。

磁共振成像的基本原理是将人体置于静磁场中，人体中各种不同组织中的氢原子核是具有磁矩的自旋原子核，当用特定频率的射频脉冲进行激励时，氢原子核吸收射频脉冲的能量而发生共振跃迁，跃迁到较高的能级，从而产生磁共振现象。当射频脉冲停止后，发生共振跃迁的氢原子核会逐渐恢复到初始状态，并向外释放出电磁能量，即产生了磁共振信号。磁共振成像系统探测到这些来自人体中的氢核发射出来的电磁波信号之后，经计算机处理和图像处理，得到人体的断层图像。

在磁共振成像过程中，探测线圈在某一时刻接收到的磁共振信号是受检体某一部分或一个体层中多个体素在同一时刻产生的混合信号，这就需要对采集到的这个混合信号进行处理，把每个体素的磁共振信号与其他体素的磁共振信号分离出来，才能转换成相应像素的灰度值。为了达到这一目的，需要在 X、Y、Z 三个方向上分别施加一个梯度磁场，通过 Z 方向上的梯度磁场进行层面选择，通过 X 方向上的梯度磁场进行频率编码，通过 Y 方向上的梯度磁场进行相位编码，从而建立起体素的空间坐标，再利用特定的图像重建算法（傅里叶变换）对采集到的数据进行处理，获得具有相位、频率特征和一定大小的磁共振信号，最后根据与层面各体素编码的对应关系，把体素的特征依次排列，便可获得一幅幅反映层面各体素磁共振成像信号大小的图像。

　　磁共振图像不仅反映了人体形态学信息，还可以从中获得生化、病理的有关信息，因此磁共振成像被认为是一种研究活体组织、诊断早期病变的医学影像技术。

链接

功能性磁共振成像

　　功能性磁共振成像是一种新的研究人脑功能的方法，具有无创、时间和空间分辨率高的特点，逐渐应用于神经科学的多个领域，在阐明高级神经生理和神经心理活动方式和皮质间的功能联系，术中导航以最大限度地切除功能皮质病变并减少手术并发症，了解脑肿瘤的分化程度和预后判断，揭示神经和精神疾病皮质功能异常的病理生理改变等方面，均显示了较高的应用价值。

（二）磁共振波谱分析技术

　　磁共振波谱（MR spectroscopy，MRS）分析技术是利用分子的化学位移来测定分子的组成及空间构型的一种检测方法。

　　以发生共振吸收的强度为纵坐标、共振频率的相对值为横坐标，可以得到共振吸收强度随共振频率变化的曲线，我们把这一曲线称为磁共振谱线或磁共振谱。可以从磁共振谱线的宽度、形状和面积，以及谱线的精细结构来了解原子核的性质和原子核所处的环境。

　　磁共振谱常用四甲基硅[$(CH_3)_4Si$，TMS]作为参考物质，因其谱线只有一个峰，一般化合物的峰大都会出现在它的左边。

　　MRS 技术是获得活体内生化参数定量信息的唯一非侵入技术，对疾病的早期诊断、性质鉴别、不同病理期区分及治疗将会产生深刻影响。特别有助于脑梗死患者的早期诊断，在脑梗死临床症状出现之前，首先出现局部生化异常（如脑组织出血、缺氧、细胞代谢紊乱），胆碱（Cho）、肌酸（Cr）、N-乙酰天冬氨酸（NAA）水平降低，NAA / Cr 比值下降等。这些局部环境的改变在结构图像中表现不出来，而在 MRS 中则有比较明显的改变，如图 1-17 脑部磁共振波谱所示。

A 患儿，9月龄　　　　　　　　　　　　　B 对照，9月龄

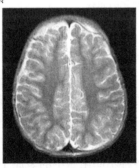 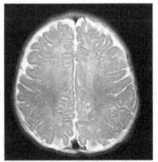

C 患儿，9月龄　　　　D 对照，9月龄　　　　E 患儿，15月龄

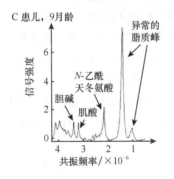 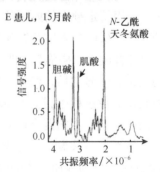

图 1-17　脑部磁共振波谱

第四节 激光学基础

受激辐射光放大，简称为激光（laser），它是 20 世纪以来，继原子能、计算机、半导体之后人类的重大科技成果之一，激光的出现标志着人类对光的掌握和利用进入一个新的阶段，它的应用引发了现代光学技术的重大变革，也对整个科学技术的发展起到了极大的推动作用。世界上第一台激光器产生于 1960 年 7 月 8 日，是美国科学家西奥多·梅曼（Theodore Maiman）发明的红宝石激光器，从此人们便可获得性质和电磁波相似而频率稳定的光源，研究现代化光通信的时代也从此开始；1961 年，世界上第一台医用激光器——红宝石视网膜凝固机在美国问世并被用于眼科疾病的治疗，从此开启了激光在医学临床的应用历程。医学是激光的首批应用领域，目前，激光技术已经广泛地应用于工业、农业、医疗、军事及科学技术研究等领域，并由此形成许多新的边缘学科，如激光生物学、激光医学等。本节将主要介绍激光的原理、激光的产生、激光的特性和效应、激光的医学应用、激光器等知识。

 激光的基本原理

（一）原子能级

根据玻尔原子理论发展而来的现代量子物理学认为，原子核的核外电子，是在一系列的量子化的（即不连续的）可能轨道上绕核旋转，而电子具有的能量大小与它们所在的不同轨道上的运动状态是相关的，也就是说电子的能量也是量子化的，是一系列不连续的数值。原子中所有粒子的能量之和即为原子的能量，而且原子不同的能量状态与电子所在不同轨道上的运动状态是相对应的，因而原子也只能具有一系列分立的、不连续的能量值，即原子的能量是量子化的。我们把原子可能具有的不连续能量值，称为原子的能级。能级是用来表达在一定壳层上而又具有一定形状的电子云的电子。"能级"一词是从物理学中借用过来的概念，原意是说原子由原子核和核外绕核运转的电子构成，电子由于具有不同的能量，就按照各自不同的轨道围绕原子核运转，即能量不同的电子处于不同的相应等级。

每一种原子（或分子、离子）都具有自己一系列可能的能级，每一个确定的原子在某一时刻只能处于一个确定的能级。在正常状态下，原子处于能级的最低状态，此时原子的状态最稳定，这一状态叫作基态，也称为稳定态。如果原子受到外界的激发，例如，在光照射或加热等作用下，原子会吸收一定的能量，核外的电子会从离原子核较近的、能量较低的轨道向离原子核较远的、能量较高的轨道运动，即原子的核外电子会从低能级跃迁到高能级。原子将处于较高的能量状态，我们将原子所处的能量较高的能级称为激发态。基态是最稳定的状态，能级越高原子的状态会越不稳定。一般情况下，当原子从外界吸收一定能量时，将会从低能级跃迁到高能级，但处在高能级的原子是不稳定的（原子在激发态停留的时间一般为 10^{-8}s），在极短的时间内，就会以电磁波的形式向外辐射出一定的能量而返回低能级。也就是说，在热作用下，有些原子由于吸收了一定的能量由低能级向高能级跃迁，有些原子则辐射出一定的能量由高能级向低能级返回。对于组成物质的大量原子，在达到热平衡时，在各个能级上分布的原子数遵从玻尔兹曼能量分布定律，即处于低能级上的原子数总是比处于高能级上的原子数多，能级越高，分布在这个能级上的原子数就越少。这种分布称为原子的正态分布。

（二）光辐射及其三种基本形式

原子中任何一个电子的能量发生变化，原子就由一个能级过渡到另一个能级，称为能级跃迁。原子的核外电子在能级间的跃迁，实际上是与外界进行能量交换的过程。在这一过程中，如果原子与外界能量交换是以光能的形式吸收或辐射能量，即原子因吸收或辐射光子而发生跃迁，则这个过程就称为光辐射或跃迁辐射（radiation transition）。根据玻尔理论，光辐射时，原子吸收或辐射的光子能量并不是任意的，而总是等于跃迁前后所对应的两个能级间的能量之差。假设在光辐射过程中原子先后所处的一高一低两个能级的能量分别为 E_H 和 E_L，则与吸收或辐射光子频率 ν 之间的关系为

$$h\nu = E_H - E_L$$

光辐射有三种基本形式：自发辐射（spontaneous radiation）、受激吸收（stimulated absorption）和受激辐射（stimulated radiation）。

1. 自发辐射　当原子受到外界的激发，从低能态跃迁到激发态时，处于激发态的原子是不稳定的，在此激发态上停留的时间非常短暂，如存在着可以接纳原子的较低能级，即使没有外界作用，原子也能够自发地从激发态向低能级跃迁，同时将多余的能量以光子的形式释放出来，这种辐射叫作自发辐射。如果跃迁时释放的能量转化为系统的热运动，则这种粒子跃迁称为自发无辐射跃迁，如图 1-18 所示。

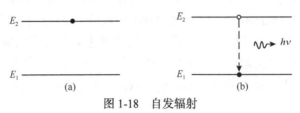

图 1-18　自发辐射

如果原子从高能态 E_H 自发地跃迁到基态或者较低激发态 E_L，则自发辐射中产生的光子频率为

$$\nu = \frac{E_H - E_L}{h}$$

普通光源的发光机制都属于自发辐射，通过对发光物质进行加热或通电等形式使物质的原子（或分子）获得能量，从而跃迁到较高能级上，处于较高能级的原子（或分子）由于不稳定会产生自发辐射而向低能级跃迁，同时以光子的形式向外释放能量，这就是物质的发光机制。

自发辐射的特点是：由于光源中各原子的跃迁是彼此独立、互不相干的，所以不同原子所发出的光波的振动方向、传播方向、相位等也是各自独立、互不相干的。如果这种随机跃迁在能级间进行，所发出的光的频率也就各不相同，所以由自发辐射机制所发出的光属于非相干的自然光。

2. 受激吸收　处于较低能级的原子在受到外界的激发（即与其他粒子发生了有能量交换的相互作用，如与光子发生非弹性碰撞），吸收了能量时，跃迁到与此能量相对应的较高能级，这种跃迁称为受激吸收。

假设原子最初处在低能级 E_L 上，如果有能量恰好为 $h\nu=E_H - E_L$ 的光子与它接近，原子就有可能将光子的能量吸收，从低能级 E_L 跃迁到高能级 E_H 上去，这个过程叫作受激吸收，如图 1-19 所示。

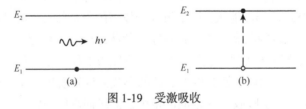

图 1-19　受激吸收

受激吸收的特点是：受激吸收不是自发产生的，而是在外来光子的"激励"下发生的，并且外来光子的能量要严格等于原子跃迁前后两个能级间的能量差，才会发生受激吸收。但受激吸收对激励光子的振动方向、传播方向和相位没有任何限制。

应当注意的是，满足 $h\nu=E_H - E_L$ 的外来光子，不一定都能使原子跃迁到高能级。这里有个跃迁概率的问题，原子在不同能级间的跃迁概率是不同的，有的很大，有的很小，有的甚至等于零（两能级间的跃迁是被禁止的），具体情况取决于原子本身的结构特点。

3. 受激辐射　处于高能级 E_H 的原子在自发辐射之前，受到一个能量为 $h\nu=E_H - E_L$ 的光子的"诱发"而跃迁到低能级 E_L，同时可释放出一个与诱发光子特征完全相同的光子，这个过程称为受激辐射，如图 1-20 所示。持续的受激辐射所形成的光束就叫作激光。

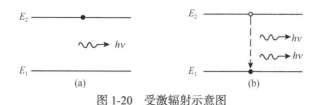

图 1-20 受激辐射示意图

受激辐射的特点是：第一，受激辐射必须有外来光子的"诱发"才能发生，而且它对诱发光子的能量或频率有严格要求，即光子的能量必须恰好等于原子跃迁前后两个能级间的能量差。第二，尤其重要的是，辐射出的光子与诱发光子的特征完全相同，即受激原子所发出的光波的振动方向、传播方向、频率、相位等与诱发光子的完全相同，是相干光。第三，与受激吸收不同，受激辐射中的被激原子并不吸收诱发光子的能量，在受激辐射发生后，一个光子变成了特征完全相同的两个光子。光子继续在物质中传播时，如果发光物质中有足够多的处于高能级的原子，它们又会激发这些原子从高能级做同样的跃迁而发出光子，从而一变二，二变四，…，发生光放大，产生大量特征完全相同的光子。这种由于受激辐射而得到放大的光称为激光（图 1-21）。

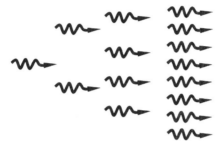

图 1-21 光放大示意图

 激光的产生

受激辐射光放大不是自然发生的，自然界中也没有哪一种物质能够自然地发出激光来，必须人为地创造一定的条件才能得到激光。产生激光的特殊装置称为激光器。

（一）粒子数反转

前面已经提到，在正常情况下，处于高能级的原子数目总是少于处于低能级的原子数目（图 1-22）。

当光通过物质时，受激辐射和受激吸收是同时存在的，受激辐射使光子数增加，可实现光放大；而受激吸收则使光子数减少，可导致光变弱。在正常热平衡状态下，物质中的原子在各能级上的分布是正态分布，即发光物质中处于低能级的原子数目多，所以光通过正常状态下的发光物质时，受激吸收的机会大于受激辐射，吸收过程占优势，则实现不了光放大。因此，要获得大量特征相同的光子而实现光放大，就必须使处于高能级的原子数目远大于处于低能级的原子数目，即受激辐射占绝对优势（图 1-23）。

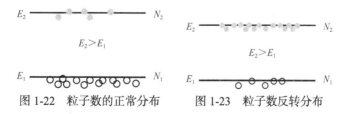

图 1-22 粒子数的正常分布　　图 1-23 粒子数反转分布

这种分布状况与原子能级的正态分布恰好相反，称为粒子数反转。实现粒子数反转是产生激光的必要条件之一。

（二）工作物质

能实现粒子数反转而产生激光的物质叫工作物质（或激励介质）。我们已经知道，原子处于激发态的时间很短，只有约 10^{-8}s。因此被激励到高能态的原子是很不稳定的，在没有受到外来"诱发"之前，在极短的时间内就会自发地跃迁到低能态，而无法实现粒子数反转，也就不能实现受激辐射光放大。

但是对于一些物质，除基态和激发态之外，还有一种能级状态叫亚稳态，原子在此能级上存在的时间可以达到 10^{-1}s，比激发态稳定得多，其稳定性仅次于基态。当这些物质受到外界能源（如采用光照、气体放电、粒子碰撞、化学能、核能等方式）不断激励时，物质中的大量粒子被激发或抽动到较高能态，使亚稳态或平均寿命相对较长的激发态出现粒子积累，而与较低能态之间形成粒子数反转分布。在满足频率条件的光子（来自外界或自发辐射）"诱发"下，形成反转分布的两能级间出现受激辐射，并占优势，继而实现对光放大。

粒子处于亚稳态，能停留较长时间而不发生自发辐射，是形成粒子数反转的必要条件。而精心选择具有亚稳态的工作物质是产生激光的又一必要条件。

下面以红宝石激光器为例，介绍激光器是怎样实现粒子数反转和产生激光的。红宝石是一种在三氧化二铝（Al_2O_3）中掺入少量（0.05%～1.00%）三氧化二铬（Cr_2O_3）的晶体，在光照下呈淡红色。Cr^{3+}均匀分布在晶体中，发射激光的正是铬离子。铬离子具有 E_0、E_1 和 E_2 三个能级，如图 1-24 所示。

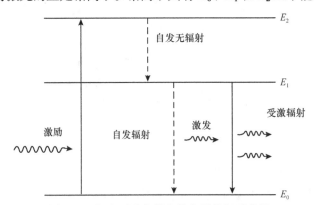

图 1-24　红宝石激光器中铬离子能级示意图

图 1-24 中 E_0 为基态；E_2（具有一定宽度的能带）为一般激发态，铬离子在此能级的寿命很短，约为 10^{-9}s；E_1 为亚稳态，铬离子停留在此能级的寿命较长，约为 10^{-3}s。Cr^{3+} 在激励光源发出的强光照射下，就可能吸收合适的光子从 E_0 基态被激发到激发态，这个过程就叫激励。处于高能态的原子向哪个能级跃迁概率大或以什么方式跃迁是由原子结构决定的，此工作物质中的多数原子将自发无辐射地跃迁到能级 E_1，再由 E_1 跃迁到 E_0。因为 E_1 是亚稳态，所以由 E_1 至 E_0 的跃迁较慢。如果用强大的激励光束照射，就可以较快地将能级 E_0 上的铬离子激励到能级 E_2 上，使更多的 Cr^{3+} 从 E_2 向 E_0 跃迁。结果在同样时间内由 E_2 至 E_0 跃迁的离子数多于由 E_1 向 E_0 跃迁的离子数，于是在能级 E_1 上出现粒子的积累，最终导致能级 E_1 上的离子数多于能级 E_0 上的离子数，在这两个能级间就实现了粒子数反转。这时若受到频率为

$$\nu = \frac{E_1 - E_0}{h}$$

的光子诱发，在 E_0 和 E_1 能级间就会产生以受激辐射为主的辐射。

（三）光学谐振腔

实现了粒子数反转分布的激励介质尽管能对光进行放大，但由此还不能得到激光，因为初始诱发工作物质产生受激辐射的光子来源于自发辐射。因为原子的自发辐射是完全独立的，所以，原子的自发辐射是随机的，由这样的光子诱发的受激辐射也是随机的，所产生的光的频率、相位、偏振

状态及传播方向并不相同，而且在激励介质中出现沿四面八方传播的光子，这些自发辐射光子必有一部分沿其中心轴的方向传播，多数则与中心轴有一定夹角。后一类与中心轴有一定夹角的光子很快从工作物质的侧面逃逸出去，对激光的产生没有多大影响；前一类沿中心轴的方向传播的光子在沿激励介质中心轴方向运动时，将引起路径上处于高能级原子的受激辐射，产生与其具有相同频率、相同相位，并沿相同方向传播的光子。该光子与诱发它的光子"齐心协力"，激励其他原子辐射出与它们相同的光子。如此下去，使光子数由 1 到 2，由 2 到 4，…，以倍速按指数规律增长。由于所有这些光子都是逐次受激辐射产生的，所以它们具有相同频率、相同初相位、相同偏振态，并沿相同方向传播。但产生受激辐射形成光放大的同时，还存在许多光能的损耗因素，因此还不能产生稳定的激光输出，如图 1-25 所示。

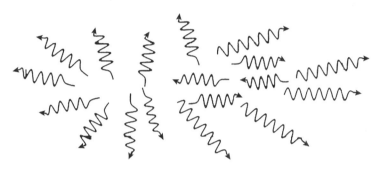

图 1-25 激励介质中受激辐射示意图

为了使受激辐射能在有限体积的工作物质中持续进行，光可被反复放大并最终形成稳定振荡，这种装置称为光学谐振腔。经光学谐振腔实现对光的选择和放大后输出的光才是激光。

光学谐振腔是由放置在工作物质两端一对互相平行且垂直于谐振腔轴线的光学反射镜（平面镜或球面镜）构成的，如图 1-26 所示。其中一端为全反射镜（反射率为 100%），另一端为部分透光的部分反射镜（反射率为 90%～99%）。

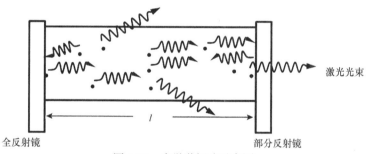

激光光束

全反射镜　　　　　　　　　　　　　　部分反射镜

图 1-26 光学谐振腔示意图

谐振腔的作用有三：其一，产生和维持光放大。处于粒子数反转的工作物质会产生自发辐射，向各个方向发射光子，这些光子刺激其他处于亚稳态的粒子，使其产生受激辐射。沿轴向的受激辐射光子遇到谐振腔的全反射镜时全部反射回工作物质中继续参与光放大；当光子投射到部分反射镜时大部分反射回工作物质中继续参与光放大。这样，在谐振腔内沿轴向来回"振荡"，光子数不断增加，从而获得很强的光，这种现象叫光振荡。当光增加到足以补偿腔内各种损耗和部分透射时，就可以在谐振腔内形成持续振荡，而从部分反射镜的窗口射出一束稳定的、足够强度的光。其二，选择输出光的方向。处于粒子数反转的工作物质产生自发辐射时，发出的光有各种不同的传播方向，有了谐振腔，凡是不沿谐振腔轴线传播的光将很快从腔壁逸出而被淘汰，如图 1-26 所示，只有沿轴线传播的光才能产生光振荡，因此输出的激光方向性好。其三，选择输出光的波长。对确定的工作物质，因各种因素的影响，实际上发出光的波长不唯一，频谱具有一定的宽度。谐振腔能起选频作用，使激光的单色性更好。

激光的特性

激光与普通光源发出的光就其本质而言都是电磁辐射，但由于发光原理及产生装置的不同，激光除具有普通光的一切特性外，还具有一些普通光没有的特性。这使得光的发射与传播过程形成的激光束中大量光子的整体行为有别于普通光束，因而具有特殊应用。这些特性是使用激光的物理基础，对正确使用激光有重要意义。激光的主要特性有以下几方面。

（一）方向性好

方向性是指光能量在空间分布上的集中性，衡量方向性好坏的指标是光束的发散角。普通光源发出的自然光射向四面八方，常常使用聚光装置来改善它的方向性。由于激光受激辐射的光子行进方向相同以及谐振腔对腔内离轴光子的淘汰，只有沿谐振腔轴线方向的光波才能形成振荡和连续放大，因此具有很好的方向性。激光发散角非常小，一般在 $10^{-6} \sim 10^{-4}$rad，是普通光源的 $10 \sim 10^4$ 倍，这一特性用作精密长度测量。例如，曾利用月球上的反射镜对激光的反射来测量地球与月球之间的距离，其精度可达几个厘米。激光是理想的平行光源，还被广泛用于目标照射、准直、定位、通信、导航等方面。

另外，激光束经透镜后可高度聚焦，能会聚成直径为 $1\mu m$ 的光点，可方便地对组织、细胞及微小病灶实施切割和焊接等精细手术。

（二）亮度高、强度大

亮度是衡量光源发光强弱程度的标志，表明光源发射的光能量对时间与空间方向的分布特征。激光由于其输出光束发散角小，输出功率大，因而亮度高，尤其是超短脉冲激光的亮度可比普通光源高出 $10^{12} \sim 10^{19}$ 倍，所以，激光是目前世界上最亮的光源。例如，一台较大功率的红宝石激光器，输出的激光束亮度可比太阳表面光亮度高 100 亿倍。

对同一光束，强度与亮度成正比。激光极高的亮度和很好的方向性可以使能量在空间高度集中，故具有很大的强度。目前激光的输出功率可达 10^{13}W，可聚焦到 $10^{-3} \sim 10^{-2}$mm，强度可达 10^{17}W·cm^{-2}，而氧炔焰的强度不过 10^3W·cm^{-2}。这一特性可用于制造激光武器以及工业上的打孔、切割、焊接等，利用高强脉冲激光加热氘和氚的混合物，可使其温度达到 $5 \times 10^7 \sim 2 \times 10^8$K，有望用于受控热核聚变。医学上，利用激光的这一特性，可在极短时间内使组织凝结、炭化、气化等，可被用作手术刀及体内碎石。

（三）单色性好

单色性表明光能量在频谱分布上的集中性。衡量单色性好坏的标志是谱线宽度，谱线宽度越窄，颜色越纯，则单色性越好。通常所说的单色光其实并非是单一波长的光，而是有一定的波长范围。由于激光受激辐射产生的光子频率（或波长）相同，加之谐振腔的限制，所以只有确定波长的光才能形成振荡而被输出，所以激光具有很好的单色性。例如，从普通光源获得的单色光，谱线宽度是 10^{-2}nm，单色性最好的氪（^{86}Kr）灯的谱线宽度是 4.7×10^{-3}nm，而氦-氖（He-Ne）激光器发出的红光（632.8nm）谱线宽度为 10^{-9}nm，两者相差数万倍。所以，激光是目前世界上最好的单色光源。

激光的高单色性使其在精密测量、全息技术、光谱技术、激光信息处理等方面得到了广泛应用，在医学上已成为基础医学研究和临床诊断的重要手段。

（四）相干性好

自发辐射产生的普通光是非相干光，而受激辐射发出的光子的频率、传播方向及偏振状态都是相同的，所以激光具有良好的相干性。激光的问世，为我们提供了最好的相干光源，同时促进了光的干涉技术的飞跃发展，使全息摄影得以实现，也为医学、生物学提供了新的诊断技术和图像识别技术。

（五）偏振性好

受激辐射的特点表明激光束中各个光子的偏振状态相同。利用谐振腔输出端的布儒斯特窗在临界角时只允许与入射面平行的光振动通过，可输出偏振光，并可对其调整。因此，激光具有良好的偏振性。

上述激光在五个方面的特性是彼此相互关联的，可以概括为两个大的方面：第一，与普通光源相比，激光器所输出的光能量的特别之处不在于其大小而在于分布特性，即光能量在空间、时间以及频谱分布上的高度集中，使激光成为极强的光；第二，激光是单色的相干光，而普通光是非相干光。显然，这些特性的产生都是源于激光特殊的发射机制与光学谐振腔的作用。

四 激光的生物效应

激光与生物组织相互作用，使得生物机体的活动及其生理、理化过程发生改变的现象称为激光的生物效应。激光生物效应的微观机制比较复杂，至今还没有形成较为完整、系统的理论。目前较普遍的看法主要有以下几种。

（一）热效应

当激光照射生物组织时，被生物组织吸收后转化为内能，使组织温度升高的现象，称为激光的热效应。我们知道，生物细胞只能在适宜的温度下生存，如果温度上升较高，在很短的时间就能大大降低一些酶的活性，即使温度恢复正常，也只有一部分能恢复其原有的活性；如果温度上升不太高，但持续时间一长也能使酶失去活性，使蛋白变性，从而引起细胞或组织损伤甚至死亡。例如，在一定类型和功率的激光照射生物组织时，可在几毫秒内使局部组织温度高达 $200 \sim 1000^{\circ}\text{C}$，或者使温度维持在 $45 \sim 50^{\circ}\text{C}$ 的状态 1 分钟左右。若后一种情况出现，将造成蛋白质变性；若前一种情况出现，则生物组织表面会发生收缩、脱水，组织内部因水分急剧蒸发而受到破坏和断裂，造成组织凝固坏死，或可造成受照部分炭化或气化。

从现象上看，在激光照射组织时，随着温度的升高，在皮肤与组织上将由热致温热（$38 \sim 42^{\circ}\text{C}$）开始，相继出现红斑、水泡、凝固、沸腾、炭化、燃烧，直至极高温度下的热致气化等反应。在临床上，热致温热与红斑被用于理疗；沸腾、炭化、燃烧等统称为"气化"，被用于手术治疗；热致气化用于直接破坏肿瘤细胞与微量元素检测等。

（二）机械效应

激光照射生物组织，可直接或间接产生对组织的压强，称为激光的机械效应，也称为激光的压强效应。用普通光照射生物体时，光子在受照物表面碰撞可形成辐射压力，这种光压很小，可以忽略不计。而激光则不同，其瞬间功率密度很大，能在很短的时间内产生高温、高压和高电场。

激光照射生物组织产生的压强作用有两种：一种是激光本身的辐射压力所形成的压强，是光子将其动量传递给被照射组织的结果，称为一次压强。另一种激光作用于生物组织以后，可继发产生二次压强，这是由于强激光作用于生物组织上，除产生光压以外，还有气流反冲、内部气化、热膨胀、超声压和电致伸缩等诸多因素而产生二次压强。例如，气流反冲压是当组织吸收聚焦的激光能量急剧升温，直至沸腾，从被照处喷出气流并夹有组织碎片，同时对组织形成与气流方向相反的反冲压力所造成的，此项作用对致密组织明显。内部气化压是发生在组织内部或封闭腔（如眼球、脑室）内部的气化所形成的类似冲击压的瞬变压强，它可使其内部"爆炸"，造成的损伤是定域的。体膨胀超声压是由于被强激光照射的生物组织迅速升温形成气化和体膨胀，从而在其边缘区域产生的超声振动发出的超声波在生物体内传播所产生的压强，可造成体内远距离的损伤。强脉冲激光照射生物组织形成的等离子体强烈吸收光能引起体膨胀，产生冲击波，破坏局部组织，此压强称为等离子体膨胀压。电致伸缩压是在强激光的强电场作用下生物体被极化而出现形变，即电致伸缩所产生的压强，它将在体内激起冲击波、超声波。这种压强显然与能量吸收无直接关系，透明越好的组织此项压强越显著。前者一般可以忽略，只有超短脉冲激光的光压才加以考虑。后者比较显著，尤其体膨胀超声压是形成机械波最重要的因素，它比光压大 $6 \sim 7$ 个数量级。激光在生物组织中产生的机械波由于频率高还具有空化作用，从而引起组织发生化学变化，结果使机械能直接转化为化学能。

激光的机械效应对临床治疗有利也有弊。例如，在眼科利用二次压强打孔，可降低眼压，治疗青光眼、白内障；在外科手术中用于切开组织等。而在眼球与颅内由于二次压强剧升可能形成"爆炸"性损伤，甚至死亡。二次压强也可使被照射的肿瘤组织被压向深部或反向飞溅而造成转移等。

（三）光化效应

生物组织受到激光照射后产生受激原子、分子和自由基，并引起组织内一系列化学反应的现象，称为激光的光化效应。光化作用的激活能来自直接吸收光子的能量，而不是由热碰撞间接得到。光化作用可导致酶、氨基酸、蛋白质和核酸变性失活，分子高级结构也会有不同程度的变化，从而产生相应的生物效应，如杀菌作用、红斑效应、色素沉着、维生素 D 合成等。根据光化反应的过程不同，光化效应可分为光致分解、光致氧化、光致聚合、光致敏化及光致异构等类型。生物体各组织（包括正常和异常组织）对不同波长的激光有一定的选择性吸收作用。激光照射生物组织时，只有被分子吸收了的光子才能引起光化反应。由此推知光化反应具有波长选择性，特定的光化反应要由特定波长的激光来激发。能引起光化反应的光波波长范围在 350～700nm 的近紫外线和可见光区。此外，生物组织的着色程度或称感光体（色素）的类型也起着重要作用，互补色或近互补色的作用效果最明显。不同颜色的皮肤、不同颜色的脏器或组织结构对激光的吸收有显著差异。生物体内的色素有黑色素、类黑色素、血红蛋白、胡萝卜素、铁质等，其中黑色素对激光的吸收最大。例如，黑色素瘤较易吸收激光，能量密度为 1000J·cm^{-2} 就能引起严重破坏；而对于透明组织，若能量密度达不到 5000 J·cm^{-2} 就不会引起破坏。在医疗和基础研究中，可采用局部染色法，并充分利用互补色作用最佳的特点，以增强激光对组织的光化效应。另一方面，也可利用此法限制和减少组织对激光的吸收。

能加快光化反应进程的物质叫作光敏剂。由光敏剂催化的光化反应叫作光敏反应。血卟啉衍生物（hematoporphyrin derivative，HPD）是医学应用上效果最为明显的光敏剂。细胞或组织内含有的内源性或外源性光敏物质，经适当波长的激光照射后，产生特定波长的荧光或细胞毒素，前者可作为恶性肿瘤的定位诊断，后者可用于恶性肿瘤的治疗，这种方法称为光动力学疗法，可以单独使用，也可与激光气化、手术、放疗、化疗等方法合并使用。例如，给人体注射 HPD 后，它会进入人体各部分组织，并很快从正常组织中排出，但停留在肿瘤组织中的时间较长，当用红光照射肿瘤时，HPD 吸收并在其内部发生光敏反应或产生自由基，可有效地杀死肿瘤细胞或破坏肿瘤中的微血管。而正常组织中 HPD 存留较少，因而反应较轻或者没有反应。国内外医学实践结果表明，光动力学疗法是一种有前途的可供选择的恶性肿瘤治疗方法。近年来我国学者将光动力学疗法用于治疗鲜红斑痣，获得良好疗效。

（四）电磁场效应

激光是电磁波，激光对生物组织的作用就是电磁场对生物组织的作用。在一般强度的激光照射下，电磁场效应并不明显，只有当激光强度极大时，才会产生比较明显的电磁场效应。一般认为这一作用主要是电场所致。强激光可在组织内形成高强电场，可引起或改变生物组织分子及原子的量子化运动，从而使组织中的原子、分子、分子基团等产生激励、振荡、电离、热效应，催化生物组织生化反应进程，生成自由基，破坏细胞，改变组织的电化学特性。激光照射后究竟引起哪一种或哪几种反应，与其频率和剂量有重要关系。激光照射肿瘤时，只要直接照射一部分组织，就对全部肿瘤可有良好的作用，其中可能的作用机制之一，有人认为就是电磁场作用的结果。

（五）弱激光的生物刺激效应

弱激光是指其辐照量（J·cm^{-2}）不引起生物组织产生最小可检测的急性损伤而又有刺激或抑制作用的激光。大量的基础医学研究和临床医学实践表明，弱激光照射对生物组织具有明显的刺激和调节作用。弱激光对生物过程、对神经、通过体液或神经-体液反射而对全身、对机体的免疫功能等都有刺激作用。可促进血红蛋白的合成、糜蛋白酶的活性、细菌的生长、白细胞的噬菌作用、肠绒毛的运动，以及促进毛发的生长、皮肤、黏膜的再生、创伤和溃疡的愈合，烧伤皮片的长合、骨折再生、消炎等生物效应。

目前研究应用较多的是弱 He-Ne 激光的刺激作用，它对生物分子、细胞、细菌和微生物都有作用：其一，剂量小时起兴奋作用，剂量大时起抑制作用，这是相对受照射的生物过程而言的；其二，刺激作用有累积效应，最终效果取决于总剂量；其三，刺激作用强弱与刺激次数（等间隔、等剂量）的关系呈现出抛物线形特征。

对于激光的以上 5 种生物效应，在临床应用上，强激光主要表现为机械效应、电磁场效应与光化效应；弱激光主要表现为生物刺激效应与光化效应；而热效应则在各类激光中普遍被利用。

五　激光的医学应用

激光以其亮度高、方向性好、单色性好、相干性好等特有的光学特性，一经问世便很快在军事、工业、通信等多个领域得到广泛的应用。医学是应用激光技术最早、最广泛和最活跃的，在临床上激光不仅作为一种技术手段，被用于疾病的诊断和治疗，而且在基础医学研究和生物学领域中也占有重要地位。另外，还可以利用激光显微加工技术制造医用微型仪器。激光在医学上的应用主要有以下几种。

（一）激光诊断

激光具有极好的单色性、相干性与方向性，为临床诊断提供了新的方法和手段。以光学分析分类，激光诊断一般可有如下方法：激光光谱分析法（荧光光谱、微区光谱、拉曼光谱等）、激光干涉分析法（全息术、干涉条纹视力测定、视觉对比敏感度测量、散斑技术等）、激光散射分析法（多普勒技术、静态和动态散射技术、闪烁细胞计等）、激光衍射分析法（用于测定红细胞的变形能力）、激光透射分析法（用于检查软组织肿物）、激光偏振法（用于鉴别肿瘤细胞）以及其他激光分析法（扫描检眼镜等）。与传统的其他诊断方法比较，激光诊断具有简便、快速、准确、无损伤，既可定性又可定量等优点，是一种很有前途的诊断方法。激光诊断技术为诊断学向非侵入性、微量化、自动化及实时快速方向发展开辟了新途径。下面简单介绍几种较新型的激光诊断设备。

1. 癫痫病灶区的检查定位　以往癫痫手术治疗的效果一直不佳，主要原因在于对癫痫病灶难以准确定位。近年来，世界上第一台探测大脑癫痫病灶区的激光仪器研制成功，使临床上探测癫痫症的大脑病灶更加简易、快捷、准确。其原理是用很弱的近红外光照射患者的头部，近红外光透过头皮和头盖骨，在大脑皮质反射后被探测，形成大脑皮质的二维图像；同时癫痫病期大脑血流增加，导致血红蛋白对光的吸收发生变化，可提供大脑血流量变化的实时信息。通过分析图像和血流量的变化，可以判断癫痫病期大脑的活动类型和病灶区在大脑中的位置。

2. 婴儿脑组织氧含量监视仪　该仪器是利用半导体激光器发射的近红外光来监视婴儿脑细胞氧的含量的。它的基本结构由 4 支脉冲型半导体激光器组成，发射的近红外光波长分别为 775nm、825nm、850nm、905nm，重复频率 1.9kHz，脉冲宽度 100nm，总功率 3mW。由于脑组织对光的吸收和氧的浓度有关，而近红外光可以通过婴儿（包括早熟婴儿）的大脑组织传播，因此可以用光在脑中的吸收特性来标记氧含量。该设备不适合成人，因为成人大脑周围有一层膜，光只能沿脑膜传播。

3. 光学层析摄影仪　光学层析摄影仪（optical coherence tomography，OCT）是近年来发展起来的一种新型光学成像技术。它利用弱相干光摄影仪的基本原理，检测生物组织不同深度层面对入射弱相干光的背向散射信号，通过扫描得到生物组织的二维或三维结构图像。它是一种非接触、无损伤的成像技术，具有较高的分辨率，可达 1~15μm，比传统的超声波探测高 1~2 个数量级，成像速率达 1 幅·秒$^{-1}$，在高散射生物组织中成像深度可达 3mm。在应用方面，OCT 对眼底结构观察的清晰程度远大于其他检查方法，可用于定量探测诸如青光眼、糖尿病水肿等引起的视网膜变化的疾病，以及观察眼球前部的病变；在牙科可以对口腔的健康状况作定性与定量分析。内镜 OCT 可用于执行对生物组织（如心脏、脑）的活检、监测人体器官的功能状态、引导手术或其他治疗、监测术后恢复过程等；在消化系统中，可用于诊断浅表组织层中早期的胃肠道癌等。

4. 光致荧光内镜系统　光致荧光内镜（light-induced fluorescence endoscopy，LIFE）系统是自体荧光光谱诊断技术与内镜结合的产物，采用 20mW、442nm 的氦-镉激光器与支气管内镜结合，可获取正常组织与非正常组织之间的荧光差别，实时显示图像或输出数字式静止图像，用于肺癌的早期诊断。临床实践表明，在肺癌的探测和定位方面，LIFE 系统的准确效率比普通的内镜系统提高 171%。

（二）激光治疗

用激光治疗疾病的方法叫作激光治疗。临床上使用的激光医疗设备已有上百个品种，所用激光波长包含了紫外线、可见光、红外线区域内的各种光线，输出方式有连续、脉冲、巨脉冲、超脉冲等，治疗几乎涵盖了临床所有科室和专业，能够治疗的病种达数百种之多。激光治疗方法基本有以下 4 大类。

1. 激光手术　激光手术是以激光束代替金属的常规手术器械对组织进行分离、切割、切除、凝固、焊接、打孔、截骨等，以祛除病灶以及吻合组织、血管、淋巴神经等。激光手术有多功能、止血效果好、感染少、质量高、可选择性破坏特定组织等优点，还可用于各种精细的显微手术。

2. 弱激光治疗　弱激光治疗是指以小功率激光直接照射病患部位的治疗方法。临床上被用于治疗的疾病达几十种，其方法主要有激光理疗、激光针灸、弱激光血管内照射疗法。

（1）激光理疗：以弱激光为物理因子，进行原光束、扩光束、光纤与腔内照射的物理疗法。具有镇痛、消肿、止痒、促进创面愈合等作用，对骨关节炎、软组织扭伤、皮炎、疖肿、湿疹等有很好的疗效。

（2）激光针灸：用弱激光光束直接照射穴位，给穴位一定的能量，使穴位受到"针"与"灸"的刺激作用，可治疗传统针灸所能治疗的一切疾病。由于激光针灸是非直接接触，所以不会损伤或损坏患者的神经和血管。它具有安全、无痛、疗效好等优点。

（3）弱激光血管内照射疗法：以弱激光光针插入静脉照射循环血液的疗法。具有抗缺氧、抗脂质过氧化、改善血液流变学性质和微循环障碍、增强免疫等功能。

3. 激光光动力学疗法　在光敏剂血卟啉衍生物的参与下，激光照射到病变组织处（如肿瘤）或病毒、毒菌感染等处，使病变组织发生破坏、坏死，而正常组织则不受影响的一种治疗技术。有体表、组织间、腔内照射及综合治疗 4 种方式。这种疗法已应用于治疗皮肤癌（基底细胞癌、鳞状上皮癌等）和配合内镜进行腔内肿瘤（肺癌、食管癌、胃癌、直肠癌、膀胱癌等）的治疗，其有效率可达 85%。

4. 激光介入治疗　是激光技术与先进辅助检查设备相结合的一项高新医疗技术，目前这类技术常用于下列治疗。

（1）内镜激光治疗：在内镜直视下，把激光束通过柔软细小的光纤传输，经内镜钳孔引入体腔内，对腔内相应器官进行激光治疗，如激光配合消化内镜治疗食管癌、胃癌、胃出血、胃肠息肉等消化道疾病，激光配合支气管镜治疗中心型肺癌、气道阻塞，激光配合膀胱镜治疗膀胱癌、前列腺增生，激光配合腹腔镜进行胆囊切除、阑尾切除、妇科手术等。

（2）穿刺下激光介入性治疗：在 B 超或 CT 的引导下，通过体表穿刺，把激光束引入相应的内脏器官进行治疗，如肝癌在 B 超引导下经皮穿刺，把激光束引到病灶区进行热凝固（固化）治疗。

（3）导管介入性激光治疗：在 X 射线血管造影术的引导下，通过血管导管术，把激光束经光纤引到病变血管内进行治疗。目前开展的有激光冠状动脉形成术治疗心肌梗死，激光外周血管形成术治疗体循环大血管栓塞。近年来，由于激光镜和冠状动脉血管镜的问世，心血管激光介入性治疗的发展和应用进入了一个新阶段。

（三）激光生物技术

1. 激光微光束技术　激光束经光学系统聚焦后，可形成高强度且光斑直径在微米数量级的微激光束。利用激光微光束可以对细胞进行俘获、转移、穿孔、移植、融合及切断等微操作，在细胞生物学的研究中，发展成了激光显微照射术、激光细胞打孔术以及激光细胞融合术等激光微光束技术。

激光微光束技术的另一个重要应用是激光微探针分析术，即标本的微区在激光微光束照射下被气化，同时用摄谱仪或质谱仪记录，进行微量或痕量元素的定性或定量分析。此项技术被用于测定各种生理离子及微量元素在软组织中的分布、生物矿化结构中痕量元素的分析及矿化过程的研究、生物组织中有毒痕量元素的检测、体液中各种元素含量的分析及生物样品中有机化合物的定量测定等。

2. 激光光谱分析技术　激光光谱是以激光为光源的光谱技术，与普通光源相比，激光光源具有单色性好、亮度高、方向性强和相干性强等特点，是用来研究光与物质的相互作用，从而辨认物质及所在体系的结构、组成、状态和变化的理想光源。激光的出现使原有的光谱技术在灵敏度和分辨率方面得到很大的改善。由于已能获得强度极高、脉冲宽度极窄的激光，所以对多光子过程、非线性光化学过程以及分子被激发后的弛豫过程的观察成为可能，并分别发展成为新的光谱技术。

（1）激光原子吸收光谱技术：原子吸收光谱分析法最早由澳大利亚学者瓦尔西提出，其基本原理是：对元素以一定频率的光照射，处于基态的原子吸收照射光的能量将向高能态跃迁，测出被吸收的光强，进而计算出样品中的原子数或样品中该元素的含量。激光用于吸收光谱，可取代普通光源，省去单色器或分光装置。激光的强度高，足以抑制检测器的噪声干扰，激光的准直性有利于采用往复式光路设计，以增加光束通过样品池的次数。所有这些特点均可提高光谱仪的检测灵敏度。除了测量光束通过样品池后的衰减率以对样品中待测成分进行分析外，由于激光与基质作用后产生的热效应或电离效应也较易检测到，所以以此为基础发展而成的光声光谱分析技术和激光诱导荧光光谱分析技术已获得应用。利用激光诱导荧光、光致电离和分子束光谱技术的配合，已能有选择性地检测出单个原子的存在。

（2）激光荧光光谱分析技术：荧光是一种辐射的去活化过程，其机制是原子受到某一合适波长的辐射的激发，接着辐射去活化而发出的。荧光波长可能和激发波长相同，也可能不同。荧光波长和激发波长相同的荧光称为共振荧光，反之则称为非共振荧光。以激光为光源的荧光光谱分析是一种新的微量分析方法，它的灵敏度非常高，视不同物质，其检测下限已达到 $0.001 \sim 0.1 \mu g \cdot mL^{-1}$，特别适用于痕量分析。对有标记的生物分子进行荧光显微镜检查，是研究许多细胞过程的重要技术。基本方法是用一定的方法将荧光染料分子加到某种微结构或有机化合物中，然后用合适波长的激光去激发它，进而观察活细胞所发生的生化变化及其过程。

（3）激光拉曼光谱技术：印度物理学家拉曼于 1928 年首次发现拉曼散射，并因此于 1930 年获得诺贝尔物理学奖。根据非线性光学理论，当单色光作用于试样时，散射光频率与激发光频率之差（称为拉曼位移）只取决于物质分子的振动和转动能级，与入射光波长无关。由于不同的物质具有不同的振动和转动能级，所以拉曼位移是表征物质分子振动、转动状态的一个特征量，适宜于对物质的分子结构进行分析和鉴定。激光的高强度、高单色性以及谱线范围宽广的特性，可以极大地提高包含双光子过程的拉曼光谱的灵敏度、分辨率和实用性，尤其是共振拉曼光谱法和相干反斯托克斯拉曼光谱法的应用，使灵敏度得到更大的提高。目前，此项技术已在核酸与蛋白质的高级结构、生物膜的结构和功能、药理学（特别是抗癌药物与癌细胞的作用机制）等的研究中得到应用。

（4）激光微区发射光谱技术：其基本原理是用聚焦物镜将激光光束会聚在数百以至数十微米的微区内，使被分析物质气化蒸发，配以火花放电，使气化的物质电离而发光，并对此发射光进行分析。这种分析方法具有如下特点：一是可以对被分析物质的极微细的特定部位进行几乎无损的局部分析，而不会引起被检测部位周围的基体效应；二是对导体和非导体均可分析，特别是对生物制品可以直接进行分析而无须对被测物质进行其他预先处理；三是可在空气中直接进行分析，操作方便。因此对微区、微量、微小颗粒以及薄层剖面的分析特别有意义。目前在材料科学、生物试样、刑事犯罪学、考古等领域均有极广泛的应用。

3. 激光多普勒技术　激光多普勒技术是利用激光照射运动物体所发生的多普勒效应进行速度检测的一项技术，测速范围可以实现 $10^{-4} \sim 10^3 m \cdot s^{-1}$。

激光多普勒血流计可用于对人体甲皱、口唇、舌尖微循环与视网膜微血管等的血流速度进行检测；利用激光多普勒效应与电泳技术结合形成的激光多普勒电泳分析技术，可以自动、快速、准确地测量生物细胞及大分子的电泳迁移率、表面电荷、扩散系数等重要参量。此外，激光多普勒技术还被应用于对巨细胞质流、精子活力、眼球运动、听力等的测定。由于此项技术具有空间分辨率极高、快速、灵敏、连续、非浸入等特点，被广泛应用于微循环、血液流变学、病理生理学、免疫学等方面的研究。

4. 激光全息显微技术　利用光的干涉在底片上记录被摄物体反射光的频率、强度、相位信息，再利用光的衍射重现被摄物体的三维空间图像。正是由于激光具有高度的时间与空间相干性，所以以它作为光源才使全息技术得以实现。激光全息技术是激光全息术与光学显微系统结合的产物，它具有分辨率高、像差小、能对活体标本进行动态观察等优点，被用于对细胞的观测分析。

（四）激光的其他应用

1. 基础医学研究　用激光作刺激源，可在分子水平上调节蛋白质和核酸的合成与活性，影响DNA的复制、各种酶的活性与功能等；利用激光的生物效应，对细胞的增殖、分化、遗传、发育、代谢及死亡等过程进行研究，对组织的损伤与修复进行研究；利用激光微光束技术对细胞进行俘获、转移、穿孔、移植、融合及切断等操作；利用激光微探针分析技术，使标本的微区在激光束的照射下气化，用摄谱仪或质谱仪进行记录，实现对生物组织中的各种生理离子、痕量元素及有毒痕量元素进行定性、定量分析；利用激光多普勒技术，可对人的口唇、舌尖等微循环与视网膜微血管的血流速度进行检测，可用于血液流变学、病理学、免疫学等方面的研究；激光全息显微术可用于对细胞的观测分析；激光扫描共聚焦显微镜可用于形态学、分子与细胞生物学、遗传学、药理学、神经科学等领域的研究。此外，还有激光流式细胞仪、激光荧光显微技术、激光漂白荧光恢复测量技术、激光扫描计等被用于医学的基础研究中。

2. 激光采血划痕器　在20世纪90年代初，俄罗斯研制出激光采血划痕器。激光切口和金属划痕器切口基本一样，但前者造成的水肿小，伤口愈合快。用激光采血是非接触式的，可以避免患者紧张、疼痛，特别适合给患儿使用。更重要的是可以避免由于采血、注射引起的交叉感染，可以防止如艾滋病、肝炎等传染病感染。

3. 激光光钳技术　激光光钳是一种利用高斯激光光束的梯度压力将微粒移到激光束焦点附近的装置。微粒处于按高斯分布的激光束中时，由于光场强度的空间变化，光束对微粒产生一种梯度压力，驱使其移向光束中心，并稳定在那里。激光束如同"钳子"一样抓住微粒，随其移动，可以无损地操纵如细胞、细菌、病毒、小的原生动物等生物粒子，为微生物学家、医学工作者提供新的有力工具。为了减小对微粒的影响，多采用近红外激光。德国生物学家用激光在卵子细胞周围的保护层（蛋白质和碳水化合物）上打孔，利用光钳将精子抓住并送入卵细胞，可以帮助那些缺少尾巴或无法游动的精子与卵细胞结合，大大提高了体外受精的成功率。

4. 激光加速对DNA的研究　基因是生物遗传、突变的基本单位。人类基因组共有3×10^9个碱基对，弄清这些碱基对的序列情况是研究生命科学、了解生命奥秘的基础。利用人工方法识别这些碱基对需要大约1000年的时间。但光子学技术的引入，大大促进了DNA的研究进程。美国加利福尼亚大学采用激光毛细管列阵电泳法，在7min内读出200个碱基对，精度达97%，比通常的板凝胶技术快得多。此外，日本东北大学、美国路易斯安那州立大学、艾奥瓦州立大学的研究人员都利用光子学技术，采用不同的方法来实现对DNA的快速识别。加利福尼亚的Affymetrix公司已开发了基因芯片技术，它将照相平板印刷术和化学合成技术相结合，在不到$1.28cm^2$的面积上产生高密度的DNA探头阵列，利用激光共聚焦扫描显微技术识别DNA。

5. 激光挑选癌细胞　美国国家健康研究所研制出一种带有固体激光器的立式显微镜。在用显微镜观察肿瘤的病理样品时，病理学家可以用脉冲激光束激活罩在样品上的透明热塑膜，使它与选择的癌细胞热熔在一起。这样在取出膜的同时可以取出被选的癌细胞，进行进一步分析研究。

6. 细胞快速分析识别　美国Sandia国家实验室成功地研制出一种含有细胞的生物微腔半导体激光器。以透明的细胞作为波导材料来改变激光横模结构，从而使激光光谱发生变化。由于每一种细胞都能使激光输出带有可识别的信号，可以根据光谱识别细胞而不需要成像，因此识别速度很高，每秒能识别2万个细胞。

7. 激光美容　利用激光照射皮肤后的选择性光热作用，即靶组织（病灶）和正常组织对光的吸收率的差别，使激光在损伤靶组织的同时避免正常组织的损伤这一原则，达到去皱、去文身、去毛和治疗各种皮肤病的目的。采用倍频Nd：YAG或Ar$^+$激光有效凝固血红蛋白来治疗如鲜红斑痣等皮肤病；采用超短脉冲CO_2激光器（10.6μm）进行去皱、去毛、头发移植等；在文身治疗中，根据文身颜色选择互补色激光治疗，如绿色文身采用红色激光，这时色素吸收率最高，容易实现选择性光热作用。利用不同波长和不同功率的光刀也可以进行皮肤肿瘤等切除性外科手术。

总之，激光的优异特性，使得激光在基础医学的研究、临床医学的诊断和治疗、社区医学的预防和保健等各方面都得到了极为广泛的应用。目前，激光医学已成为一个专门的学科，相信随着激光技术的快速发展，其对生物医学的发展必将产生更为深刻的影响。

六 激光器

能产生激光的装置称为激光器。激光器由激励装置、激活介质、光谐振腔组成，如图1-27所示。

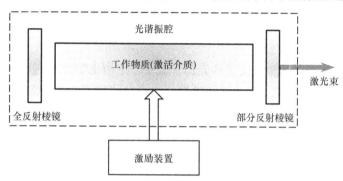

图 1-27　激光器结构方框示意图

激励装置的作用是向激活介质提供能量，使激活介质实现粒子数反转。激活介质的作用是产生受激辐射。谐振腔的作用是将受激辐射产生的偏离谐振腔轴线方向运动的光子逸出腔外，而沿轴线方向传播的光被放大，从而获得激光。

（一）医用激光器

自1960年世界上第一台激光器诞生以来，其发展非常迅速，目前激光器的种类已经达到数百种之多。应用于医学领域的激光器按激活介质状态可分为固体（如红宝石、钛玻璃等）激光器、液体（如无机液体、有机液体等）激光器、气体（如氦-氖、二氧化碳、一氧化碳等）激光器，半导体（如砷化镓等）激光器；按发光粒子可分为原子激光器、分子激光器、离子激光器、准分子激光器等；按激光的输出方式可分为连续激光器、脉冲激光器等。以下为医学上常用的一些激光器：

红宝石（Ruby）固体激光器，应用于眼科、皮肤科、基础研究。

掺钕钇铝石榴石（KTP / Nd∶YAG）固体激光器，应用于眼科、皮肤科、内镜手术、显微外科、微光束技术。

铒（Er∶YAG）固体激光器，应用于耳科、眼科、口腔科、皮肤科。

钕（Nd∶YAG）固体激光器，应用于各科手术、内镜手术。

钬（Ho∶YAG）固体激光器，应用于耳科、眼科、口腔科、胸外科。

氦-氖（He-Ne）气体激光器，应用于各科弱激光治疗、光动力疗法（PDT）、全息照相。

二氧化碳（CO_2）气体激光器，应用于体表与浅表腔各科手术、理疗。

氩离子（Ar^+）气体激光器，应用于眼科、皮肤科、内镜手术、针灸、全息照相、微光束技术、扫描聚焦显微镜。

氮分子（N_2）气体激光器，应用于肿瘤、理疗、基础研究。

氦-镉（He-Cd）气体激光器，应用于肿瘤荧光诊断、针灸、理疗。

氩-氟（Ar-F）气体激光器，应用于眼科光学屈光性角膜切削术。

氙-氯（Xe-Cl）气体激光器，应用于血管成形术。

铜（Cu）气体激光器，应用于皮肤科、PDT。

有机液体激光器，应用于皮肤科、PDT、眼科、内镜手术、细胞融合术各科手术、内镜手术、弱激光治疗、基础研究。

（二）医用激光器的发展

爱因斯坦在 1916 年提出了"受激辐射"的理论假设，预言受激辐射的存在和光放大的可能。汤斯于 1954 年制成受激辐射微波放大器，梅曼于 1960 年制成世界上第一台激光器——红宝石激光器。1961 年 9 月，我国第一台红宝石激光器在中国科学院长春光学精密机械研究所诞生；1964 年 12 月，著名科学家钱学森教授给 Laser 起了个中文名字"激光"。

激光从问世到 21 世纪的今天，只有短短的 50 多年，但激光技术得到了飞速发展。从科学研究到工业、农业生产，从军工到民用，从生物科学到医学领域都得到了广泛应用。在临床上使用激光器也越来越多，其发展趋势主要有以下四个方面。

一是具有模块化、一体化的特点。采用大规模集成电路，实现模块化、一体化，使仪器的性能更稳定，便于排除故障，给维修带来方便。

二是具有激光技术、光导技术、光反馈和光信息技术、生物化学技术与现代医学有机结合的特点。许多技术的综合应用使仪器的功能更多，操作更简便。能自动检测、自动监控、自动跟踪、适时控制、自动调整治疗机的最佳工作状态，操作简便，剂量准确，减少事故，提高疗效。

三是具有激光束更亮，治疗更精确的特点。例如，用聚焦激光照射癌变组织，可在极小的范围内以高温杀死癌变细胞，而对周围正常组织损害极小。与传统的手术、化疗方法相比，不仅能彻底杀灭病变组织，而且对患者的打击小、损害低。临床初步结果显示：用激光治疗癌症简单有效。

四是具有向半导体发展的趋势。半导体激光器具有许多优点，效率高、耗电少、寿命长，开机后很快处于工作状态（氦-氖激光器必须开机 30min 后才能处于工作状态），可得到各种波长，利用元素周期表中的Ⅲ/Ⅴ族的元素，制成二级激光。当电流通过 PN 结界面时，因化合物的不同而发出各种可见激光和不可见激光。2002 年 12 月，我国已制造出综合性能达到国际先进水平的整套 Cm-630-2-1 型大功率半导体激光治疗仪，填补了国内激光高科技领域的空白。

链接

准分子激光的临床应用

目前，准分子激光已用于眼科手术、诊治各种脑科疾病。准分子激光中的一种冷激光是由压缩的氟化氩气体（ArF）受到激发，释放出高能的光束，称为准分子激光。它只被表面组织吸收，穿透力极弱，每个脉冲切削组织深度只达 0.2μm 左右，只有角膜厚度的 1/11，切割后组织表面极其光滑、均匀。对邻近未被辐射组织无损伤，可控制照射组织的形状。它的组织反应为分子降解作用，组织分子吸收高能量的光子后分子键断裂，进而分解造成切削状，对没有受到照射的区域无损害。利用准分子激光进行手术更安全、更可靠。准分子激光的应用，开创了激光医学的新纪元。

思考与练习

一、名词解释

1. 原子的能级　2. 原子的基态　3. 原子核的结合能　4. 核衰变　5. 放射性活度　6. 放射平衡　7. 纵向弛豫　8. 横向弛豫

二、简答题

1. 简述原子的核外电子结构、原子核结构、放射性核素的衰变类型、原子核的衰变规律、放射性核素长期平衡与暂时平衡的区别。

2. 激光有哪些特性？激光有哪些生物效应？医用激光器的分类及其发展趋势是什么？

3. 简述激光的产生及其在医学中的应用。

4. 简述原子核自旋的相关条件、拉莫尔进动、共振和磁共振现象、磁共振技术及其在医学中的应用。

（李丽丽　陆　伟）

第二章 X射线基础知识

学习目标

1. 掌握：X射线的产生、连续X射线与特征（标识）X射线、影响X射线产生的相关因素以及X射线强度的空间分布。掌握X射线的特性、阳极效应以及在X射线摄影中的应用。

2. 了解：X射线的发现。

3. 掌握：X射线与物质相互作用规律及光电效应、康普顿效应、电子对效应的发生机制。

4. 掌握：诊断X射线能量范围内射线与组织相互作用各种效应的发生概率及对影像质量的影响。

5. 了解：X射线与物质作用规律在射线诊断、屏蔽防护中的应用。

6. 掌握：距离衰减平方反比法则。

7. 掌握：连续X射线在物质中的衰减规律。

8. 掌握：衰减系数、影响X射线衰减的因素。

9. 熟悉：窄束X射线及宽束X射线的概念及其在物质中的衰减规律。

10. 熟悉：X射线的滤过。

第一节 X射线基础概述

X射线的发现

X射线由德国物理学家威廉·康拉德·伦琴（Wilhelm Konrad Röntgen）教授于1895年11月8日发现的。120多年来，X射线广泛应用于医疗、预防、康复，尤其是对各系统疾病的诊断和治疗。X射线的发现可谓医学史上的一大里程碑，并由此开启了物理学和影像医学的崭新时代。

当时伦琴在维尔茨堡大学进行射线管的放电实验，意外地发现放在阴极射线管附近的用黑纸严密包着的照相底片感光了，他误认为是阴极射线（即电子射线）所致。为避免再次感光，他用黑纸将阴极射线管包好。接通电源时，在黑暗中发现一块涂有铂氰化钡的纸屏上发出绿色荧光，关闭电源，荧光消失。而阴极射线是透射不出玻璃管的，所以伦琴认为这是一种新的、看不见的射线，能使照相底片感光和产生荧光。进一步实验发现这种射线能穿透木板、衣服和厚厚的书本，但可被铅板遮挡；它在电场和磁场中不可偏转，说明它不带电荷。伦琴把这种未知射线起名为X射线。

在X射线发现的第4天，一家医院在X射线的帮助下，顺利取出了潜伏在患者手掌中的铁针，证明了它的使用价值。

1901年12月10日，瑞典科学院在首都斯德哥尔摩举行了首届诺贝尔奖授奖仪式，由于伦琴发现X射线给人类历史和科技进程带来了巨大的影响，从而成为诺贝尔物理学奖的第一位获得者。

1905年第一届国际放射学会召开，为纪念伦琴对人类的杰出贡献，大会将X射线命名为伦琴射线，但伦琴仍称它为 X 射线并延续至今。

在伦琴的启示下，人们开始从天然元素中寻找放射性物质。次年，贝克勒尔首先发现了铀盐的放射性，接着居里夫妇又发现了放射性元素钋和镭，从而揭开了放射物理学和核能应用的新时代。X 射线发现后，首先被应用于医学诊断，第二年提出了治疗的设想，使 X 射线诊断和治疗在医疗中占重要地位。X 射线成像技术与随后发展起来的核医学成像、超声成像、X-CT、磁共振成像、热图像、介入性放射学和内镜等技术组成现代医学影像学的崭新领域。

X 射线还在晶体结构分析、工业探伤、货运集装箱透视检查和科学研究等方面发挥了巨大作用。被称为"最佳 X 射线源"的同步加速辐射装置已问世，由此产生的高能量 X 射线不仅能用来观察分析物，而且还能对导体和微型机械进行微细加工。X 射线为人类的生存、健康、繁衍，社会的发展、进步、繁荣，都做出了无法估量的巨大贡献。

二 X 射线的产生

（一）X 射线的产生条件

X 射线是在能量转换中产生的，它根据靶原子的三个性质：核电场、轨道电子结合能和原子处于最低能态，高速电子在轰击原子并与靶原子的轨道电子或核相互作用时，把动能转换为热能和 X 射线形式的电磁能。X 射线是高速电子与阳极靶面相互作用的结果。

从能量转换的角度来说，高速电子能量损失分碰撞损失和辐射损失两种。碰撞损失是高速电子与原子外层电子相"碰撞"，使原子吸收能量处于激发态，这种能量损失将全变为热，使阳极温度迅速上升。高速电子动能的 99%左右都在碰撞损失中转换为热能。辐射损失是高速电子与靶原子内层电子或原子核相互作用的结果，以辐射 X 射线光子的形式而损失能量，这部分能量大约占高速电子总动能的百分之零点几。可见在 X 射线管中，X 射线能的转换效率是很低的。

自从物理学家伦琴发现 X 射线以来，经过研究，科学家已从理论上清楚了伦琴发现的 X 射线是在真空条件下，高速电子撞击到金属原子内部，使原子核外轨道电子发生跃迁而释放出的一种能。可见，产生 X 射线必须具备三个条件：

（1）电子源。根据需要随时提供足够数量的电子。

（2）高速电子流。①有一个高电压产生的强电场，使电子从中获得高速运动能；原子核外的电子与原子核之间有结合能，击入原子核内部的电子必须具有一定的能量传递给轨道电子，才能使内部轨道电子发生跃迁，从而产生 X 射线。②有一个高真空度的空间，使电子在高速运动中免遭气体分子的阻挡而降低能量，同时也能保护灯丝不致因氧化而被烧毁。

（3）阳极靶面。靶面接受高速电子撞击，使高速电子的动能转化为 X 射线能和热能。

（二）X 射线的产生装置

X 射线机是将电能转换为 X 射线能的换能装置。根据 X 射线机在医学上的应用功能，将医用 X 射线机分成诊断 X 射线机和治疗 X 射线机两大类。诊断 X 射线机是用于透视、摄影和各种特殊检查的 X 射线机。治疗 X 射线机是用于疾病治疗的 X 射线机的统称。X 射线机的基本构造相同，由主机、机械及辅助设备等几部分组成。主机为 X 射线机的基本组成部件，由 X 射线管、高压发生器和控制台三部分组成。

X 射线管是一个高度真空的热阴极二极管，具备产生 X 射线的条件，是 X 射线机中产生 X 射线的关键部件。X 射线管按阳极是否转动，可分为固定阳极 X 射线管和旋转阳极 X 射线管；按阳极靶面物质不同可分钨靶、钼靶等 X 射线管。X 射线管主要由阴极、阳极和玻璃管壳三部分组成。图 2-1 是 X 射线管的基本结构示意图。

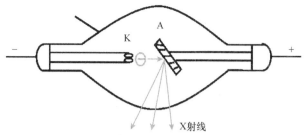

图 2-1 X射线管的基本结构示意图

1. 阴极 阴极为电子源，是 X 射线管的负极，作用是按需要提供足额数量的电子，经聚焦加速后撞击阳极靶面而产生 X 射线。阴极由灯丝和聚射罩组成。灯丝分大焦点灯丝和小焦点灯丝，多用高熔点的钨丝绕制而成。接通电源后，灯丝的温度升高，当达到一定值时，钨原子的轨道电子脱离原子核的束缚而逸出灯丝表面，环绕在灯丝周围，形成包绕灯丝的电子云。灯丝电流越大，灯丝的温度便越高，每秒钟形成的围绕在灯丝周围的电子数目也越多。当 X 射线球管的阴极和阳极之间接通高压电，阴极电位为负，阳极电位为正时，在强电场的作用下，阴极电子受阳极吸引，飞向阳极，便形成管电流。管电流的单位是毫安（mA）。聚射罩又称阴极头聚焦槽、聚焦罩。由纯铁或铁镍合金制成的长方形槽的作用是对灯丝发射的电子进行聚焦。

2. 阳极 是 X 射线管的正极，高速电子撞击到阳极靶面，突然受阻而发生能量转换而产生 X 射线。阳极通常由靶面和散热体两部分组成，通常是将阳极靶面焊接在实心或空心铜材料圆柱体上。因为从阴极撞击到阳极靶面上的高速电子能，99%以上都转化为热能，使阳极的温度快速升高，这就要求阳极材料既要耐高温又要散热性能好，以便及时将热量传出管外，使阳极靶面不致因熔化而损坏。钼和钨的原子序数高（$Z = 74$），有利于提高 X 射线管的产生效率；其熔点高，能经受住高速电子撞击时产生的热量，但导热性能差。铜的原子序数和熔点较低，但导热性能好。结合二者的优点，一般将阳极制成将钼靶面或钨靶面镶嵌在铜散热体上的结构。

3. 玻璃管壳 玻璃管壳用来维持一个高真空度的空间，并起着固定阳极和阴极的作用。多采用耐高温、绝缘性能好、膨胀系数小，对 X 射线吸收较少的钼玻璃制成。

三 连续 X 射线、特征 X 射线

X 射线管发出的 X 射线，含有多种波长成分，将其强度按波长的顺序排列，可得 X 射线谱。图 2-2 为钨靶 X 射线管所发射出的 X 射线谱。X 射线由两部分组成：一部分是连续 X 射线，它包含不同波长的 X 射线；另一部分是特征 X 射线（标识 X 射线），它是在连续 X 射线谱上出现的几个向上突出的尖端，代表一些强度较强，波长为一定数值的 X 射线。图 2-3 为 X 射线强度曲线分布。

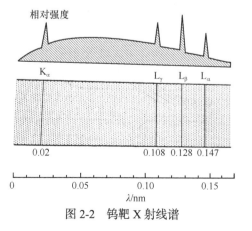

图 2-2 钨靶 X 射线谱

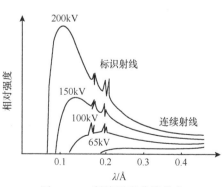

图 2-3 X 射线强度曲线分布

（一）连续 X 射线产生原理

1. 连续 X 射线产生的物理过程　轫致辐射是高速电子与靶原子核发生相互作用的结果，是辐射损失的一种，在这个过程中，产生了连续 X 射线。

按照电磁学的相关理论，当一个带电粒子，在外电场中速度变化时，其周围的电磁场急剧变化，向周围辐射电磁波。

X 射线管中，高速运动的阴极电子到达阳极表面时，进入原子核附近的强电场区域，然后飞离强电场区域从而完成一次电子与原子核的相互作用，电子的速度大小和方向必然发生变化。按上述理论，电子将向外辐射电磁波而损失能量 ΔE，电磁波的频率由 $\Delta E = h\nu$ 确定。电子的这种能量辐射称为轫致辐射。这种辐射所产生的能量为 $h\nu$ 的电磁波称为 X 射线光子。

由于每个高速电子与靶原子作用时的相对位置不同（图 2-4），所受靶原子核强电场的作用不同，且每个电子与靶原子作用前具有的能量也不相同，电子失去的部分动能也各不相同，因而发出的 X 射线光子频率也各不相同，从而得到的 X 射线波长也各不相同，这样就形成了连续的 X 射线光谱。

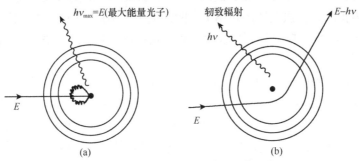

图 2-4　高速电子与靶原子作用的相对位置

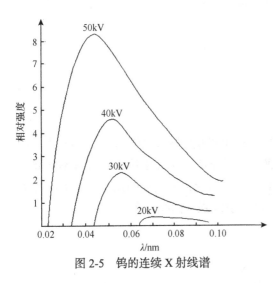

图 2-5　钨的连续 X 射线谱

实验表明，在 X 射线管的电压较低时，只发射连续 X 射线谱。图 2-5 是钨靶在较低电压下管电流保持不变，管电压从 20kV 增加到 50kV 时绘制成的连续 X 射线谱。

2. 连续 X 射线的最短波长　由图 2-5 的曲线中可见，连续谱的 X 射线强度是随波长的变化而连续变化的，每条曲线都有一个峰值；曲线在波长增加的方向上无限延展，但强度越来越弱；在波长减小的方向上，曲线都存在一个波长极限，称为最短波长（λ_{min}）。随着管电压的升高，辐射强度相应增强。同时，各曲线所对应的强度峰值和最短波长极限的位置均向短波方向移动。连续 X 射线谱中的短波极限的产生是高速电子流中某些电子在与靶原子核强电场的一次作用中，把全部动能转化为一个光子的能量，即 X 光子的最大能量，对应于连续 X 射线谱中的最短波长。

设 X 射线管的管电压为 U，电子电荷量为 e，则电子在加速电场内获得的动能等于电场对它做的功 eU，X 光子的最大能量为 $h\nu_{max}$，ν_{max} 是短波极限波长 λ_{min} 对应的最高频率，设光速为 c，由此可得

$$h\nu_{max} = \frac{hc}{\lambda_{min}} = eU \qquad (2\text{-}1)$$

即

$$\lambda_{min} = \frac{hc}{e} \cdot \frac{1}{U} \qquad (2\text{-}2)$$

上式表明，连续 X 射线谱的短波波长极限 λ_{min} 与管电压 U 成反比，而与靶物质本身性质无关。管电压越高时，λ_{min} 越短。光子达到了最高的能量、最大的频率和最短的波长。

如果上述公式中的 λ 和 U 是精密测得的，就可以计算出 h 值，这是测定普朗克常量最好的方法。经实验和计算得 $h=6.626\times10^{-34}\mathrm{J\cdot s}$，若将 $c=3\times10^{8}\mathrm{m\cdot s^{-1}}$ 和 $e=1.6\times10^{-19}\mathrm{C}$ 的数值代入式（2-2）中，U 以伏特（V）或千伏特（kV）为单位，那么公式就可以改为

$$\lambda_{\min}=\frac{12.4}{U(\mathrm{V})}\times10^{-7}(\mathrm{m})=\frac{1.24}{U(\mathrm{kV})}(\mathrm{nm}) \tag{2-3}$$

由式（2-3）可以看出，连续 X 射线的最短波长 $\lambda_{\min}$ 只与管电压有关，而与其他因素无关。

通常用 kV、kVp 和 keV 描述 X 射线能量，它们既有区别又有联系。kV（电压）是指 X 射线管阴极和阳极之间管电压的千伏值，kVp（峰电压）是指峰值管电压的千伏值，而 keV 则表示单个电子或光子能量的千电子伏值。例如，电子从 100kV 管电压的电场中获得 100keV 的高速运动能量，在撞击阳极靶物质发生能量转换时，产生的最大光电子能量也是 100keV。

（二）特征 X 射线的产生原理

1. 特征 X 射线的物理过程　如果高速电子没有与靶原子的外层电子作用，而是与内层电子发生作用，就会产生特征辐射，特征辐射的光谱是线状的。图 2-6 是不同管电压的钨靶 X 射线谱。由图可见管电压为 65kV 时，为连续谱；当管电压升至 100kV、150kV 和 200kV 时，则在 3 条连续谱线上叠加了一组能量位置不变、强度很大的线状光谱。可见线状光谱的能量与管电压无关（对不同靶材料，管电压必须大于某个值才能出现线状光谱），完全由靶的物质材料的性质决定。事实上，不同靶材料都有自己特定的线状光谱，它表征靶物质的原子结构特性，而与其他因素无关。通常把这种辐射称为特征辐射，也称为标识辐射，由此产生的 X 射线为特征 X 射线。

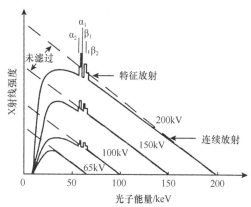

图 2-6　不同管电压的钨靶 X 射线谱

按照原子物理学理论（见第一章），原子是由原子核与核外电子组成的。多电子原子的核外电子分壳层围绕原子核运动，每层的每一个电子与原子核之间存在着大小不同的结合能。越靠近原子核的电子，其结合能越大，电子所处的定态能级就越低；相反，由于内层电子的屏蔽作用，离原子核较远的外壳层电子与原子核之间的结合能就比较小，相应所处的定态能级就比内层电子高得多。在连续 X 射线的产生过程中，当在 X 射线管的管电压 U 下加速的电子具有的能量 eU 大于内层电子的结合能时，就有一定的概率发生特征 X 射线的辐射损失，即高速电子将内层电子打出（离开原子），使之成为自由电子（称光电子），使原子内电子层出现空位，原子处于不稳定的激发态。按照能量分布最低的原则，当外层高能电子向内层跃迁填充其空位时，便释放出能量大小（$h\nu$）为跃迁前（E_2）、后（E_1）原子两能级之差的光子，即

$$h\nu=E_2-E_1 \tag{2-4}$$

由于该光子的能量等于原子两能级之差，而与入射电子能量大小无关，所以释放出的光子能量具有原子的特征，产生的 X 射线称为特征 X 射线。由于每一种原子的能级都不相同，跃迁产生的光谱与每一种原子都是对应的，所以光谱可以用来识别原子。图 2-7 为钨靶原子特征放射示意图。

当钨靶原子的 K 层电子被击脱时，原子处于一个高能态，出现的 K 电子空位可由 L、M、N、O 等能级较高的壳层电子或自由电子跃迁填充，填充之后原子处于一个较低能量状态，原子从高能态过渡到低能态，便产生不同能量的光子的 K 系特征 X 射线。同样当 L 层电子被击脱时，便产生 L 系特征 X 射线，以此类推。外层电子由于能级差很小，只能产生紫外线或可见光等低能量范围的光子。在通常的 X 射线衍射工作中，一般均采用强而窄的 K_α 谱线。当继续提高电压时，各特

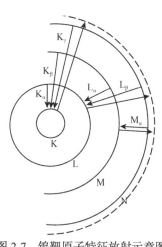

图 2-7　钨靶原子特征放射示意图

征 X 射线的强度不断提高，但其波长 K_α、K_β 不变。

2. 特征 X 射线的激发电压　靶原子的轨道电子在原子中具有确定的结合能（W），入射电子要把原子中某轨道电子击脱，入射电子的动能必须大于轨道电子在原子中的结合能。只有当入射高速电子的动能大于其结合能时，轨道电子才有可能被击脱造成电子空位，而产生特征 X 射线。而入射电子动能完全由管电压决定。因此，对不同的靶材料，产生各系特征 X 射线，均对应一组最低管电压值。这些确定的最低管电压值称为激发电压。以钨原子为例，钨的 K 电子结合能为 69.51keV，那么钨的 K 系激发电压就是 69.51kV。如果低于此激发电压，将不会产生钨的 K 系特征 X 射线，但可以产生其他各系的特征放射（表 2-1）。

表 2-1　靶材料产生特征放射所需电压

靶材料	原子序数	激发电压/kV	
		K 系	L 系
铝（Al）	13	1.56	0.09
铜（Cu）	29	8.98	0.95
钼（Mo）	42	20.00	0.95
锡（Sn）	50	29.18	4.14
钨（W）	74	69.51	12.09
铅（Pb）	82	88.00	15.86

四　影响 X 射线产生的因素

（一）影响连续 X 射线产生的因素

1. 阳极靶物质原子序数的影响　连续 X 射线的强度 $I_连$，在管电压 U、管电流 I 固定时，与阳极靶的原子序数 Z 成正比，即 $I_连 \propto Z$。阳极靶的原子序数越高，X 射线的强度越大，如图 2-8（a）所示。

2. 管电流的影响　在管电压 U、靶材料（原子序数 Z）固定的情况下，X 射线强度取决于管电流。管电流越大，单位时间内轰击阳极靶面的电子数目越多，产生的 X 射线强度也越大，X 射线辐射谱线变化与 X 射线管电流的变化成正比，即 $I_连 \propto I$，如图 2-8（b）所示。

3. 管电压的影响　X 射线束中最大光子能量等于轰击电子的最大能量，而电子的最大能量又决定于管电压的峰值。所以，改变管电压 U，也就改变了最大光子的能量，整个 X 射线谱的形式也将随之变化。管电压的改变影响 X 射线谱的幅度和位置。当管电流 I、靶材料（原子序数 Z）固定时，随着管电压的升高，连续 X 射线谱的最短波长和最强波长的位置均向短波方向（高能量端）移动。从曲线的面积（代表 X 射线总强度）可知，X 射线强度与管电压的平方成正比，即 $I_连 \propto U^2$，如图 2-8（c）所示。

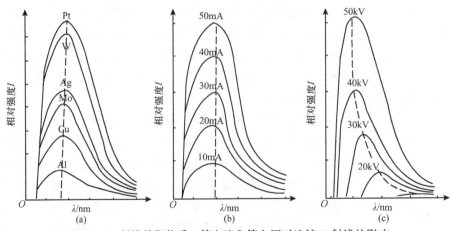

图 2-8　X 射线管靶物质、管电流和管电压对连续 X 射线的影响

在上述讨论中，对连续 X 射线的影响，所涉及的管电压为恒定电压，而实际上 X 射线管所加的电压，是经交流电整流后的脉动电压。对于脉动电压，所产生的 X 射线最短波长只与管电压的峰值有关。当峰值电压与恒定电压相同时，脉动电压产生的 X 射线的平均能量显然要低。在相同管电流时，产生的 X 射线强度也低。

综上考虑，连续 X 射线的总强度（$I_连$）与管电流（I）、管电压（U）、靶原子序数（Z）的关系可用下面公式近似表达出来：

$$I_连 = K_1 I Z U^n \qquad (2-5)$$

其中，常数 $K_1 = 1.1 \times 10^{-9} \sim 1.4 \times 10^{-9}$；当 X 射线是诊断用 X 射线范围段时，$n=2$。

不同管电压对应不同的连续 X 射线谱，每条谱线都有一个强度最大值，最大强度对应的波长值称为最强波长。根据实验和计算得出，其值约在最短波长的 1.5 倍处，即

$$\lambda_{max} = 1.5 \lambda_{min} \qquad (2-6)$$

连续 X 射线的平均能量一般为最大能量的 1/3～1/2，其平均波长约为最短波长的 2.5 倍，即

$$\lambda_{mean} = 2.5 \lambda_{min} \qquad (2-7)$$

（二）影响特征 X 射线产生的因素

K 系特征 X 射线强度（$I_特$）可用下式表示：

$$I_特 = K_2 I \left(V - V_K\right)^n \qquad (2-8)$$

式中，I 为管电流；V 为管电压；V_K 为 K 系激发电压；K_2 和 n 均为常数，n 为 1.5～1.7。

由式（2-8）可见，K 系特征 X 射线的强度与管电流成正比，管电压大于激发电压时才发生 K 系放射，并随着管电压的继续升高，K 系强度迅速增大。

高能入射电子与靶物质原子作用会产生连续 X 射线和特征 X 射线，特征 X 射线只占很少一部分，并不重要。对钨靶 X 射线管来说，低于 K 系激发电压将不会产生 K 系放射；管电压在 80～150kV 时，特征 X 射线只占 10%～28%；管电压高于 150kV，特征 X 射线相对减少；管电压高于 300kV 时，特征 X 射线可以忽略。所以，医用 X 射线主要是连续 X 射线，但是在物质结构的光谱分析中使用的是特征 X 射线。

五　X 射线强度的空间分布

X 射线管阳极靶面被高速电子束撞击的面积称为实际焦点，是产生 X 射线的地方。从 X 射线管焦点上产生的 X 射线，在空间各个方向上分布是不均匀的，即在不同方位角上的辐射强度是不同的。这种不均匀的分布称为 X 射线强度空间分布或辐射场的角分布。X 射线强度的空间分布主要受入射电子的能量、靶物质（原子序数）、靶厚度影响。

（一）薄靶周围 X 射线强度的空间分布

图 2-9 表示一薄靶在不同管电压下产生的 X 射线强度在靶周围的分布。工作电压在 100kV 左右时，X 射线在各方向上强度分布基本相等。当管电压升高时，X 射线最大强度方向逐渐趋向电子束的入射方向，其他方向的强度分布所占比例逐渐减小，X 射线的强度分布趋于集中。这种高能 X 射线强度的空间分布与电子加速器的实验结果基本一致。

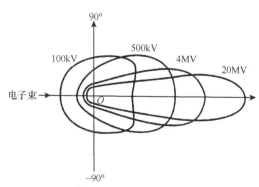

图 2-9　薄靶周围 X 射线强度的角度分布

根据薄靶产生 X 射线的强度空间分布特点，在管电压较低时，利用反射式靶在技术上很有好处，但当管电压过高时，则需要采用透射式靶，电子从靶的一面射入，X 射线从另一面射出。医用电子直线加速器产生的高能 X 射线，使用的就是穿透式的薄靶。

（二）厚靶周围X射线强度的空间分布

目前，用于医疗诊断方面的 X 射线管，其阳极靶较厚，称为厚靶 X 射线管。当高能电子轰击阳极靶面时，入射的高速电子不仅与靶面原子相互作用辐射 X 射线，而且还能穿透到靶物质内部的一定深度（电子每穿过 50μm 的深度，则损失 10keV 能量）。因此，除了靶表面辐射 X 射线外，在靶的深层也能向外辐射 X 射线，如图 2-10 中的 O 点。从图可知，由靶内 O 点辐射出去的 X 射线，愈靠近 OC 方向，穿透靶的厚度愈厚，靶本身对它的吸收也愈多；而靠近 OA 方向的 X 射线，穿透靶的厚度较薄，靶对它的吸收也较少。因此，愈靠近阳极一侧 X 射线辐射强度下降得愈多。而且靶角 θ 愈小，下降的程度愈大。这种愈靠近阳极，X 射线强度下降得愈多的现象，就是所谓的"足跟"效应，也称阳极效应。由于诊断用 X 射线管的倾角口较小，X 射线能量不高，足跟效应非常明显，因此常将 X 射线管射出的 X 射线滤过，使 X 射线趋于均匀。而且摄影时，还应考虑，如果被照体厚且密度大时，应将被照体置于 X 射线管的近阴极侧。

实验表明，从 X 射线管窗口射出的有用 X 射线束，其强度分布是不均匀的，普遍存在阳极效应现象。在图 2-11 中，若规定与 X 射线管长轴垂直方向中心线（0°）的强度为 100%，从其他不同角度方向上的强度分布情况看，阳极效应十分明显。

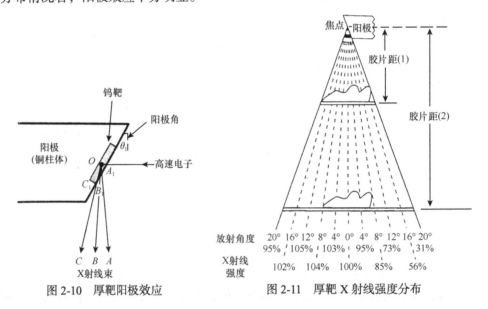

图 2-10 厚靶阳极效应　　　　图 2-11 厚靶 X 射线强度分布

在具体的影像操作中，应注意阳极效应的影响，尤其是检查部位的密度和厚度差别很大时，阳极效应表现得最为明显。通常来说，把密度高、厚度大的被检部位置于阴极一侧，会使胶片的感光量比较均匀，得到的图像质量会更高。另外，应尽量使用中心线附近强度较均匀的 X 射线束摄影。例如，在一次摄影中使用的焦片距(1)比较小，投照部位横跨中心线左右各 20°，其两端的强度差为 95%–31%=64%。如此大的差别，将使这张照片的阳极效应十分明显。若焦片距为(2)，则摄影部位横跨中心线左右在 8°～12°，其两端的强度之差约为 104%–80%=24%。显然，焦距（2）的阳极效应影响比焦距（1）的情况要小很多。因此，根据 X 射线强度的空间分布曲线，在实际工作中应掌握以下几点。

（1）把阳极效应与人体不同体厚结合起来，使入射到人体不同体厚的"等效" X 射线强度相等，以便得到最佳均匀投射密度。

（2）焦点-接收器距离较大时，阳极效应不太明显。因为 X 射线强度的衰减与距离的平方成反比，当焦片距较大时，各方向上的 X 射线强度都普遍减弱。

（3）在焦点-接收器距离相同时，小照射野受阳极效应影响比大照射野要小。焦点-接收器距离相同时，照射野越小，阳极效应越弱，到达接收器上的 X 射线强度越均匀。

（4）应尽可能利用中心线附近强度较大且均匀的 X 射线束进行 X 射线照射。

六 X射线的本质和基本特性

（一）X射线的本质

X射线可以两种表现形式来认识，即一是微粒辐射，二是电磁辐射。如果一个原子受到内在或外来的激发而分裂，射出电子、中子和质子，这些射出的粒子就成为不同的放射线，这种辐射称为微粒辐射。另一种为电磁辐射，又称电磁波，它在电磁场中进行传播，有波长和频率，在真空中传播速度与光速相同（$c=3\times10^8$m·s^{-1}），此种辐射无静止质量。X射线属于电磁辐射的一种，它和其他光线一样，具有二象性——微粒性和波动性，这就是X射线的本质。X射线的频率很高，为$3\times10^{16}\sim3\times10^{20}$Hz，波长很短，介于紫外线和γ射线之间，为$10^{-3}\sim10$nm。

1. X射线的波动性　1912年，德国物理学家劳厄首先用实验证明X射线的干涉和衍射现象，说明X射线具有波的特有现象——波的干涉和衍射等。X射线的波动性主要体现在具有衍射、偏振、反射、折射等现象，以一定波长和频率在空间传播。它是一种横波，其传播速度在真空中与光速相同，可以用波长λ，频率ν来表示。

2. X射线的粒子性　光电效应可以充分说明X射线具有微粒性。所谓粒子性，即把X射线束看作是由单个粒子即X光子组成的，单个光子的能量是

$$E = h\nu \tag{2-9}$$

式中，h为普朗克常量；ν是光的频率。

按照相对论原理，能量与质量相联系，物质具有某数量的能量，就有相应的一定数量的质量，二者的关系是$E=mc^2$，这就是经常说的质能关系，能量E的单位是焦（J），质量m的单位用kg表示。c是光速，单位为（m·s^{-1}）。由此光子具有质量，其数值等于

$$m = \frac{E}{c^2} = \frac{h\nu}{c^2} \tag{2-10}$$

那么光子也有动量，其数值是

$$p = mc = \frac{h\nu}{c} = \frac{h}{\lambda} = h\tilde{\nu} \tag{2-11}$$

其中$\tilde{\nu} = \frac{1}{\lambda}$，称为波数，即单位距离中波的数目。

3. X射线的波粒二象性　以上三个公式同时反映了X射线的波动性和粒子性。左侧表示光的粒子性，即光子的能量E、质量m、动量p，而右侧反映X射线的波动性，即频率ν、波长λ和波数$\tilde{\nu}$。

波动性和微粒性都属于X射线的客观属性，在不同场合下X射线表现的特性会有所侧重。X射线的波动性突出表现在其传播时，如反射、干涉、衍射、偏振等现象；而X射线的微粒性主要表现在其与物质相互作用时，如光电效应、电离作用、荧光作用。

（二）X射线的基本特性

由于X射线的能量大、波长短，所以具有物理特性、化学特性、生物特性。

1. 物理特性　X射线在均匀的各向同性的介质中，是直线传播的不可见电磁波，它不带电，不受外界磁场或电场影响。

（1）穿透作用：由于X射线波长短，具有较高的能量，物质对其吸收较弱，因此它有较强的贯穿本领，其穿透能力的强弱取决于X射线能量、物质密度和原子序数等因素。

X射线进入人体后，一部分被吸收和散射，另一部分透过人体沿原方向传播。透过X射线光子的空间分布与人体结构相对应，这便形成了X射线影像。当光子全部透过时，在胶片上呈现均匀黑色。当光子全部被人体衰减时，在胶片上呈现一片白色。因此，X射线影像是人体不同组织的密度和厚度对射线引起不同衰减的结果。人体各组织对X射线的衰减按骨骼、肌肉、脂肪、空气的顺序由大到小排。不同组织对X射线的衰减差别就形成了X射线影像的对比度。

（2）荧光作用：磷、钨酸钙、铂氰化钡、银激活的硫化锌镉等荧光物质受X射线照射时，物质原

子被激发或电离，当被激发的原子恢复到基态时，便放出荧光。根据 X 射线的荧光作用，制成了荧光屏和增感屏。①荧光屏：在一块平板上涂上荧光物质，就形成了荧光屏。当 X 射线照射时，在荧光屏上形成荧光。②增感屏：在摄影时，把特制的涂有荧光物质的屏板置于暗盒前后壁，胶片在中间，X 射线照射时，增感屏首先产生荧光，胶片对荧光的感光率可达到 90%，没有增感屏时，胶片所受 X 射线直接感光不到 10%。增感屏可使被检者受到的照射量大大减少。

（3）电离作用：X 射线的能量很高，当有足够能量的 X 射线光子撞击原子中的轨道电子，使核外电子脱离原子轨道时，这种作用叫作电离作用。引起物质电离的主要是次级电子，X 射线的电离作用是放射治疗的物理基础。许多 X 射线测量仪器也是根据 X 射线的电离作用原理制成的，如电离室、盖革-米勒计数管等。

（4）热作用：X 射线一部分能量被物质吸收，绝大部分能量转变为热能，使物质温度升高。测定 X 射线吸收剂量的量热法是根据此原理制造的。

另外 X 射线物理特性中的波动性，如干涉、衍射、偏振等，可在波长测定、物质结构分析等技术中得到应用。

2. 化学特性

（1）感光作用：X 射线可使胶片乳剂感光。当 X 射线照射到胶片上时，由于电离作用，溴化银药膜起化学变化，出现银粒沉淀，这就是 X 射线的感光作用。银粒沉淀的量由胶片受 X 射线的照射量而定，再经化学显影，变成黑色的金属银，组成 X 射线影像，未感光的溴化银则被定影液溶去。X 射线摄影就是利用这种 X 射线化学感光作用，使人体结构影像显现在胶片上，被广泛用于人体 X 射线摄影和工业无损探伤检查中。

（2）着色作用：铅玻璃、水晶等经 X 射线长期大剂量照射后，其结晶体脱水渐渐改变颜色，称为着色作用或脱水作用。

3. 生物特性　X 射线对生物组织、细胞特别是增殖性细胞，具有损伤作用，称为 X 射线的生物效应。以一定量 X 射线照射后，细胞会受到抑制、损伤甚至坏死。

X 射线对人体不同组织的损伤程度是不同的。生长力强、分裂活动快的组织细胞，对 X 射线特别敏感，也越容易受到损伤；X 射线停照后，恢复也慢，如神经系统、淋巴系统、生殖系统和肿瘤细胞等。而软组织如皮肤、肌肉、肺和胃等对 X 射线敏感性较差，破坏性也相对小一些。生物细胞特别是增殖性强的细胞，经一定量 X 射线照射后，可产生抑制、损伤甚至坏死，X 射线治疗正是利用了这种特性。X 射线对正常人体组织也可能产生损伤作用，故应注意对非受检部位和非治疗部位的屏蔽防护。同时医护工作者也应注意自身的防护。X 射线的生物效应归根结底是 X 射线的电离作用造成的。

七　X 射线的强度与 X 射线的质与量

国家标准中，通常采用辐射能、粒子注量、粒子流密度等概念来描述电离辐射的量和质。习惯上常用 X 射线的强度来表示 X 射线的量和质。所谓 X 射线强度是指在垂直于 X 射线传播方向单位面积上，单位时间内通过的光子数量与能量乘积的总和。可见 X 射线强度（I）是由光子数目（N）和光子能量（$h\nu$）两个因素决定的。

X 射线的光谱范围在 $10^{-12}\sim10^{-7}$cm，用于医学诊断的 X 射线光谱为 $10^{-9}\sim10^{-7}$cm，它是 X 射线管在管电压为 25～150kV 条件下产生的。

（一）X 射线的量

X 射线的量就是 X 射线光子的数目，是单位时间内通过与射线方向垂直的单位面积的辐射能量。设在单位时间内通过单位横截面积上的 X 光子数目为 N，若每个光子的能量为 $h\nu$，则单色 X 射线强度为

$$I = Nh\nu \tag{2-12}$$

即单色 X 射线强度 I 与光子数目 N 成正比。

对于波长不同的，但能量完全确定的（$N_1 h\nu_1$，$N_2 h\nu_2$，…）有限种 X 光子组成的复色 X 射线，其强度为

$$I_总 = \sum N_i h\nu_i \tag{2-13}$$

式中，$h\nu_1$，$h\nu_2$，$h\nu_3$，…为每秒通过单位横截面积上 X 射线光子的能量；N_1，N_2，…，N_n 为各单色 X 射线的数目。

对于波长由 λ_{min} 到 λ_∞ 的连续 X 射线光谱，对应的 X 射线光子能量由 λ_{max} 到零，其强度为

$$I = \int_0^{E_{max}} E \cdot N(E) \cdot dE = \int_{\lambda_{min}}^{\infty} N(E) \cdot \frac{h^2 c^2}{\lambda^3} \cdot d\lambda \tag{2-14}$$

其中每秒通过单位垂直面积的、能量为 E 的 X 射线光子数 $N(E)$ 是 X 射线光子能量 E 的函数。

通常以 X 射线管的管电流（mA）与照射时间（s）的乘积，即毫安·秒（mA·s）表示 X 射线的量。

X 射线管的管电流代表了单位时间射向阳极面的电子流，管电流越大，电子数目越多，单位时间撞击阳极靶的电子数量也越大，由此激发出的 X 射线光子数也成正比增加；照射时间长，X 射线量也成正比增加。因此，管电流与时间的乘积能反映 X 射线的量。

（二）X 射线的质

X 射线的质又称线质，它表示 X 射线的硬度，即穿透物质的本领大小。X 射线的质完全由光子能量决定，而与光子个数无关。

在实际应用中是从管电压和滤过情况来反映 X 射线的质的。这是因为管电压高、激发的 X 射线光子能量大，即线质硬；滤过板厚，连续谱中低能成分被吸收的多，透过滤过板的高能成分增加，X 射线束的线质变硬。在滤过情况一定时，常用千伏值来粗略描述 X 射线的质。

X 射线为连续能谱，精确描述其线质比较复杂，工作中有时还用半价层、有效能量和等值电压等物理量来表示 X 射线质。

所谓半价层是指使入射 X 射线减少到 1/2 的某种均匀物质的厚度。对同样质的 X 射线来说，不同的物质的半价层是不一样的。但对同一物质来说，半价层值大的 X 射线质硬，半价层值小的 X 射线质软。

（三）影响 X 射线量和质的因素

1. 影响 X 射线量的因素

（1）管电流对 X 射线量的影响：管电压一定时，X 射线管的管电流大小反映了阴极灯丝发射电子的情况，管电流越大表明阴极发射的电子越多，因而电子撞击阳极靶产生的 X 射线的量也越大，发射出的 X 射线的强度也就越大。因此，在管电压和靶物质的原子序数（材质）相同时，X 射线的量与管电流成正比。

图 2-12 是在管电压和其他条件不变的情况下，管电流对 X 射线量的影响。图中看到 100mA 和 250mA 的两条曲线，其 X 射线最短波长和最长波长都完全一样，只是曲线下所包围的面积不同。显然，管电流大的 X 射线量大，反之就小。

（2）管电压对 X 射线量的影响：由图 2-5 可知，当管电流不变时，随着管电压从 20kV 升高到 50kV，其辐射的总量增大；图中曲线下所包围的总面积代表 X 射线的总强度。因此，X 射线的强度与管电压的平方成正比。

（3）靶物质的原子序数对 X 射线量的影响：此影响应该在管电压和管电流一定的条件下讨论。图 2-13 表示在其他条件都相同的条件下钨和锡的 X 射线谱，两条曲线下的面积分别表示钨和锡的总强度。从图中可见，曲线的两个端点都重合。其高能端重合，说明了 X 射线谱的最大光子能量与管电压有关，而与靶物质无关；低能端重合是因为 X 射线管固有过滤的限制，低能成分被管壁吸收。射线的最大强度都呈现在相同的光子能量处。

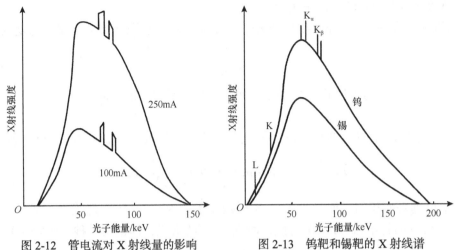

图 2-12　管电流对 X 射线量的影响　　图 2-13　钨靶和锡靶的 X 射线谱

实际上若把锡在任何能量时的强度乘以 74/50，则将正好落在钨的曲线上。这是因为 X 射线的强度与靶物质的原子序数成正比，而 74 和 50 正是钨和锡的原子序数。说明用钨作阳极靶产生各种频率的 X 光子数目，比锡产生的相应 X 光子数目要多。

特征 X 射线完全由靶物质的原子结构特性所决定。靶物质的原子序数愈高，轨道电子的结合能愈大，特征 X 射线的量也就愈大，当然也就需要更高的激发电压，例如，原子序数为 50 的锡其 K 系特征 X 射线的能量在 25～29keV；原子序数为 74 的钨，其 K 系特征 X 射线的能量在 58～70keV；而铅的原子序数则更高为 82，其特征 X 射线的能量在 72～88keV。因此，在管电压、管电流、摄影时间相同的情况下，阳极靶的原子序数愈高，X 射线的量愈大。

综上所述，X 射线的量与管电压平方、管电流及摄影时间、靶物质的原子序数成正比，即

$$I \propto U^2 IZt \tag{2-15}$$

2. 影响 X 射线的质的因素　一般来讲，X 射线的质取决于管电压的大小。无论何种靶物质，在一定的管电压下，所产生的连续 X 射线谱的最短波长和最长波长是相同的。峰值辐射强度发生在相同能量光子处，光子的最大能量完全由管电压控制。连续 X 射线的质随管电压升高而变硬，但特征 X 射线的质只与靶物质有关。脉动电压产生的 X 射线质比恒定电压下的软。所以管电压波形对 X 射线的质也有影响。三相电源的 6 脉冲和 12 脉冲供电，其管电压更接近恒压，由此产生的 X 射线脉动变化减小，其量与质均优于单相电源供电的情况。一般说来，三相全波整流与单相全波整流相比，在相同管电压和过滤的情况下，X 射线质提高 10%～15%。例如，拍摄头颅侧位片时，单相全波整流 X 射线机时管电压为 72kV，而改用三相全波整流方式的 X 射线机时，只需要 64kV 就可获得相同的摄影效果。

过滤对 X 射线的量与质及能谱构成均有很大影响。增加过滤板厚度，可大量衰减连续谱中低能成分，使能谱变窄，线质提高，但总的强度降低了。

在实际的影像工作中应注意影响 X 射线量与质的多种因素，并能根据操作和诊断的实际需要，恰当地选择 X 射线的量与质，这对提高影像质量和降低受检者的受照剂量都会产生一定的作用。

第二节　X 射线与物质的相互作用

原子的核外电子在与外界相互作用时能够获得足够的能量，从而脱离原子核的束缚，造成原子的电离。电离是由具有足够动能的带电粒子如电子、质子、α粒子等与原子的核外电子的碰撞引起的。带电粒子若具有不小于原子核外壳层电子的束缚能量，就能使得物质原子电离。由带电粒子通过碰撞直接引起物质的原子或分子的电离称为直接电离，这些粒子称为直接电离粒子。不带电粒子，如光子、中子等，本身不能引起物质电离，但能借助它们与原子的壳层电子或原子核的作用产生次级粒子，如电子、反冲

粒子等，随后再与物质中的原子作用，引起原子的电离。不带电粒子通过它们与物质相互作用产生的带电粒子引起的原子的电离称为间接电离，这些不带电粒子称为间接电离粒子。

本节将介绍的 X 射线与物质的相互作用，属于不带电粒子辐射与物质的作用。了解 X 射线与物质相互作用的规律，是进行射线探测、防护和应用的重要基础。

 概述

组成 X 射线的粒子统称光子，光子本身不带电。X 射线通过物质时小部分从物质原子的间隙中穿过，大部分被吸收和散射，从而产生各种物理、化学及生物的效应，这些效应的产生都是物质吸收 X 射线的结果。物质对 X 射线的吸收过程不是简单的能量转移，而是一个很复杂的过程。

与带电粒子相比 X 射线与物质的相互作用表现出不同的特点：①X 射线光子不能直接引起物质原子电离或激发，而是首先把能量传递给带电粒子。②X 射线光子与物质的一次相互作用可以损失其能量的全部或很大一部分，而带电粒子则是通过许多次相互作用逐渐损失其能量。③X 射线光子束入射到物体时其强度随穿透物质厚度近似呈指数衰减，而带电粒子有确定的射程，在射程之外观察不到带电粒子。

X 射线与物质相互作用的主要过程有光电效应、康普顿效应和电子对效应。次要过程有相干散射、光核作用等。

 X 射线光子与物质相互作用系数

1. X 射线与物质相互作用的概率 入射光子与物质中粒子（也称靶粒子、靶核）的相互作用，可以认为是一个入射光子与靶粒子发生相互作用，这个入射光子或者消失，或者偏离原来的运动方向，从而造成射线束强度的减弱。用 N 表示入射光子数，N_B 表示厚度为 Δx 的物质内与这些光子相互作用的靶粒子数，N_B/N 同样可以表示射线通过物质层面 Δx 后强度相对减弱的程度，即

$$\eta = \frac{N_B}{N} \tag{2-16}$$

η 常被称作作用概率，它表示射线通过物质层面 Δx 时，一束入射光子与物质中 N_B 个靶核相互作用的概率。显然，作用概率与射线通过物质上的靶粒子数 N_B 成正比。

作用概率也可以用入射束通过作用物质前后的强度变化来表示。物质的厚度为 Δx，入射的强度为 I_0，出射时的强度为 I。入射光子通过物质时，将与物质粒子相互作用，使出射束的强度减弱，可见 $I < I_0$。若令 $I-I_0=\Delta I$，则 $\Delta I/I_0$ 同样表示射线强度相对减弱的程度，即

$$\eta = \frac{I - I_0}{I_0} = \frac{\Delta I}{I_0} \tag{2-17}$$

2. 线衰减系数与质量衰减系数 X 射线光子可与靶物质产生不同形式的相互作用。一旦发生这些相互作用，X 射线光子或者损失其全部能量而消失，或者损失部分能量而偏离入射方向，或者不损失能量仅偏离方向。当 X 射线通过物体时，射线本身不是被吸收就是被散射，这种现象称为 X 射线衰减或减弱。若散射光子不能照射到探测器，则探测器测量到的就是未与物质发生相互作用的光子，这也是测量光子数减弱特性的方法。

设 X 射线束穿过厚度为 dx 的物质，因入射光子与物质粒子的相互作用，探测到的光子数目减少，减少的数目 dN（与物质粒子发生相互作用的光子数）正比于入射的光子数 N 和吸收体的厚度 dx，即

$$-dN \propto Ndx \quad \text{或} \quad dN = -\mu Ndx$$

$$\mu = -\frac{dN}{Ndx} \tag{2-18}$$

式中，μ 是比例常数，称为线性衰减系数。负号表示随吸收体厚度的增加光子数减少。因为每秒钟通过

单位面积的光子数决定 X 射线的强度，故上式还可以用强度表示为

$$dI = -\mu I dx \quad \text{或} \quad \mu = -\frac{dI}{I dx}$$ （2-19）

可见线衰减系数 μ 还可以理解为当 X 射线穿过单位厚度的物质层时，其强度衰减的分数值。对上式积分得

$$I = I_0 e^{-\mu x}$$ （2-20）

式中，I_0 为入射线的强度，I 为穿过厚度为 x 的物质层后的射线强度。线衰减系数 μ 的 SI 单位是 m^{-1}，在实际应用中还常用分数单位 cm^{-1}。

线衰减系数是光子束能量和靶物质材料的函数，与入射光子数无关。对连续谱的窄束 X 射线光子束测量时会观察到衰减系数随靶物质厚度而变化的现象，也就是常说的"射线变硬"的现象。

任何物质都有热胀冷缩，并且有气相、液相、固相三相变化，也就是说物质密度会随温度和气压的变化而变化，线衰减系数也将随温度和气压的变化而变化。为避开这种与物质密度的相关性而便于应用，通常还采用质量衰减系数 $\mu_m = \mu / \rho$。

质量衰减系数等于线衰减系数除以物质密度，表示 X 射线光子与每单位质量厚度物质发生相互作用的概率，单位是 $m^2 \cdot kg^{-1}$ 或 $cm^2 \cdot g^{-1}$。

质量衰减系数与物质密度无关，不管物质的热力学状态如何，它的质量衰减系数都是相同的，许多情况使用质量衰减系数比线衰减系数更为方便。

3. 线性能量转移系数和质能转移系数　线性能量转移系数定义为 X 射线光子在物质中穿行单位距离时，其总能量由于各种相互作用而转移为带电粒子动能的份额，用符号 μ_{tr} 表示，单位为 m^{-1} 或 cm^{-1}。设光子能量为 $h\nu$，其中转移为带电粒子动能的部分为 E_{tr}，则 μ_{tr} 与 μ 的关系可表示为

$$\mu_{tr} = \mu \frac{E_{tr}}{h\nu}$$ （2-21）

对于 X 射线光子与物质相互作用的每一种形式，如果相互作用时有能量转移就可以定义相应的线性能量衰减转移系数，总转移系数等于各转移系数之和

$$\mu_{tr} = \sum \mu_{trj}$$ （2-22）

质能转移系数定义为 dE_{tr}/EN 除以 $\rho d\iota$ 而得的商，即

$$\frac{\mu_{tr}}{\rho} = \frac{\iota}{\rho EN} \times \frac{dE_{tr}}{d\iota}$$ （2-23）

式中，ρ 为物质密度；dE_{tr}/EN 是该能量的入射 X 射线光子穿过"质量厚度"为 $\rho d\iota$ 的物质层时，因相互作用而转移为带电粒子动能的份额。E 是入射 X 射线光子的能量，N 是入射 X 射线光子数。

质能吸收系数定义为 X 射线光子在物质中穿过单位质量厚度时，其能量真正被受照物质吸收的那部分所占的份额。X 射线光子转移给次级电子的动能，有一部分通过韧致辐射和湮灭辐射而损失掉，真正被物质吸收的能量应等于 X 射线光子转移给次级电子的动能减去因辐射而损失的能量，因此质能吸收系数 μ_{en}/ρ 和质能转移系数之间的关系可表示为

$$\frac{\mu_{en}}{\rho} = \frac{\mu_{tr}}{\rho}(1-g)$$ （2-24）

式中，g 为次级电子的动能因辐射而损失的份额。质能转移系数和质能吸收系数均与质量衰减系数具有相同的量纲，它们的单位也是 $m^2 \cdot kg^{-1}$ 或 $cm^2 \cdot kg^{-1}$。

三　X 射线与物质作用的主要过程

（一）光电效应

光电效应又称光电吸收，它是 X 射线光子被原子全部吸收的作用过程。

1. 光电效应的产生　当一个能量为 $h\nu$ 的光子通过物质时，它与原子的某壳层中某个轨道上的一个

电子发生相互作用，把全部能量传递给这个电子，而光子本身则整个被原子吸收，获得能量的电子摆脱原子的束缚以速度v而自由运动，这种电子称为光电子，这种现象称为光电效应，如图2-14所示。

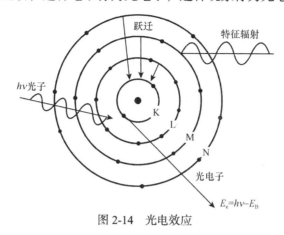

图2-14 光电效应

光电子的动能$E_e = hv - E_B$，这里E_B是电子的结合能。放出光子的原子变为正离子，原子处于激发态，其电子空位很快被外层电子跃入填充，同时放出特征X射线。有时，特征X射线离开原子前，又击出外层的轨道电子，即"俄歇电子"。可见，光电效应的实质是物质吸收X射线使其产生电离的过程，在此过程中将产生的次级粒子有：光电子、正离子（产生光电子的原子）、新的光子（特征辐射光子）、俄歇电子。

2. 光电效应发生的概率 实验和理论都可以准确地证明光电子质量衰减系数的表达式为

$$\Gamma = \frac{C_1}{A} Z^4 \lambda^3 \tag{2-25}$$

式中，A是原子量；C_1是常数。可见，光电效应的发生概率可受以下三方面的影响。

（1）物质原子序数。从式（2-25）可知，光电效应的发生概率与物质的原子序数的4次方成正比，即

$$\text{光电效应概率} \propto Z^4 \tag{2-26}$$

物质的原子序数越高，光电效应的发生概率就越大。对高原子序数物质由于结合能较大，不仅K层，其他壳层电子也容易发生光电效应，但对低原子序数物质几乎都发生在K层。在满足光电效应的能量条件下，内层比外层电子发生光电效应的概率高出4～5倍。

（2）入射光子能量。因为光电子动能$E_e = hv - E_B$，所以光电效应发生的能量条件是：入射光子的能量hv必须等于或者大于轨道电子的结合能E_B，否则就不会发生光电效应。从式（2-25）可知，光电效应的发生概率与入射线波长的3次方成正比，与光子能量的3次方成反比，即

$$\text{光电效应概率} \propto \frac{1}{(hv)^3} \tag{2-27}$$

（3）原子边界限吸收。如果测出某一种物体对不同波长射线的光电质量衰减系数，并依据式（2-25）对hv作标绘，就会得到质量衰减系数随入射光子能量hv的变化曲线。图2-15是水和铅的光电吸收曲线。

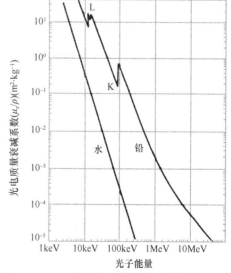

图2-15 水和铅的光电质量衰减系数随入射光子能量的变化

可以看到：光电吸收系数（光电效应发生率）一般随入射光子能量hv的增大而降低，即波长较短，频率较高的射线的贯穿本领强；当入射光子能量hv增加到某一数值恰好等于原子轨道电子结合能时，吸收系数突然

增加，这些吸收突然增加处称为吸收限。当光子能量等于原子 K 结合能时，发生 K 边界限吸收；等于 L 结合能时，发生 L 边界限吸收；等于 M 结合能时，发生 M 边界限吸收。但最重要的是结合能较大的 K 层。

从图 2-15 光电吸收曲线得知，在 88keV 铅的 K 结合能处，出现突变折点，光电质量衰减系数由 0.097m² · kg⁻¹ 突然增加到 0.731m² · kg⁻¹，这种增加完全是 2 个 K 层电子突然参加所致。K 边界限吸收使光电效应概率增大了 7 倍，它比 L 层 8 个电子光电效应的概率还大 6 倍。可见，光电效应主要发生在结合能较大的 K 层中，在 13～15keV 处出现铅的 3 个 L 边界限吸收折点；在 2～4keV 处还有 M 边界限吸收，只因能量太低，图中未画出。水的有效原子系数较低，K 边界限很小，图中也未画出。

物质原子的边界限吸收特性很有实用价值，可在防护材料的选取、复合防护材料的配方及阳性对比剂材料的制备等方面得到应用。

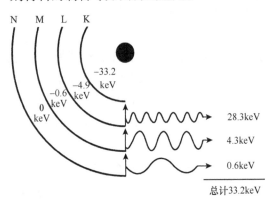

图 2-16 碘的 K 系特征辐射示意图

3. 光电效应的特征放射　这里讲的特征放射与 X 射线产生中的特征放射意思基本一样，唯一的区别是用于击脱轨道电子所用的"子弹"不同。在 X 射线管中，击脱靶原子轨道电子的是从阴极飞来的高速电子；而在光电效应中的则是 X 射线光子。它们共同的作用结果都是造成电子空位，产生特征辐射。图 2-16 是元素碘 ($^{131}_{53}I$) 的 K 系特征放射示意图。

当碘的 K 层电子被击脱时，其 K 电子空位可由多种方式填充，其中自由电子跃入填充时放出的特征光子能量最大；其他壳层电子填充时可产生不同的特征放射光子，这些不同的特征光子便构成碘的 K 系特征线谱。

钡剂和碘剂都是 X 射线检查中常用的对比剂，其 K 特征放射都具有较高的能量（钡是 37.4keV，碘是 33.2keV），它们都能穿过人体组织到达胶片，使之产生灰雾。

人体软组织中原子的 K 结合能仅为 0.5keV，发生光电效应时，其特征放射电子能量也不会超过 0.5keV，如此低能的光子，在同一细胞内就被吸收而变为电子运动能。骨骼中钙的 K 的结合能为 4keV，发生光电效应时其特征放射光子在发生点几毫米之内就被吸收。由此可见，在人体组织内发生的光电效应，其全部能量都将被组织吸收。

4. 光电子的角度分布　光电子出射的角度分布与入射光子的能量有关，光电子的角度分布如图 2-17 所示。低能时，在与入射方向成 70°的方向上射出的光电子最多；随着入射光子能量的增大，光电子的速度增大，愈来愈多的光电子沿入射光子的方向朝前射出。

5. 诊断放射学的光电效应　诊断放射学中的光电效应从利弊两个方面进行评价。有利的方面是，能产生优质照片影像。其原因是：①不产生散射线，大大减少了照片的灰雾；②可增加人体不同组织和对比剂对射线的吸收差别，产生高对比度的 X 射线照片，对提高诊断的准确性很有好处。钼靶软组织 X 射线摄影，就是利用低能射线在软组织中，因光电吸收的明显差别而产生高对比度的照片。另外，在放疗中，光电效应可增加肿瘤组织的剂量，提高其疗效。

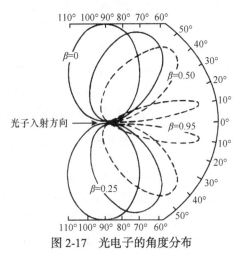

图 2-17 光电子的角度分布

有害的方面是，入射 X 射线通过光电效应可全部被人体吸收，增加了受检者的 X 射线剂量。从防护观点讲，应尽量减少每次 X 射线检查的剂量。为此，可根据光电效应发生率与光子能量 3 次方成反比的关系，采用高千伏摄影技术，从而达到降低剂量的目的。

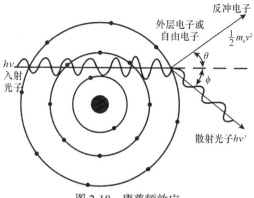

图 2-18 康普顿效应

（二）康普顿效应

康普顿效应又称康普顿散射，它是射线光子能量部分吸收而产生散射线的过程。

1. 康普顿效应的产生 如图 2-18 所示，康普顿效应是入射光子与原子中的一个外层"自由"电子相互作用时发生的。

在相互作用中，光子只将一部分能量传递给外层电子，电子接收一定的能量脱离原子束缚，与光子的初始入射方向成 ϕ 角的方向上射出，此电子称为反冲电子。与此同时，光子本身能量降低（即频率降低）并朝着与入射方向成 ϕ 角的方向射出，此光子称为散射光子。图中 $h\nu$ 和 $h\nu'$ 分别为入射光子和散射光子的能量，ϕ 和 θ 分别为散射角和反冲角。

2. 康普顿效应的发生概率 实验和理论都可以准确地证明康普顿质量衰减系数的表达式为

$$\sigma_{m} = \frac{C_1 N_0}{A} Z\lambda = \frac{C_2}{A} Z\lambda \tag{2-28}$$

$C_2 = C_1 N_0$，是一个常数。

康普顿效应的发生概率可受以下两个方面的影响。

（1）物质原子序数：从式（2-28）可知，康普顿效应的发生概率与物质的原子序数 Z 成正比，即

$$康普顿效应发生概率 \propto Z \tag{2-29}$$

但此式只适合氢与其他元素的比较。因为除了氢元素，大多数材料被认为几乎有相同的 $\frac{N_0}{A} Z$（每克电子数）（表 2-2）。

表 2-2 常见物质的密度 ρ 和每克电子数

物质	密度/（kg·m⁻³）	有效原子序数	N_e/（×10²³电子数·g⁻¹）
氢	8988×10⁻⁵	1	5.97
碳	2250	6	3.01
氧	1.429	8	3.01
铝	2.699×10³	13	2.90
铜	8.960×10³	29	2.75
铅	1.136×10³	82	2.38
空气	1.293	7.78	3.01
水	1.000×10³	7.42	3.34
肌肉	1.040×10³	7.64	3.31
脂肪	9.160×10³	6.46	3.34
骨骼	1.650×10³	13.80	3.19

（2）入射光子能量：从式（2-28）可知，康普顿效应发生概率与入射线波长成正比，与入射光子能量成反比，即

$$康普顿效应发生概率 \propto \frac{1}{h\nu} \tag{2-30}$$

前面提到康普顿效应是光子和自由电子之间的相互作用。实际上，入射光子的能量比电子的结合能必须大很多（否则上式不适用）。这与光电效应形成了一个对比，当入射光子的能量等于或稍大于电子的结合能时，光电效应最可能发生。因此，在 K 电子结合能以上，随着入射光子能量的增加，由

光电效应发生概率 $\propto 1/(h\nu)^3$ 可知，光电效应随能量很快降低，而康普顿效应变得越来越重要。

（3）散射光子的波长：理论推导证明，在康普顿散射中，入射光子与自由电子碰撞，将一部分能量转移给自由电子，自己的能量减少，频率降低，波长变长，增量为

$$\Delta\lambda = \lambda - \lambda_0 = \frac{h}{m_0 c}(1-\cos\phi)\qquad(2-31)$$

可见，其改变量与自由电子的静止质量 m_0 和散射角 ϕ 有关，而与入射光子的波长无关。$h/(m_0 c)=0.00243\text{nm}$ 称为反冲电子的康普顿波长。

（4）散射光子和反冲电子的角分布：康普顿散射可想象为两个球的碰撞，一个比作入射光子，一个比作自由电子。碰撞时，若光子从电子边上擦过，其偏转角很小，反冲电子获得的能量也很少，这时散射光子却保留了绝大部分能量；如果碰撞更直接些，光子的偏转角度增大，损失的能量将增多；正向碰撞时，反冲电子获得的能量最多，这时，被反向折回的散射光子仍保留一部分能量。

如果射线束的能量处于仅发生康普顿效应的能量范围内。对 0.1MeV 低能射线产生的散射光子近似对称于 90° 分布，随着入射光子能量的增大，散射光子的分布趋向前方，如图 2-19 所示。

图中曲线上任何一点与 0 的距离，表示在该方向上散射线的强度，若沿 X 射线的入射轴旋转 1 周，就称为散射线强度的立体空间分布。光子可在 0°～180° 的整个空间范围内散射，而反冲电子飞出的角度则不超过 90°，其角度变化范围 ϕ 为 0°～180°，相应的反冲角 θ 由 90° 变到 0°。

图 2-20 表示对于反冲电子，大于 90° 就不存在了，可见随入射光子能量的增大，反冲电子的角分布同样趋向前方。

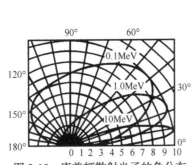

图 2-19 康普顿散射光子的角分布

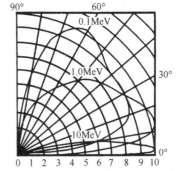

图 2-20 康普顿反冲电子的角分布

需要指出，康普顿效应中产生的散射线，是 X 射线检查中最大的散射线来源，从被照射部位和其他被照物体上产生的散射线，充满检查室整个空间。这一事实应引起 X 射线工作者和防护人员的重视，并采取相应的防护措施。

（三）电子对效应

1. 电子对效应的产生　如图 2-21 所示，一个具有足够能量的光子，在与靶原子核发生相互作用时，光子突然消失，同时，转化为一对正负电子，这个作用过程称为电子对效应。

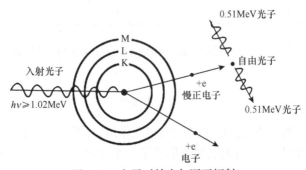

图 2-21 电子对效应与湮灭辐射

一个电子的静止质量能 m_0c^2=0.51MeV，一对电子的静止质量能就应为 1.02MeV。根据能量守恒定律，要产生电子对效应，入射光子的能量就必须等于或大于 1.02MeV，光子能量超过该能量值的部分就变为了正负电子的动能（ε^+、ε^-），即

$$hv = 1.02\text{MeV} + \varepsilon^+ + \varepsilon^-$$

正电子与负电子的静止质量相等，所带电量相等，但性质相反，生成的正负电子在物质中穿行，通过电离和激发不断损失其自身的能量，最后正电子在停止前的一瞬间与物质中的自由电子结合，随即向相反方向射出两个能量各为 0.51MeV 的光子，该作用过程称为湮灭辐射。虽然正负电子在耗尽其动能之前也会发生湮灭辐射，但发生的概率很小。

2. 电子对效应发生的概率　实验证明，电子对效应质量衰减系数 $k_{\text{m}} \propto nZ^2 \ln(hv)$，所以电子对效应的发生概率与物质原子序数的平方成正比，与单位体积内的原子个数成正比，也近似地与光子能量的对数（$\ln hv$）成正比，可见，该作用过程对高能光子和高原子序数物质来说才是重要的。

（四）光子与物质相互作用的其他过程

除以上三种主要相互作用过程外，与防护有关的其他作用过程还有相干散射和光核作用。

1. 相干散射　射线与物质相互作用而发生干涉的散射过程称为相干散射，否则就是非相干散射，康普顿效应即非相干散射。

早先，学者劳厄用一束 X 射线入射在一块晶体上，经晶体发生衍射后的 X 射线，在后面的感光胶片上形成明显的干涉花纹。这证明晶体空间点阵的每个原子成为 X 射线波的散射中心，这些散射 X 射线波是相干的。

相干散射包括瑞利散射、核的弹性散射和德布罗克散射。与康普顿散射相比，核的弹性散射和德布罗克散射的概率非常低，可以忽略不计，当入射光子在低能范围如 0.5～200.0keV 时，瑞利散射的概率不可忽略，因此相干散射主要是指瑞利散射。

瑞利散射是入射光子被原子的内壳电子吸收并激发到外层高能级上，随即又跃迁回原能级，同时放出一个能量与入射光子相同，但传播方向发生改变的散射光子。这种只改变传播方向，而光子能量不变的作用过程称为瑞利相干散射，实际上是 X 射线的折射。

由于束缚电子未脱离原子，故反冲体是整个原子，从而光子的能量损失可忽略不计。相干散射是光子与物质相互作用中唯一不产生电离的过程。

相干散射的发生概率与物质原子序数成正比，并随光子能量的增大而急剧减少。在整个诊断 X 射线能量范围内都有相干散射发生，其发生概率不足全部相互作用的 5%，对辐射屏蔽的影响不大。

2. 光核作用　光核作用是光子与原子核作用而发生的核反应。这是一个光子从原子核内击出数量不等的中子、质子和 v 光子的作用过程。对不同物质，只有当光子能量大于该物质发生核反应的阈能时，光核反应才会发生，其发生率不足主要作用过程的 5%。因此，从入射光子能量被物质所吸收的角度考虑，光核反应并不重要。但是，某些核素在进行光核反应时，不但产生中子，而且反应的产物是放射性核素。光核反应在诊断 X 射线能量范围内不可能发生，在医用电子加速器等高能射线的放疗中发生率也很低。

四　各种作用发生的相对概率

（一）X 射线引发效应的总结

X 射线与物质相互作用中产生的 3 个主要效应，也就是入射光子能量在物质中发生转移和传播方向发生改变的过程。

当一束 X 射线照射物体时，其中一部分能量和方向均不发生变化，而是从原子内部的间隙中直接透过，另一部分则被吸收和散射。现总结如下：

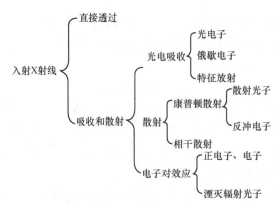

（二）Z 和 $h\nu$ 与三种基本作用的关系

在 0.01～10.00MeV 这个最常见的能量范围内，除少数例外，几乎所有效应都是由三种基本作用过程产生的。图 2-22 对范围很宽的入射光子能量（$h\nu$）和吸收物质原子序数（Z）简单明了地指出了这三种基本作用过程的相对范围。

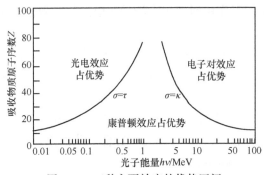

图 2-22 三种主要效应的优势区间

由图 2-22 曲线可见，在光子能量较低时，除低原子序数物质以外的所有元素，都以光电效应为主。在 0.8～4.0MeV 时，无论原子序数多大，几乎全部作用都是康普顿效应。在 $h\nu$ 较大处，电子对效应占优势。图 2-22 曲线表示相邻两种效应发生概率正好相等处的 Z 和 $h\nu$ 值。

X 射线与物质的每次作用，都使原线束中减少一个原发光子，从而使一个电子开始其运动的过程。

（三）在诊断放射学中各种基本作用发生的相对概率

在 20～100keV 诊断 X 射线能量范围内，只有光电效应和康普顿效应是重要的，相干散射所占比例很小，并不重要，电子对效应不可能产生。若忽略占比很小的相干散射，则在 X 射线诊断中就只有光电效应和康普顿效应两种作用形式。表 2-3 给出在 20～100keV 范围 X 射线在水、骨骼和碘化钠三种物质中发生两种主要作用概率的百分数。

表 2-3 诊断放射学中作用概率与 $\bar{Z}$、$h\nu$ 的关系

X 射线能量/keV	水（$\bar{Z}$ =7.4）		骨骼（$\bar{Z}$ =13.8）		碘化钠（$\bar{Z}$ =49.8）	
	光电效应/%	康普顿效应/%	光电效应/%	康普顿效应/%	光电效应/%	康普顿效应/%
20	70	30	89	11	94	6
60	7	93	31	69	95	5
100	1	99	9	91	88	12

表中用水代表低 Z 物质，如肌肉、脂肪、体液和空气等；骨骼含有大量的钙质，它代表人体内中等原子序数的物质；碘和钡是诊断放射学中遇到的高原子序数物质，以碘化钠为代表。表中数据说明，随 $h\nu$ 增大，光电效应概率下降。对低 Z 物质的水呈迅速下降趋势，对高 Z 物质的碘化钠呈缓慢下降趋势，对中等 Z 物质的骨骼则介于两者之间。在 20keV 的低能 X 射线能量范围内，光电效应始终占绝对

优势。掌握不同能量的 X 射线对不同 Z 物质的作用类型和概率，对提高 X 射线影像质量，降低受照剂量和优选屏蔽防护材料都有重要意义。

第三节　X 射线的吸收与衰减

X 射线是高速运动的电子群和阳极靶面物质的原子相互作用后能量转换的结果。γ 射线来源于原子核本身高激发态向低激发态（或基态）的跃迁或粒子的湮灭辐射。X 射线和 γ 射线都是一定能量范围的电磁辐射，又称为光子。光子具有相同的性质，而 X 射线与 γ 射线唯一的不同是起源的模式，它们分别起源于原子核外电子能量状态变化过程和原子核能量状态变化过程。

入射的 X（或 γ）射线在其传播过程中与物质中的粒子发生相互作用，入射光子或是消失，或是偏离原来的运动方向，导致出射的光子强度衰减，这种衰减包括距离的衰减和物质的衰减两个方面。

 一　距离的衰减

假设 X 射线是由点放射源发出的，并且向空间里各个方向发出辐射，那么在以点源为球心，半径不同的各球面上，辐射强度与距离（即半径）的平方成反比，这一规律称射线强度衰减的平方反比法则，即距离增加 1 倍，则射线强度将衰减为原来的 1/4。这一衰减称为距离所致的衰减，也称为扩散衰减。

当辐射源符合点源条件，且不存在空气对射线的衰减作用时，离开点源一定距离处某点的能注量率、粒子注量率、照射量率或比释动能率与该点离点源距离的平方成反比。平方成反比法则在真空中是成立的，在空气中是不成立的，因为空气对 X 射线有少量衰减，但由于空气引起的衰减很少，在一般 X 射线摄影时，空气对 X 射线的衰减可忽略不计。

根据这样的法则，在一般 X 射线摄影中可以通过改变 X 射线球管焦点与胶片的距离来调节 X 射线的强度，同样也可以利用这样的法则进行有效的防护。

 二　物质吸收的衰减

X 射线除距离衰减外，还有物质吸收导致的衰减。当射线通过物质时，射线光子与构成物质的原子会发生相互作用，产生光电效应、康普顿效应、相干散射和电子对效应等。在诊断 X 射线能量范围内，X 射线与物质相互作用的形式主要是光电效应与康普顿效应。在光电效应下，X 射线光子被全部吸收；在康普顿效应下，X 射线光子被散射。当 X 射线穿透物质时，无论是发生光子的吸收还是光子的散射，都会伴随光子数的减少，透射过的 X 射线的强度必然会降低，这种现象称为 X 射线的衰减。X 射线强度在物质中的衰减规律是 X 射线透视、摄影、造影、X-CT 检查及各种特殊检查和放射治疗的基本依据，同时也是进行屏蔽防护设计的理论依据。

不同类型（单一能谱、连续能谱）的 X 射线通过物质时，其衰减规律也是不一样的。

（一）单能 X 射线在物质中的衰减规律

所谓单能 X 射线是由能量相同的光子组成的单能射线，其特点是具有单一的波长或频率。下面将讨论单能射线的吸收规律。

1. 窄束 X 射线及其指数衰减规律

（1）窄束 X 射线的概念：所谓窄束 X 射线是指散射线很少的射线束。在实验中是经过准直器严格准直的细小的射线束。准直器一般由铅或含有少量的锑、铋的铅合金制成，通过准直器将散射线吸收，限制 X 射线束，控制射线的面积，形成近似理想的窄束 X 射线。此条件下散射线的影响可忽略不计（理想情况下，不存在散射线的影响）。

这里面所提到的"窄束"并不仅仅是指几何学上的细小，而主要是指物理意义上的窄束。即使射线束有一定宽度，只要其中没有散射光子，就可近似称为"窄束"。

（2）窄束 X 射线在物质中的衰减规律。如图 2-23 所示，在单能射线源与探测器中间放置两对准直器，使射线源、准直器狭缝、探测器在一条直线上。在前后准直器之间放置吸收体，厚度为 ΔX。

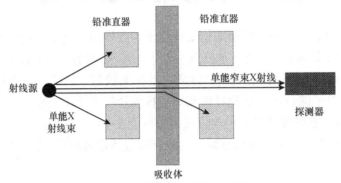

图 2-23　单能窄束 X 射线获得装置

设 I_0 为射线的入射强度，I 为通过物质层后的射线强度。当吸收体不存在时，探测器接收的射线强度为 $I=I_0$，若在射线源和探测器之间放置厚度为 ΔX 的物质，由于吸收和散射，通过吸收体后的射线强度变为 I，强度改变 $I-I_0=-\Delta I$，负号表示强度的衰减。

若用不同的吸收体、不同能量的射线进行测量，由实验得出以指数衰减，即 $I=I_0 e^{-\mu x}$。此公式即 X 射线衰减的指数函数法则，此法则成立的条件有两个：第一，X 射线为单一能量射线；第二，X 射线为窄束 X 射线。

实验表明，单能窄束 X 射线通过均匀物质层时，X 射线的质不变，其强度的衰减符合指数规律（等比衰减），即 $I=I_0 e^{-\mu x}$，式中，I_0 为射线的入射强度；I 为通过物质层后的射线强度；e（≈2.718）是常数；μ 是线性衰减系数；x 是吸收物质层的厚度，单位为 m。还可以表示成

$$I=I_0 e^{-\mu_m x_m}$$

式中，μ_m 表示质量衰减系数；$x_m=\Delta x_\rho$ 为质量厚度，单位为 $kg \cdot m^{-2}$。

图 2-24（a）表示在普通坐标下的衰减曲线，表示射线的相对强度随着吸收体厚度的增加呈指数衰减；图 2-24（b）表示在对数坐标下的衰减曲线，纵坐标为 $\ln\dfrac{I}{I_0}$，由于 $\ln\dfrac{I}{I_0}=-\mu x$，所以 X 射线束的相对强度与厚度为线性关系，呈一条直线，直线的斜率即线性衰减系数 μ。

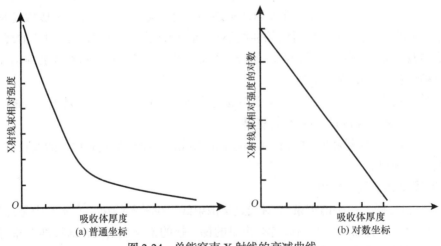

图 2-24　单能窄束 X 射线的衰减曲线

另外，单能窄束 X 射线的衰减规律还可以用不同形式来表示：

$$N = N_0 e^{-\mu x}$$

式中，x 为吸收物质层的厚度；μ 是线性衰减系数；N 为通过物质层后的光子个数；N_0 为入射的光子数。

下面通过图 2-25 来举例说明其衰减规律。

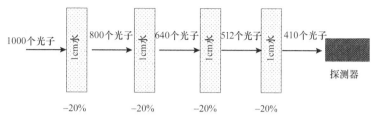

图 2-25 单能窄束 X 射线通过物质后的衰减模型

如图 2-25 所示，选用 4 层水模型作为物质吸收层，每层水模型厚度为 1cm。假设水模型的线性衰减系数 $\mu = 0.2 \mathrm{cm}^{-1}$，1000 个单能光子入射，通过第 1 个 1cm 厚的水层后，光子数减少 20%，变为 800 个；再通过第 2 个 1cm 厚的水层，又衰减了剩余光子的 20%，成为 640 个，依此类推。在这个过程中，单能窄束 X 射线只有光子个数减少，光子的能量并没有变化。从指数衰减规律来看，射线强度在物质层中都以相同的比率衰减。根据这样的规律推断，即便射线通过很厚的物质层，按等比衰减永远也不会为零，仍会有一定强度的射线射出，不可能被完全吸收。

2. 宽束 X 射线及其在物质中的衰减规律

（1）宽束 X 射线的概念：所谓宽束 X 射线，指含有散射线成分的 X 射线束。在实验中是未经过准直器严格准直宽束射线的。去掉两个准直器之后，原先在屏蔽层中发生的散射光子，可能穿过屏蔽层直接到达探测器，在吸收层产生的散射光子也可以被探测器所记录，得到的实际射线强度要高于衰减后的窄束射线的强度。

（2）积累因子：宽束 X 射线与窄束 X 射线的主要区别在于宽束 X 射线考虑了散射线的影响，宽束情况下，散射光子经过一次或多次散射仍可到达探测器而被记录。如果用窄束 X 射线的衰减规律来处理宽束的问题是不恰当的，特别是对屏蔽防护的设计，如果没有考虑散射线的影响，将会对材料的屏蔽效果产生错误的高估。

为了使防护设计符合安全要求，需要引入积累因子加以修正 $I = BI_0 e^{-\mu x}$。积累因子表示在物质中所观察那一点的光子总计数与未经碰撞的原射线光子计数的比值。

$$B = \frac{N}{N_n} = \frac{N_n + N_s}{N_n} = 1 + \frac{N_s}{N_n}$$

式中，B 为积累因子；N 为物质中观察点的光子的总计数；N_n 为物质中观察点未经碰撞的原射线光子计数；N_s 为物质中观察点散射光子的计数。积累因子是描述物质中观察点散射光子影响的物理量，其大小反映了散射光子数对总光子数的贡献。对宽束 X 射线积累因子 $B>1$；在理想的窄束 X 射线条件下，$N_s=0$，$B=1$。不同的辐射量有不同的积累因子，常用的积累因子有：光子数积累因子、能量积累因子、吸收剂量积累因子、照射量积累因子等，应用较多的是照射量积累因子。

（3）宽束 X 射线的衰减规律：宽束的衰减规律比较复杂，与吸收物质厚度的关系在半对数坐标中不是直线，而是出现弯曲。若想准确地计算屏蔽体厚度，应在窄束的指数衰减规律上加入积累因子 B 修正 $I = BI_0 e^{-\mu x}$，积累因子可以通过近似计算求得：$B = 1 + \mu x$。

（二）连续 X 射线在物质中的衰减规律

常用的 X 射线一般有两种，一种是仅具有一种波长或者单能量光子的单能 X 射线；另一种是具有不同波长或者不同能量光子的多能 X 射线，这种多能混合射线便是连续 X 射线，它由能量连续分布的各种光子组合而成。对一般情况而言，实际产生的射线中大部分都是连续 X 射线。当连续 X 射线通过一定厚度的物质层时，各能量成分衰减的情况并不一样，并不遵守单能 X 射线的指数衰减规律。

因此，连续 X 射线束的衰减规律要比单能 X 射线束衰减更为复杂。

从理论上来讲，连续窄束 X 射线的衰减规律可用下式表示：

$$I = I_1 + I_2 + I_3 + \cdots + I_n$$

$$I = I_{01}e^{-\mu_1 x} + I_{02}e^{-\mu_2 x} + I_{03}e^{-\mu_3 x} + \cdots + I_{0n}e^{-\mu_n x}$$

式中，I_1，I_2，I_3，$\cdots$，I_n 为各种能量 X 射线束的透过强度；I_{01}，I_{02}，I_{03}，$\cdots$，I_{0n} 为各种能量 X 射线束的入射强度；x 为吸收物质层的厚度；μ_1，μ_2，μ_3，$\cdots$，μ_n 为各种能量 X 射线束的线性衰减系数。

连续 X 射线束是一束由高低不同能量值的光子组成的混合射线，其平均能量一般在最高能量的 1/3～1/2。当连续 X 射线束通过物质层时，该射线束的低能成分容易被吸收，衰减快，高能成分衰减慢，衰减后的射线束强度减小，平均能量提高，因此连续 X 射线束的量和质都发生变化。可将其衰减特点概括为：X 射线强度变小（量变小），硬度提高（质提高）。

图 2-26 举例表示连续 X 射线束在物质中的衰减规律，若连续 X 射线束的最高能量为 100keV，平均能量为 40keV，光子数为 1000 个；水平通过第 1 个 1cm 厚的水层后，光子数减少了 35%，平均能量提高到 47keV；在通过第 2 个 1cm 的水层后，光子数减少了 27%，平均能量提高到 52keV；在通过若干个水层后，X 射线的平均能量逐渐提高，平均能量将接近于它入射时的最高能量。

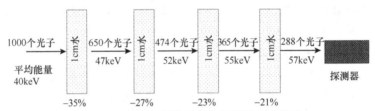

图 2-26　连续 X 射线通过物质层的衰减模型

若将吸收的水模厚度作为横坐标，射出的光子数作为纵坐标，从图 2-27 可看出在半对数坐标中，相同条件下，与单能 X 射线相比，连续 X 射线有更大衰减。

另外，不同厚度的吸收体对连续 X 射线的衰减也不同。图 2-28 表示，从 A 到 D，随着吸收物质厚度增加，连续 X 射线的相对强度不断衰减，其能谱组成也不断变化，低能成分衰减快，高能成分衰减慢，越到后来高能成分越多，X 射线能谱变窄，提高了 X 射线的平均能量。在实际应用中，可以根据连续 X 射线的衰减特点来调节 X 射线的质与量。管电压的峰值决定了 X 射线束的最大光子能量，采用重复滤过的 X 射线束的方法，使其平均能量只能愈加趋近于管电压对应的最大值。因此，X 射线的管电压与滤过条件，是决定 X 射线管所发射 X 射线束线质的重要条件。

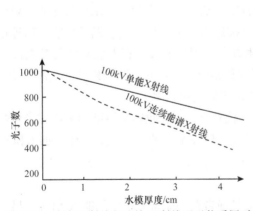

图 2-27　单能 X 射线与连续 X 射线通过物质层时衰减的比较

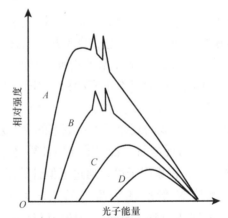

图 2-28　连续 X 射线能谱随吸收物质厚度的变化曲线

衰减系数、影响衰减的因素

（一）衰减系数

衰减系数包括吸收系数和散射系数，它是线衰减系数、质量衰减系数、原子衰减系数和电子衰减系数的简称。

1. 线衰减系数　设单能窄束X射线穿过厚度为dx的物质时，入射的光子与物质粒子发生相互作用，则射出到达探测器的光子数减少，减少的光子数 dN 正比于入射的光子数 N 和吸收体的厚度 dx，即

$$-dN \propto N dx$$

或

$$dN = -\mu N dx$$

$$\mu = -\frac{dN}{N dx}$$

式中，μ 称为线衰减系数；dN 为减少的光子数或与物质粒子发生相互作用的光子数；dx 为吸收物质层的厚度；N 为入射的光子数。负号表示随吸收体厚度的不断增加，光子数不断减少。

另外，X射线的强度由单位时间内通过单位面积的光子数来决定，因此上式还可以用强度表示为

$$dI = -\mu I dx$$

或

$$\mu = \frac{dI}{I dx}$$

表示射线穿透单位厚度物质时，射线强度的相对衰减量或衰减百分比。对上式积分得

$$I = I_0 e^{-\mu x}$$

式中，I_0 为射线的入射强度；I 为通过物质层后的射线强度；e（$\approx$2.718）是常数；x 是吸收物质层的厚度；μ 是线性衰减系数，是X射线透过单位厚度（m）的物质层时，其强度减少的分数值，国际单位（SI）单位是 m^{-1}，在实际应用中也常用分数单位 cm^{-1}。

X射线通过物质的衰减主要由光电效应、康普顿效应、电子对效应这三种主要相互作用造成，因此，总的线衰减系数近似等于三个主要作用过程的线衰减系数之和，即

$$\mu \approx \tau + \sigma + \kappa$$

式中，τ 为光电线衰减系数；σ 为康普顿线衰减系数；κ 为电子对线衰减系数。

在诊断X射线能量范围内，X射线通过物质的衰减主要由光电效应和康普顿效应这两种相互作用造成，线衰减系数值 $\mu \approx \tau + \sigma$。

线性衰减系数 μ 与X射线的波长、吸收物质的原子序数、物质的密度有如下近似关系：$\mu \approx k\rho Z^4 \lambda^3$。

2. 质量衰减系数　为线衰减系数除以物质密度所得到的值，常记为 μ_m，即

$$\mu_m = \mu/\rho$$

由于 μ 近似正比于吸收物质的密度，也随材料的物理状态变化而变化，为避开吸收物质密度的相关性而便于使用，通常采用质量衰减系数 $\mu_m = \mu/\rho$。使用质量衰减系数的优点是它的数值不受吸收物质的密度和物理状态的影响。例如，水、水蒸气、冰，它们的密度和物理形态不同，但它们的质量衰减系数 μ_m 都相同。

质量衰减系数 μ_m 是X射线在透过单位质量厚度（$1kg \cdot m^{-2}$）的物质层后，X射线强度减少的分数值，单位为 $m^2 \cdot kg^{-1}$，有时还使用其分数单位 $cm^2 \cdot g^{-1}$，两者之间换算关系是 $1m^2 \cdot kg^{-1} = 10cm^2 \cdot g^{-1}$。

由于

$$\mu \approx \tau + \sigma + \kappa$$

所以

$$\frac{\mu}{\rho} \approx \frac{\tau}{\rho} + \frac{\sigma}{\rho} + \frac{\kappa}{\rho}$$

式中，τ 为光电线衰减系数；σ 为康普顿线衰减系数；κ 为电子对线衰减系数。

由上式可知，总的质量衰减系数近似等于三个主要作用过程的质量衰减系数之和，即 $\mu_m \approx \tau_m + \sigma_m + \kappa_m$。式中 τ_m、σ_m、κ_m 分别为光电质量衰减系数、康普顿质量衰减系数和电子对效应质量衰减系数。

在诊断 X 射线能量范围内，质量衰减系数值 $\mu_m \approx \tau_m + \sigma_m$。质量衰减系数数值不受吸收物质的密度和物理状态的影响，它与 X 射线的波长、吸收物质的原子序数有如下近似关系：$\mu_m = \dfrac{\mu}{\rho} \approx kZ^4\lambda^3$。

（二）能量转移系数

X 射线与物质的相互作用主要是光电效应、康普顿效应、电子对效应这三种，当入射的 X 射线穿透物质时，X 射线的光子能量有一部分被转化为电子（光电子、反冲电子、正负电子对）的动能，另一部分被一些次级光子（标识 X 射线光子、康普顿散射光子和湮灭辐射光子）所带走。所以，总的衰减系数 μ 可以表示为两部分的衰减之和，即

$$\mu = \mu_{tr} + \mu_s$$

式中，μ_{tr} 为 X 射线光子能量的电子转移部分；μ_s 为 X 射线光子能量的辐射转移部分。

1. 线能量转移系数　对于辐射剂量学而言，确定 X 射线光子能量的电子转移是重要的部分，因为最后，物质中被吸收的就是电子转移的部分能量。

X 射线光子能量的电子转移部分等于

$$\mu_{tr} = \tau_{tr} + \sigma_{tr} + \kappa_{tr}$$

式中，μ_{tr} 为线能量转移系数，表示 X 射线光子在穿过单位厚度的物质层时，由于各种相互作用，能量转移给电子的份额，μ_{tr} 的 SI 单位是 m^{-1}。τ_{tr}、σ_{tr}、κ_{tr} 分别为光电效应、康普顿效应和电子对效应过程中光子能量转移为电子能量的线能量转移系数。

2. 质量能量转移系数　简称质能转移系数，为线能量转移系数除以物质密度所得到的值。由于 μ_{tr} 近似正比于吸收物质的密度 ρ，也随材料的物理状态变化而变化，为避开吸收物质密度的相关性而便于使用，通常采用质能转移系数

$$\frac{\mu_{tr}}{\rho} = \frac{\tau_{tr}}{\rho} + \frac{\sigma_{tr}}{\rho} + \frac{\kappa_{tr}}{\rho}$$

质能转移系数表示 X 射线在物质中穿行质量厚度为 $1kg \cdot m^{-2}$ 时，因相互作用其能量转移给电子的份额，其 SI 单位为 $m^2 \cdot kg^{-1}$。

（三）能量吸收系数

1. 线能量吸收系数　光子与物质相互作用过程中转移给次级电子的能量，有一部分是通过韧致辐射损失掉的，真正被物质吸收的能量等于光子转移给次级电子的能量减去因韧致辐射而损失的能量。若用 g 表示次级电子能量转变为韧致辐射的能量份额，那么

$$\mu_{en} = \mu_{tr}(1-g)$$

式中，μ_{en} 称为线能量吸收系数，SI 单位是 "m^{-1}"，表示 X 射线穿过单位厚度的物质层时，其能量真正被物质吸收的份额。g 的数值随吸收体原子序数的增加而增大。但是次级电子的能量在 MeV 以下时，g 常常忽略不计，即韧致辐射可忽略，因此 $\mu_{en} = \mu_{tr}$，表示转移给次级电子的能量被物质全部吸收。

2. 质量能量吸收系数　简称质能吸收系数，在计算 X 射线吸收剂量及研制各种 X 射线剂量仪时，经常用到质能吸收系数。同质能转移系数一样，质能吸收系数为

$$\frac{\mu_{en}}{\rho} = \frac{\mu_{tr}}{\rho}(1-g)$$

SI 单位为 $m^2 \cdot kg^{-1}$。

（四）影响衰减的因素

通过前面内容的学习，从对 X 射线穿过物体时的衰减规律中可以看出，X 射线的衰减与其波长和透过物质有关。主要影响因素有四个：X 射线本身的性质、吸收物质的密度、物质的原子序数和每千克物质含有的电子数。

1. 射线性质对衰减的影响 一般情况下，入射光子的能量越大，X射线的穿透力就越强。在10~100keV的能量范围内，随着入射光子能量的不断增加，X射线与物质间的作用减小，线性衰减系数随着能量的增大而减小。若穿过相同的吸收体，射线束能量越高，透射率越大。

从表2-4可知，透过光子的百分数随着线能量的增加而增加。其中，低能光子绝大部分被光电吸收而被衰减，只有极少数的低能光子能透过。随X射线能量的增加，光电效应降低，康普顿散射增加。透过光子的百分数仍然随射线能量的增加而增加。但作为总体效应，不管哪一种基本作用占优势，都是射线的能量愈高，透过光子的百分数愈大，衰减越少。

这个规律对原子序数低的物质是正确的，但是原子序数高的吸收物质并不完全遵守这个规律。

2. 物质的原子序数对衰减的影响 从前面章节学习可知，光电衰减系数 $\tau_m = \dfrac{c_1}{A} Z^4 \lambda^3$，与原子序数 Z 的4次方成正比；而康普顿衰减系数 $\sigma_m = \dfrac{c_2}{A} Z \lambda$，与原子序数成正比。因此，物质的原子序数越高，吸收X射线也越多，衰减越大。

表 2-4 穿过10cm厚的水模型时，不同能量的单能X射线透过的百分数	
射线能量/keV	透过的百分数/%
20	0.04
30	2.5
40	7.0
50	10.0
60	13.0
80	16.0
100	18.0
150	22.0

对低原子序数的物质，当射线能量增加时透过量增加；对高原子序数的吸收物质，射线能量增加时，透过量还可能突然下降。这种现象的产生，是原子的K边界限吸收所造成的，当射线能量等于或稍大于吸收物质原子的K电子结合能时，光电作用发生突变，发生突变的这个能量值称为K边缘。

实验显示，用能量稍低于88keV的X射线照射厚度为1mm的铅板，测得透过的光子数占12%；然后将能量调到稍高于88keV，测得透过量突然下降到几乎为零。这是由于88keV是铅的K电子结合能，也就是铅的K边缘，发生了边界吸收。当然原子序数低的吸收物质在K边界上也会有同样的情况，但由于在K边界的能量太低，一般都在1keV以下，远低于诊断X射线的能量，因此认为没有意义。

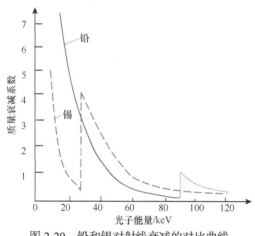

图 2-29 铅和锡对射线衰减的对比曲线

图 2-29 表示吸收物质铅（$Z=82$）和锡（$Z=50$）的两条衰减曲线。在锡的K边界吸收限29keV处，其质量衰减系数发生突变并超过了铅。这种现象一直延续到铅的K边界吸收限88keV处。在光子能量29~88keV，锡与铅相比，锡对X射线具有更强的衰减本领。这个光子能量范围刚好属于诊断X射线的范围，因此在医学诊断X射线范围内，锡比铅具有更好的屏蔽防护性能。

3. 物质的密度对衰减的影响 在一定厚度的物质中，物质的密度决定着电子的数量，X射线的衰减与物质密度成正比关系。人体内除了骨骼之外，其他组织的有效原子序数几乎一样，但由于密度不同，X射线通过各个组织产生的衰减便会不同，从而产生了X射线影像。物质的密度对X射线的衰减存在直接关系，如果一种物质的密度加倍，那么它对X射线的衰减也会加倍。

4. 每克电子数对衰减的影响 X射线的衰减与物质中一定厚度内的电子数有关，电子数多的物质比电子数少的更容易衰减射线。原子序数高的元素比原子序数低的元素每克电子数少，这是因为随着原子序数的提高，核内中子数的增长比核外电子数增长得要快。

四 人体对 X 射线的衰减

（一）人体的构成元素和组织密度

人体的构成是由骨骼、肌肉、脂肪和糖类组成的。与自然界组成基本一致，人体组织几乎含有自然

放射物理与防护

界存在的各种元素。这些元素也是组成人体内蛋白质、脂肪、糖类和核糖核酸等基本的结构单元。

从表 2-5 可见，人体组织成分大部分是由低原子序数的物质组成的，少部分是由中等原子序数（如钙、磷等）的物质组成的。在人体各组织中，吸收 X 射线最多的是由 $Ca_3(PO_4)_2$ 组成的牙齿，吸收 X 射线最少的是充满气体的肺，因为气体对 X 射线的衰减非常小。

表 2-5　人体组织中所含元素质量的百分数　　　（单位：%）

元素	脂肪	肌肉	骨骼	水
H	11.2	10.2	8.4	11.2
C	57.3	12.3	27.6	
N	1.1	3.5	2.7	
O	30.3	72.9	41.0	88.8
Na		0.08		
Mg		0.02	7.0	
P		0.2	7.0	
S	0.06	0.5	0.2	
K		0.3		
Ca		0.07	14.7	

X 射线衰减与物质的原子序数有关，而人体的组织物质复杂，原子序数各不相同，所以为了方便计算，需要引入有效原子序数的概念。所谓有效原子序数 Z 是指在相同照射条件下，当 1kg 复杂物质与 1kg 单质所吸收的辐射能相同时，此单质的原子序数，复杂物质的有效原子序数就称为 $\bar{Z}$，有效原子序数的计算公式为

$$\bar{Z} = (\sum a_i Z_i^{2.94})^{1/2.94}$$

式中，Z_i 为第 i 种元素的原子序数；a_i 为第 i 种元素在单位体积内的电子百分比。上式计算后得

$$\bar{Z} = \sqrt[2.94]{a_1 Z_1^{2.94} + a_2 Z_2^{2.94} + \cdots + a_n Z_n^{2.94}}$$

可得到近似公式

$$\bar{Z} = \left[\frac{a_1 Z_1^4 + a_2 Z_2^4 + \cdots + a_n Z_n^4}{a_1 N_1 + a_2 N_2 + \cdots + a_n N_n} \right]^{\frac{1}{3}}$$

式中，a_i 为第 i 种元素原子在分子中的原子个数；Z_i 为第 i 种元素的原子序数。

（二）人体对 X 射线的衰减

当 X 射线通过人体时发生衰减，其衰减规律一般采用单能宽束 X 射线指数衰减规律 $I = BI_0 e^{-\mu x}$。通过实验表明，当 X 射线与人体组织相互作用以光电效应为主时，线性衰减系数与有效原子序数的 4 次方成正比，与 X 射线的波长的 3 次方成正比，与组织密度成正比，即

$$\mu = K\lambda^3 \bar{Z}^4 \rho$$

由于人体内各组织器官的密度、厚度、有效原子序数各不相同，所以对 X 射线的衰减程度也有所不同，人体组织对 X 射线的衰减按骨骼、肌肉、脂肪、空气的顺序由大变小。这种不同组织之间对 X 射线的衰减差异形成了 X 射线影像的对比度。有时为了增加组织间的对比度，还会使用人工造影检查来增加组织之间的对比度，扩大诊断 X 射线的能量范围。

在诊断 X 射线的能量范围内，X 射线与物质的作用有光电效应（约占 70%）、康普顿效应（约占 25%）、相干散射（只占 5%），因此 X 射线在人体中，主要是光电效应和康普顿效应使其衰减（其他效应可忽略）。

下面以肌肉和骨骼为例，讨论不同能量的 X 射线在两种组织中分别发生这两种效应的比率。

由图 2-30 可见，在肌肉组织中，当管电压为 42kV 时，光电效应与康普顿效应所占比例几乎相同；

在管电压为 90kV 时，康普顿效应已占到 90%。在骨骼中，当管电压为 73kV 时，发生光电效应与康普顿效应的概率相等。由于骨骼的原子序数较高，骨骼中光电效应所占的比例近似等于肌肉中光电效应的 2 倍。

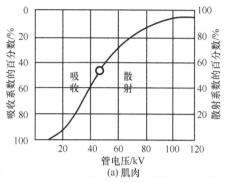 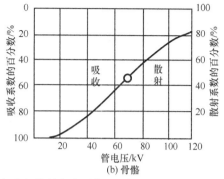

图 2-30　X 射线通过人体的吸收衰减和散射衰减所占的比例

表 2-6 表示在不同管电压的情况下，人体各组织的线性衰减系数发生的相应变化，X 射线在人体不同组织中的衰减也不同。从图 2-30 和表 2-6 中可得知，当管电压为 40kV 时，骨骼的线性衰减系数约是肌肉的 6.1 倍；当管电压为 60kV 时，骨骼的线性衰减系数约是肌肉的 3.9 倍；当管电压为 150kV 时，骨骼的线性衰减系数约是肌肉的 2.1 倍。当采用低 kV 摄影时，物质对 X 射线的吸收以光电效应为主，不同组织之间衰减差异大，影像照片的对比度高。随着管电压不断上升，穿透力增强，物质对 X 射线的光电效应逐渐减弱，康普顿效应逐渐增强，组织之间衰减差异小，影像照片对比度下降。当管电压达到 150kV 时，几乎全部以康普顿吸收为主。

表 2-6　人体各组织的线性衰减系数 μ

管电压/kV	脂肪/m^{-1}	肌肉/m^{-1}	骨骼/m^{-1}
40	33.93	40.12	244.34
50	26.53	29.33	141.79
60	21.96	24.55	96.77
70	20.09	22.13	73.42
80	19.05	20.76	60.47
90	18.32	19.94	54.08
100	18.01	19.42	48.65
110	17.74	19.06	45.30
120	17.55	18.82	42.98
130	17.42	18.64	41.32
140	17.32	18.52	40.10
150	17.24	18.42	39.18

五　X 射线的滤过

医用 X 射线是一束连续能谱混合射线，当通过人体时，绝大部分低能射线都会被皮肤和浅表组织吸收，而这些被皮肤和浅表组织吸收的低能 X 射线对影像起不到任何作用，反而增加了被检者的皮肤照射剂量。为了保护被检者，应尽量减少无用的低能光子对人体皮肤的伤害，所以要在 X 射线管出线口处放置滤过板（用一定均匀厚度的金属材料制成），这样可以预先把连续 X 射线束中的低能成分吸收掉，提高了 X 射线束的平均能量，这个过程称为 X 射线的滤过。X 射线的滤过分固有滤过和附加滤过。

（一）固有滤过

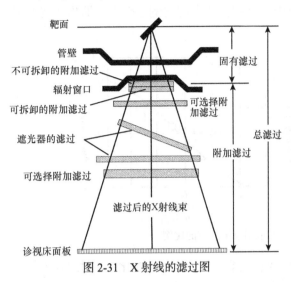

图 2-31 X 射线的滤过图

固有滤过是指 X 射线机设备本身的滤过，即从 X 射线管阳极靶面到不可拆卸的滤过板之间滤过的总和，包括 X 射线管的管壁、绝缘油层、管套上的窗口和不可拆卸的滤过板（图 2-31）。通常固有滤过采用铝当量（mmAl）来表示，指一定厚度的铝板和一定厚度的其他物质对 X 射线具有同等量的衰减效果时，此铝板的厚度（mm）称为滤过物质的铝当量。一般诊断 X 射线管组装体的固有滤过的变化在 0.5～2.0mmAl，其中主要是玻璃管壁的吸收。

X 射线的固有滤过可以滤过 X 射线束中的低能成分，提高 X 射线的平均能量，但也会降低组织的影像对比度。一般情况下，如果组织之间对比效果明显，那么这种降低影像对比度对诊断效果影响不大；但是，如果软组织之间密度相差不大，对比效果不明显，那么降低影像的对比度则会影响影像的诊断。因此在临床上，个别特殊情况需要使用低滤过的 X 射线，将 X 射线管出线口的玻璃壁换上铍，由于铍的原子序数（Z=4）低，所以它比玻璃窗口能透过更多的低能射线。铍窗口就是为产生低滤过的射线而设计的，这种窗口具有最小的固有滤过，最适合软组织 X 射线摄影，尤其是乳腺 X 射线摄影和表层放射治疗。

（二）附加滤过

X 射线离开出线口后，从 X 射线窗口到诊视床面板之间，包括可拆卸的附加滤过板、可选择的附加滤过板、遮光器的反光镜及诊视床床面板等滤过的总和称为附加滤过。固有滤过与附加滤过的总和称为总滤过。

1. 滤过板的材料　滤过板的主要作用是尽可能将无用的低能成分 X 射线吸收掉，让有用的高能成分 X 射线全部通过。在实际应用中，我们可以选择某种物质，使得低能射线通过时发生光电效应被大量吸收，高能射线通过时只发生极少量的康普顿效应与光电效应，以保证绝大多数的高能射线可以通过。

在诊断 X 射线使用中，通常采用铝和铜作为滤过板。铝的原子序数是 13，对低能射线是很好的滤过物质；铜的原子序数为 29，对高能射线是很好的滤过物质。一般对低能量射线采用单一的铝作滤过板；高能射线不能单独用铜作滤过板，通常采用铜与铝组成的复合滤过板。使用时原子序数大的铜要朝向 X 射线管，原子序数小的铝要面向被检者。主要是因为光电作用在铜内能产生 8keV 的标识辐射，这种射线不能被空气吸收，会增加被检者的皮肤照射量；而铝的标识辐射只有 1.5keV，可以被空气全部吸收，不会增加被检者的皮肤照射量，所以铜与铝组成的复合滤过板置放不能倒置。

2. 滤过板的厚度　不同厚度的铝滤过板对不同能量的单能射线衰减的百分数不同，具体见表 2-7。

表 2-7 不同厚度的铝滤过板对不同能量的单能射线衰减的百分数

光子能量/keV	1mmAl	2mmAl	3mmAl	10mmAl
10	100	100	100	100
20	58	82	92	100
30	24	42	56	93
40	12	23	32	73
50	8	16	22	57
60	6	12	18	48
80	5	10	14	39
100	4	8	12	35

从表2-7中可知，当滤过板厚度固定时，射线能量越低，透过滤过板时衰减得越多。当射线能量固定时，随着滤过板厚度的增加，射线衰减增加。当滤过板厚度增加时，低能射线衰减迅速，而高能射线衰减缓慢。

实验证明使用滤过板会对被检者有明显的防护作用，但是如果进行高能量摄影时使用低滤过，那么对被检者的危害是比较大的。因此，要根据检查的类型与使用的管电压随时更换适当厚度的滤过板。同时，在X射线机设计时，增加联锁控制装置，使得机器在无适当滤过的情况下无法曝光，避免产生危害。

前面我们提到，滤过可以提高X射线的平均能量，但也同时降低了影像的对比度；另外，管电压提高也会降低光电效应，增加康普顿效应，使得影像对比度降低，尤其是降低骨骼的对比度。在实际应用中，如果降低骨骼的对比度对影像诊断影响不大（比如颈部和胸部的拍摄），那么可以适当增加管电压、厚滤过板，以减少被检者吸收的射线剂量，起到对被检者防护的作用。除此之外，当被检者使用钡剂检查时，钡剂的引入使得组织之间对比度提高，也可以用高电压的硬质X射线，减少光电吸收，降低被检者的受照剂量。

3. 滤过板厚度对受照剂量的影响　使用实验条件为峰电压为60kVp，100mA的X射线对18cm厚的骨盆模型进行实验照射，逐渐增加滤过板厚度，调节照射时间，使照片的黑化度相同。通过实验数据表2-8发现，当滤过板厚度不断增加时，照射量下降幅度也越来越大，当使用3mm的铝滤过板时，被检者的照射量可减少80%，大大降低了皮肤照射量，降低了被检者受照剂量。

表2-8　滤过板厚度对受照剂量的影响峰电压为（60kVp，100mA）

滤板厚度/mmAl	皮肤照射量/（C·kg^{-1}）	照射量下降百分数/%
0	6×10^{-4}	0
0.5	7.48×10^{-4}	22
1.0	3.28×10^{-4}	47
3.0	1.20×10^{-4}	80

表2-9　滤过板对照射时间的影响

铝滤过板/mm	照射时间/s	照射时间增加/%
无	1.41	—
0.5	1.61	14
1.0	1.64	17
3.0	2.14	52

4. 滤过板对照射时间的影响　滤过板可以大量吸收低能光子，但同时对高能成分也会有不同程度的衰减。为了保证影像质量的诊断要求，补偿对高能射线的衰减，可以采用在X射线摄影中增加照射时间的方法来解决这个问题。实验表明采用高电压、厚滤过摄影虽然照射时间延长了，但受照剂量却大幅度降低了。

表2-9为使用实验条件为峰电压为60kVp，100mA的X射线对18cm厚的骨盆模型进行实验照射，采用不同厚度的铝滤过板，得到同等黑化度的照片所需要的照射时间。通过实验数据发现，为了得到同等黑化效果，使用峰电压为60kVp射线，3mm的铝滤过板照射时间须增加52%。采用高千伏，厚滤过，虽然会增加照射时间，但被检者的受照剂量大幅度减少，可以起到保护作用。

5. 梯形滤过板　有时，被检者摄影部位的厚度相差较大，使用密度厚度均匀的滤过板就会使得照片黑化程度相差较大，影响影像诊断。因此，可以使用梯形滤过板来补偿这种差别，如图2-32所示。在使用过程中，梯形滤过板薄的位置透过的射线多，可以用来通过摄影部位厚的一侧。滤过板厚的位置透过的射线少，可以用来通过摄影部位薄的一侧。在实际应用中，也常常会在增感盒内的胶片上盖上一层金属滤过纸调节照片的深浅。

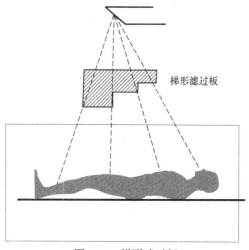

图2-32　梯形滤过板

六 X射线的临床应用

自1895年11月8日伦琴发现X射线至今已经有100多年。在这漫长的过程中，X射线在临床医学应用中有着不可替代的作用。

（一）模拟影像成像技术

自1895年之后的70年里，由于科学技术的发展有限，X射线的应用较为局限，主要采用的是透视（含影像增强透视）和屏-片系统。这两者所使用的探测器为荧光屏和X射线胶片，当X射线通过人体不同组织之后，X射线强度发生变化，在荧光屏上形成不同程度的亮度差，或在X射线照片上形成不同程度的黑白差，这个变化是连续和稳定的，所以这一技术称为模拟影像成像技术。

1. 透视 所谓透视是将被检者位于荧光屏（或影像增强器）和X射线管之间，利用X射线的穿透性，将X射线穿过人体，然后再利用荧光效应在荧光屏上形成影像。可以分为传统荧光屏透视和影像增强透视这两种。

透视可以实时、动态地观察组织器官形态，可以立即得到检查结果，但是不能永久留下记录，同时，与屏-片摄影相比X射线剂量大。

2. 传统屏-片系统 所谓屏-片摄影是X射线检查的一种最重要和最常用的方法。其原理是将被检体置于X射线管与屏-片组合之间，当X射线穿透人体后将携带有人体信息的X射线在胶片上形成潜影，然后胶片经过冲洗得到影像。与透视荧光屏相比，屏-片摄影的空间分辨率更高，图像清晰；而且照片也可以永久记录，长期保存，利于复查对比和会诊。除此之外，病人受到的X射线剂量相对较少，利于X射线防护。

所以，透视正逐步被摄影所替代，但是如果需要强调动态地观察组织器官时还是以透视为主，如胃肠检查。

（二）数字影像成像技术

随着电子计算机水平的不断发展，在20世纪70年代初，世界上第1台CT机研制成功。CT（computed tomography）又称为计算机X射线断层扫描，它是计算机控制、X射线成像、电子技术和数学相结合的产物。CT机的诞生是X射线影像技术发展史的一个里程碑。CT的诞生开启了X射线检查从模拟成像进入数字成像的时代。20世纪80年代之后随着物理学、电子学、计算机和微电子技术的飞速发展，先后出现了计算机X射线摄影（computed radiography，CR）、数字X射线摄影（digital radiography，DR）和数字减影血管造影（digital subtraction angiography，DSA）。

1. 计算机X射线断层扫描 CT自1971年研制成功，发展至今已经有40多年的历程。在这40多年的时间里，CT的发展经历了非螺旋CT时代、螺旋CT时代和多层螺旋CT时代等阶段。

与普通X射线摄影相比，CT也是利用了X射线的穿透作用，但是其成像方式与X射线摄影有很大不同，CT采用的是横断面成像，解决了影像重叠的问题，同时，具有密度分辨率高等优点。

CT的应用也是非常广泛，从头颅扫描发展到全身扫描，从静止器官的成像发展到活动器官的成像。现在CT已经成为临床诊疗不可或缺的重要检查手段。

2. 计算机X射线摄影 CR成像是使用可记录并由激光读出X射线信息的成像板（imaging plate，IP）作为载体，经X射线曝光后，对信息进行读出处理，形成数字影像的一种摄影技术。

CR系统主要由IP、激光扫描阅读器、数字图像工作站组成。

CR的成像过程包括：首先X射线对被照体进行曝光，信息采集载体IP接收透过被照体后的射线，形成潜影；然后利用激光阅读器对IP进行激光扫描，获取IP上记录的被照体的信息，并转换成数字信号输入计算机产生数字影像；最后根据诊断需求对图像进行数字化处理。在完成影像读取后，激光扫描阅读器会对IP上的残留信号进行擦除处理，以便为下一次的使用做好准备。

CR与传统的屏-片摄影相比，有几个优点：①CR最后获取的是数字化图像，可进行多种图像后处理，对曝光不足或过度可以进行后期补救。②易于图像储存、检索和传输。③IP可重复使用几万次，降低成本。

3. 数字X射线摄影　DR成像是在计算机控制下，采用X射线平板探测器直接或间接把X射线影像信息转化成数字信号的技术。数字X射线摄影的核心技术是平板探测器（FPD），可以分为直接转换平板探测器和间接转换平板探测器两种。

DR与CR相比，操作过程更为方便，操作环节减少，提高了工作效率；信息丢失程度也大大减少，提高了图像质量。目前为止DR已经逐步取代了CR。

4. 数字减影血管造影（DSA）　DSA是继CT之后出现的一项医学影像学新技术，是电子计算机与常规X射线心血管造影相结合的一种新的检查方法。由美国威斯康星大学的Mistretta小组和亚利桑那大学的Nadelman小组首先研制成功，并于1980年11月在芝加哥北美放射学会上公布于世。

DSA是建立在图像相减的基础上，将没有注入对比剂的数字图像作为mask像，存在存储器1内。然后将注入对比剂的数字图像存于存储器2内，作为造影像。之后利用计算机对这两幅数字图像相减处理，则去掉了没有对比剂的那部分数字图像，得到只有对比剂的图像，这就是数字减影血管造影。该技术在临床上也不仅仅用于血管造影，还可以用于其他组织器官。

（三）放射治疗技术

放射治疗是治疗恶性肿瘤的三大重要手段之一,放射治疗是利用射线的生物学效应,通过电离辐射,破坏细胞核中的DNA，使细胞失去增殖能力，从而达到杀死肿瘤细胞的目的。

当然，在放射治疗的过程中，射线在照射肿瘤细胞的同时，也会使肿瘤细胞周围的正常组织得到不同程度的照射。因此，现代肿瘤放射治疗的目标是一方面要增加肿瘤靶区放射剂量，提高肿瘤局部控制率；另一方面，要降低肿瘤周围正常组织照射剂量，保存器官的正常功能，提高患者的生存质量。

随着计算机水平的不断提高、医学影像技术以及图像后处理技术的不断发展，放射治疗技术也正在不断发展完善。

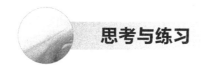

思考与练习

一、单选题

1. 发现X射线的物理学家是（　　　）。
   A. 贝克勒尔　　　　　B. 居里夫人
   C. 戈瑞　　　　　　　D. 拉德
   E. 伦琴

2. 德国物理学家伦琴发现X射线的时间是（　　　）。
   A. 1901年11月8日
   B. 1895年12月8日
   C. 1898年8月11日
   D. 1896年11月8日
   E. 1895年11月8日

3. 关于X射线产生条件的叙述,错误的是（　　　）。
   A. 电子源
   B. 高速电子流
   C. 阻碍电子流的靶面
   D. 高速电子与靶物质相互作用的结果
   E. X射线管的靶面均由钼制成

4. X射线管的靶面材料通常是（　　　）。
   A. 铁　　　　　B. 钼　　　　　C. 金
   D. 铜　　　　　E. 钨

5. 软组织摄影用X射线管阳极的靶面材料是（　　　）。
   A. 钨　　　　　B. 铁　　　　　C. 金
   D. 铝　　　　　E. 钼

6. 与连续X射线的最短波长有关的是（　　　）。
   A. 管电流　　　　　B. 照射时间
   C. 电子电量　　　　D. 光子数量
   E. 管电压

7. 对于给定的靶原子，各线系的最低激发电压最大的是（　　　）。
   A. K层　　　　　B. L层　　　　　C. M层
   D. N层　　　　　E. O层

8. 在诊断能量范围内，X射线与物质作用时，不发生的效应是（　　　）。
   A. 相干散射和光电效应
   B. 光电效应和康普顿效应

C. 相干散射

D. 康普顿效应

E. 电子对效应和光核反应

9. 下列叙述错误的是（　　）。

A. 管电压越高，产生的 X 射线最短波长越短

B. X 射线的最短波长对应于最大光子能量

C. 管电压越高，X 射线的产生效率越大

D. 阳极靶物质的原子序数越大，X 射线的产生效率越大

E. 管电流越高，X 射线产生的效率越大

10. 关于特征 X 射线的叙述，正确的是（　　）。

A. X 射线最短波长仅与管电压有关

B. 管电压升高，特征射线的百分比减少

C. X 射线谱是连续能量谱

D. 电压升高特征放射能量增加

E. 内层轨道电子发射出的 X 射线为特征放射

11. 关于 X 射线强度分布的叙述，正确的是（　　）。

A. 与靶面倾斜角度无关

B. 阴极端 X 射线强度弱

C. 照射野内分布均匀

D. 与靶面状况无关

E. X 射线管短轴方向两侧对称

12. 关于 X 射线物理效应的叙述，错误的是（　　）。

A. 穿透作用　　　B. 电离作用

C. 荧光作用　　　D. 热作用

E. 着色作用

13. 不是光电效应的产物是（　　）。

A. 光电子　　　B. 正离子

C. 特征辐射　　　D. 俄歇电子

E. 韧致辐射

14. 在诊断 X 射线能量范围内，错误的是（　　）。

A. 不发生电子对效应

B. 不发生光核反应

C. 相干散射不产生电离过程

D. 康普顿效应产生的概率与能量成反比

E. 光电效应产生的概率与能量成正比

15. 产生特征 X 射线现象的是（　　）。

A. 光核反应　　　B. 电子对效应

C. 康普顿效应　　　D. 相干散射

E. 光电效应

16. 散射线主要产生于（　　）。

A. 汤姆孙效应　　　B. 光电效应

C. 电子对效应　　　D. 光核效应

E. 康普顿效应

17. 下列叙述正确的是（　　）。

A. 线衰减系数与吸收物质的密度成反比

B. 质量衰减系数与物质密度有关

C. 质量衰减系数与物质上的物理形态有关

D. 水、冰和水蒸气的线衰减系数相同

E. 水、冰和水蒸气的质量衰减系数相同

18. 关于康普顿效应的叙述，正确的是（　　）。

A. 光子自身波长变短，产生散射现象

B. 光子与内层电子作用产生康普顿效应

C. 与光电效应是同一种作用形式

D. 当光子能量增加时康普顿效应递减

E. 产生的散射线使胶片发生灰雾

19. 下列说法错误的是（　　）。

A. 康普顿效应中产生的散射线是辐射防护中必须引起注意的问题

B. 在 X 射线诊断中，从受检者身上产生的散射线其能量与原射线相差很少

C. 散射线比较对称地分布在整个空间

D. 到达侧面的散射线会对工作人员的防护带来困难

E. 摄影时到达前方的散射线增加了照片的灰雾，影响了影像的对比度

20. 光电效应的发生条件是（　　）。

A. 入射光子能量远远小于轨道电子结合能

B. 入射光子能量远远大于轨道电子结合能

C. 入射光子能量稍小于轨道电子结合能

D. 入射光子能量与外层轨道电子结合能相等

E. 入射光子能量与轨道电子结合能必须接近相等

21. 光子与物质相互作用中唯一不产生电离的过程是（　　）。

A. 相干散射

B. 光电作用

C. 康普顿效应

D. 电子对效应和湮灭辐射

E. 光核反应

22. 下列各组织对 X 射线的衰减按由大到小的顺序是（　　）。

A. 空气、脂肪、肌肉、骨骼

B. 骨骼、肌肉、空气、脂肪

C. 骨骼、肌肉、脂肪、空气

D. 空气、肌肉、脂肪、骨骼

E. 骨骼、脂肪、肌肉、空气

23. 连续 X 射线在物质层中的衰减特点是（　　）。

A. 平均能量降低、能谱变宽、线质降低

B. 平均能量提高、能谱变宽、线质提高

C. 平均能量提高、能谱变宽、线质下降

D. 平均能量提高、能谱变窄、线质提高

E. 平均能量降低、能谱变窄、线质提高

24. 质能吸收系数的 SI 单位是（   ）。

A. m^{-1}　　　　B. cm^{-1}　　　　C. $kg \cdot m^{-2}$

D. $m^2 \cdot kg^{-1}$　　E. $m \cdot kg^{-1}$

25. 一单能 X 射线通过 4 个半值层的厚度后，强度变为原来的（   ）。

A. 1/2　　　　B. 1/4　　　　C. 1/8

D. 1/12　　　E. 1/16

26. 下列说法错误的是（   ）。

A. 物质的原子序数越高，吸收的 X 射线越多

B. 人体组织对 X 射线衰减不同，形成影像对比度不同

C. X 射线能量增加，光电效应的百分数下降

D. 入射光子能量越高，X 射线穿透力越强

E. 吸收物质密度越高，衰减越小

27. 将 X 射线球管与探测器距离增加 1 倍，则探测到的射线强度会变为原来的（   ）。

A. 1/4　　　　B. 1/2　　　　C. 不变

D. 2 倍　　　E. 4 倍

28. 在诊断 X 射线能量范围内，为什么锡比铅具有更好的屏蔽防护性（   ）。

A. 锡比铅的密度低

B. 锡比铅的原子序数低

C. 锡比铅的每克电子数多

D. 康普顿效应造成的

E. 原子边界吸收现象造成的

29. 下列不属于 X 射线管的固有滤过装置的是（   ）。

A. 绝缘油

B. X 射线管玻璃管壁

C. 管套上的窗口

D. 管套上不可拆卸的滤过板

E. 遮光器的反射镜

30. 关于滤过板的厚度的说法，错误的是（   ）。

A. 滤过板越厚，射出的射线平均能量越高

B. 高千伏摄影时，必须使用厚的滤过板

C. 滤过板厚度增加时，应适当增加曝光时间

D. 滤过板厚度增加，会减少被检者的受照剂量

E. 滤过板厚度越厚越好

二、填空题

1. 在诊断射线能量范围内所占比例很小的是（   ）。

2. 光子从原子核内击出数量不等的中子、质子和 γ 光子的作用过程是（   ）。

3. 在诊断射线能量范围内发生，X 射线对对比剂的主要作用形式是（   ）。

4. X 射线检查中最大的散射线来源是（   ）。

5. 引入体内的对比剂在整个诊断 X 射线能量范围内，始终占优势的是（   ）。

6. 对 20keV 的低能 X 射线，各种物质的作用形式为主的是（   ）。

三、简答题

1. X 射线的特性有哪些？

2. X 射线是如何产生的？

3. 什么是阳极效应，在实际摄影中，如何应用？

4. 何为连续 X 射线、特征（标识）X 射线？

5. 影响 X 射线产生的相关因素有哪些？

6. X 射线强度的空间分布如何？

7. X 射线产生的条件有哪些？

8. 在诊断 X 射线能量范围内，简述射线与组织相互作用的各种效应发生的概率及对影像质量的影响。

9. 连续 X 射线在物质中的衰减规律是什么？

10. X 射线衰减的影响因素有哪些？

（樊　冰　王晶晶　罗雪莲）

第三章 常用辐射量及其相关测量

第一节 辐射量和单位

学习目标

1. 掌握：照射量、照射量率、比释动能、比释动能率、吸收剂量、吸收剂量率、当量剂量、当量剂量率及有效剂量的定义、单位及其之间的关系。

2. 掌握：辐射的生物效应、胎儿受照效应、皮肤效应、影响放射损伤的因素、照射量的测量、吸收剂量的测量。

3. 了解：电离辐射的来源。

辐射效应的研究和辐射的应用离不开对辐射的剂量的表述，需要有各种辐射量和单位来表征辐射源的特性，描述辐射场的性质，度量辐射与物质相互作用时能量的传递及受照射物体内部的变化程度和规律。

X射线发现后首先应用于医学，所以沿用医学中"剂量"一词来描述，于是电离辐射的剂量也称辐射剂量。几十年来，各种射线在医学上的应用愈加广泛，辐射剂量学有了很大的发展，辐射量和单位的概念也经历了较大演变。

国际上选择和定义辐射量及单位的权威组织是国际辐射单位和测量委员会（International Commission on Radiation Units and Measurements，ICRU）。ICRU主要在临床放射学、放射生物学、辐射防护学等领域提出电离辐射量和单位的定义，并提供有关电离辐射量的测量和应用方面的技术报告。最近20年来，由于科学技术的迅速发展，依托ICRU的不懈努力，形成了一套较为完善的电离辐射量和单位，对辐射剂量的研究已逐步形成一门专门学科——辐射剂量学。辐射防护学使用的量和单位也包括在其中。本章以ICRU技术报告为基础，围绕辐射防护介绍常用的辐射量和单位。

一 描述电离辐射的常用辐射量和单位

电离辐射存在的空间称为辐射场，它是由辐射源产生的，如X射线机产生的X射线场和放射性核素产生的射线场。在射线的应用过程中，我们需要定量地了解、分析射线在辐射场中的分布，这种分布既可以用粒子注量、能量注量等来描述辐射场性质的量来直接表征，也可以用照射量来间接表示。

（一）描述辐射场性质的量

1. 粒子注量 图3-1所示的是一个非平行辐射场的情况。假若从辐射场中某点 P 为中心划出一个小的球形区域，由图可见，粒子可以从各方向进入球体。如球体（通过球心 P）的截面积为 da，从各方向进入该小球体的粒子总数为 dN，则 dN 与 da 的商，即定义为辐射场 P 点处的粒子注量 Φ，有

$$\Phi = \frac{dN}{da} \tag{3-1}$$

可见，粒子注量就是进入具有单位截面积的小球的粒子数。

在单向平行辐射场的特殊情况下，粒子的注量等于通过与辐射进行方向垂直的单位面积的粒子数。粒子注量的国际单位（SI）是米$^{-2}$（m^{-2}）。

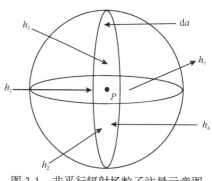

图 3-1 非平行辐射场粒子注量示意图

实际遇到的辐射场，其中每个粒子不可能都具有相同的能量。即使从辐射场出发时其初始能量相同（单能），但进入物质后，由于相互作用，其能量逐渐减少，最后为零。因此辐射场中任何一点，其射线粒子具有从 E_{max} 到 0 的各种可能能量，此时，粒子注量计算公式为

$$\Phi = \int_0^{E_{max}} \Phi_E \mathrm{d}E \qquad (3-2)$$

式中，Φ_E 表示单位能量间隔内的粒子注量，它等于进入小球的能量介于 E 和 $E+\mathrm{d}E$ 之间的粒子数与该球体的截面积的商。

在辐射防护中，常用粒子注量率 ϕ 表示单位时间内进入单位截面积的球体内的粒子数，即

$$\phi = \frac{\mathrm{d}\Phi}{\mathrm{d}t} \qquad (3-3)$$

2. 能量注量 除了用粒子数目，还可以用通过辐射场中某点粒子的能量来表征辐射场的性质，即能量注量。它用于计算间接电离辐射在物质中发生的能量传递以及物质对辐射的吸收。

能量注量 Ψ，是指进入单位截面积小球的所有粒子能量（不包括静止能量）的总和。如果进入截面积为 $\mathrm{d}a$ 的球体内的所有粒子的能量总和为 $\mathrm{d}E_{fl}$，则能量注量为

$$\Psi = \frac{\mathrm{d}E_{fl}}{\mathrm{d}a} \qquad (3-4)$$

能量注量的 SI 单位是"焦·米$^{-2}$"（$J \cdot m^{-2}$）。

对于平行的辐射场，能量注量 Ψ 可定义为通过与粒子运动方向垂直的单位面积的粒子能量的总和。

同样，能量注量率可定义为单位时间内进入单位截面积小球内的所有粒子的能量总和，即

$$\dot{\Psi} = \frac{\mathrm{d}\Psi}{\mathrm{d}t} \qquad (3-5)$$

3. 能量注量和粒子注量的关系 能量注量与粒子注量都是描述辐射场性质的辐射量，前者是通过辐射场中某点的粒子能量，后者是通过辐射场中某点的粒子数，显然如果能知道每个粒子的能量 E，即可将能量注量和粒子注量联系起来

$$\Psi = \Phi \cdot E \qquad (3-6)$$

若辐射场不是单能的，且粒子能量具有频谱分布，则辐射场某点的能量注量为

$$\Psi = \int_0^{E_x} \Phi_E \mathrm{d}E \qquad (3-7)$$

（二）照射量

X 射线或 γ 射线与空气发生相互作用时产生次级电子，这些次级电子会进一步与空气作用导致空气电离，从而产生大量正、负离子。次级电子在电离空气的过程中，将损失全部能量。X 射线或 γ 射线的能量愈高、数量愈大，对空气电离本领愈强，被电离的总电荷量也就愈多。因此，可用次级电子在空气中产生的任何一种符号的离子（电子或正离子）的总电荷量，来反映 X 射线或 γ 射线对空气的电离本领，表征 X 射线或 γ 射线特性。照射量（exposure）就是根据其对空气电离本领的大小来度量 X 射线或 γ 射线的一个物理量。也是描述 X 射线和 γ 射线辐射场沿用最久的一个量。

1. 照射量 X 及其单位

（1）照射量定义：表示射线空间分布的辐射剂量，即在离放射源一定距离的物质受照射线的多少，以 X 射线或 γ 射线在空气中全部停留下来所产生的电荷量来表示，也就是 X 射线或 γ 射线的光子在单位质量空气中产生出来的所有次级电子，当它们完全被空气所阻止时，在空气中所形成的任何一种符号

离子的总电荷量的绝对值，即

$$X = \frac{dQ}{dm} \qquad (3\text{-}8)$$

式中，dQ 为 X 或 γ 光子在质量为 dm 的空气中，产生的全部次级电子均被阻止于空气中时，在空气中所形成的任意一种符号的离子总电荷量的绝对值。根据照射量的定义可知：dQ 并不包括空气 dm 中释放出来的次级电子所产生的韧致辐射被吸收后而产生的电离电量；照射量是一个从射线对空气的电离本领角度说明 X 射线或 γ 射线在空气中的辐射场性质的量，它不能用于其他类型的辐射（如中子或电子束等），也不能用于其他的物质（如组织等）。

由于照射量的基准测量中存在着某些目前无法克服的困难，所以它只适用于射线能量在 10keV 到 3MeV 的射线。

（2）照射量的单位：照射量的 SI 单位为库·千克$^{-1}$（$C\cdot kg^{-1}$），已废除的非法定专用单位为伦琴，用符号 R 表示

$$1R = 2.58 \times 10^{-4} C\cdot kg^{-1}$$

因此

$$1C\cdot kg^{-1} = 3.877 \times 10^{3} R$$

2. 照射量率 $\dot{X}$ 及其单位　单位时间内照射量的增量称为照射量率，用字母 $\dot{X}$ 表示。定义为 dX 除以 dt 所得的商，即

$$\dot{X} = \frac{dX}{dt} \qquad (3\text{-}9)$$

式中，dX 为时间间隔 dt 内照射量的增量。

照射量率 $\dot{X}$ 的 SI 单位为库·千克$^{-1}$·秒$^{-1}$（$C\cdot kg^{-1}\cdot s^{-1}$），其过去沿用至今的专用单位是伦琴或其倍数或其分倍数除以适当的时间而得的商，如伦琴·秒$^{-1}$（$R\cdot s^{-1}$）、伦琴·分$^{-1}$（$R\cdot min^{-1}$）、毫伦琴·时$^{-1}$（$mR\cdot h^{-1}$）等。

案例　$0.3cm^3$ 空气体积，标准状态下其所包含的空气质量是 0.388mg，若被 X 射线照射 3min，在其中产生的次级电子在空气中形成的正离子（或负离子）的总电荷量为 $10 \times 10^{-9}C$。此时，被照空气处的 X 射线照射量和照射量率各是多少？

根据题意已知：$dm = 0.388mg = 3.88 \times 10^{-7}kg$，$dQ = 10 \times 10^{-9}C$，$dt = 3min$，所以照射量 X 及照射量率 $\dot{X}$ 分别为

$$X = \frac{dQ}{dm} = \frac{10 \times 10^{-9}}{3.88 \times 10^{-7}} C\cdot kg^{-1} = 2.58 \times 10^{-2} C\cdot kg^{-1}$$

$$\dot{X} = \frac{dX}{dt} = \frac{2.58 \times 10^{-2}}{3} C\cdot kg^{-1}\cdot min^{-1} = 8.6 \times 10^{-3} C\cdot kg^{-1}\cdot min^{-1}$$

（三）比释动能

照射量是以电离电量的形式间接反映 X 射线或 γ 射线在空气中的辐射强度的量，它不能反映出射线在吸收介质中能量的转移过程，射线的吸收及其引起的效应直接取决于射线在介质中的能量转移，当间接致电离辐射与物质相互作用时，首先是间接致电离的粒子将能量传递给直接致电离的粒子，然后直接致电离的粒子在物质中将引起电离、激发，粒子能量最后被物质所吸收。辐射剂量学中以比释动能描述间接致电离粒子与物质相互作用时传递给直接致电离粒子的能量。

1. 比释动能 K 及单位

（1）比释动能（kerma）。比释动能是指间接致辐射与物质相互作用时，在单位质量物质中由间接致辐射所产生的全部带电粒子的初始动能之总和，即

$$K = \frac{dE_{tr}}{dm} \qquad (3\text{-}10)$$

式中，dE_{tr} 为间接致电离辐射在指定物质的体积元 dm，释放出来的全部带电粒子的初始动能之和，单位为焦（J）。dm 为所考虑的体积元内物质的质量，单位为千克（kg）。

（2）比释动能的单位。比释动能的 SI 单位是焦·千克$^{-1}$（J·kg^{-1}），并给以专名"戈瑞"，简称"戈"，以"Gy"记之。以此纪念为测量吸收剂量而奠定空腔电离理论的科学家 H.Gray。

$$1Gy = 1J \cdot kg^{-1}$$

同样，亦有毫戈（mGy）、微戈（μGy）等，其间关系为

$$1Gy = 10^3 mGy = 10^6 \mu Gy$$

例如，物质中某点的比释动能为 1Gy，即表示由间接致辐射在这一点处单位质量的物质（如处在空气中的小块组织）中，传递给直接致电离粒子（如电子）的初始动能的总和为 1J·kg^{-1}。

2. 比释动能率 $\dot{K}$ 及其单位　间接致电离辐射单位时间在介质中产生的比释动能称为比释动能率，用字母 $\dot{K}$ 表示，即

$$\dot{K} = \frac{dK}{dt} \qquad (3-11)$$

式中，dK 为比释动能在时间间隔 dt 内的增量。

比释动能率的 SI 单位是戈或其倍数或其分倍数除以适当的时间单位而得的商，如戈·秒$^{-1}$（Gy·s^{-1}）、毫戈·时$^{-1}$（mGy·h^{-1}）等。

（四）吸收剂量

比释动能所描述的是间接致电离辐射在介质中转移给次级带电粒子的能量，次级带电粒子的能量一部分用于电离、激发，另一部分转化为轫致辐射。射线所引起的各种效应只与其在介质中用于电离和激发的能量有关，这部分能量是射线真正在介质中所"沉积"的能量。射线在介质中"沉积"的能量越多，即介质吸收的辐射能量愈多，则由辐射引起的效应就愈明显。辐射剂量学以"吸收剂量"（absorbed dose）来衡量物质吸收辐射能量的多少，并以此研究能量吸收与辐射效应的关系。

1. 吸收剂量 D 及其单位

（1）吸收剂量：辐射所授予单位质量介质 dm 中的平均能量 dE_m 定义为吸收剂量，即

$$D = \frac{dE_m}{dm} \qquad (3-12)$$

式中，dE_m 为平均授予能。它表示进入介质 dm 的全部带电粒子和不带电粒子能量的总和，与离开该体积的全部带电粒子和不带电粒子能量总和之差，再减去在该体积内发生任何核反应所增加的静止质量的等效能量。

授予某一体积内物质的平均能量愈多，吸收剂量愈大。不同物质吸收辐射能的本领是不同的。因此，讨论吸收剂量，必须说明是什么物质的吸收剂量。

（2）吸收剂量的单位。吸收剂量 SI 单位是焦·千克$^{-1}$（J·kg^{-1}），其专名与比释动能单位相同，同为"戈瑞"，简称"戈"，以"Gy"记之。

在放射治疗剂量学中，在计算患者剂量和处方剂量时，为了方便起见，通常使用厘戈（cGy）作为吸收剂量单位，1Gy=100cGy。

暂时沿用的专用单位是拉德，其符号为"rad"

$$1rad = 10^{-2} Gy$$

应该强调，以戈为单位的吸收剂量适用于任何电离辐射及受到照射的任何物质。

2. 吸收剂量率 $\dot{D}$ 及其单位　各种电离辐射的生物效应，不仅与吸收剂量的大小有关，还与吸收剂量的速率有关，因此引入吸收剂量率的概念。一般说来，吸收剂量率（$\dot{D}$）表示单位时间内吸收剂量的增量，即

$$\dot{D} = \frac{dD}{dt} \qquad (3-13)$$

式中,dD为在时间间隔dt内吸收剂量的增量;$\dot{D}$为吸收剂量率,其SI单位用焦·千克$^{-1}$·秒$^{-1}$（J·kg^{-1}·s^{-1}）表示,其专名为戈·秒$^{-1}$（Gy·s^{-1}）。

吸收剂量率的单位亦可用戈或其倍数或其分倍数除以适当的时间而得的商表示,如毫戈·时$^{-1}$（mGy·h^{-1}）、戈·时$^{-1}$（Gy·h^{-1}）、戈·分$^{-1}$（Gy·min^{-1}）等。

案例 质量为0.2g的物质,5s内吸收电离辐射的平均能量为100erg（尔格）,求该物质的吸收剂量和吸收剂量率。

解 根据题意已知:dm = 0.2g = 2×10^{-4}kg,dE_m = 100erg = 10^{-5}J,dt = 5s,则该物质的吸收剂量和吸收剂量率为

$$D = \frac{dE_m}{dm} = \frac{10^{-5}}{2 \times 10^{-4}} Gy = 0.05Gy = 50mGy$$

$$\dot{D} = \frac{dD}{dt} = \frac{50}{5} mGy \cdot s^{-1} = 10mGy \cdot s^{-1}$$

（五）吸收剂量、比释动能及照射量之间的关系和区别

以上给出了辐射剂量学中3个比较重要的辐射量:吸收剂量D、比释动能K和照射量X。照射量以间接的方式反映辐射场强度,而吸收剂量和比释动能则从射线能量转移的角度来反映物质在与射线相互作用时,物质所吸收的射线能量。它们之间既相互关联,又有本质区别。

1. 带电粒子平衡 对于辐射剂量学,带电粒子平衡是一个重要概念。为叙述方便,这里以"电子平衡"为例进行讨论。

设有一束X或γ射线在空气中通过,如图3-2所示。将空气体积分为1,2,3,4,…,若干等份,设光子束在每个等份空气中产生的次级电子的射程为3层,每个次级电子的能量相同,次级电子在每一层中产生6个电离粒子。每个电离粒子的能量相同。由图3-2可见,在第1层中电离粒子只有6个,第2层中则有12个,第3层达到18个。假设光子束在介质中没有衰减,从第3层开始,前层进入该层的次级电子等于在该层出射的次级电子数,进入该层的电离粒子（电离电量）等于产生于该层的次级电子在本层以外产生的电离粒子（电离电量）,这种现象称为带电粒子平衡。如果进行照射量测量,选择第1层作为测量体积,那么该体积内产生的次级电子并没有全部消耗在该体积中,而是在第2层、第3层也产生了电离粒子,由此,在该体积内测量的电离电量就不能反映照射量的定义。

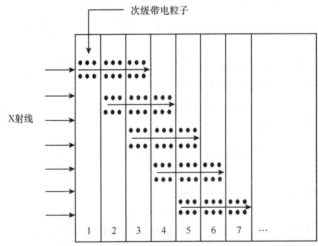

图3-2 X射线所致带电粒子平衡示意图

如果将测量体积选在第3层或以后各层,则从图中可见,进入该层内的次级电子等于从该层中射出的次级电子数量。收集该层中的电离电量则可反映该处照射量。设dE_{en}为介质中某体积元吸收的能量,dE_{tr}为射线转移给该体积元的能量,dE_{out}为次级电子从体积元中带出的能量,dE_{in}为体积元外产生的次级电子带入体积元的能量,则

$$\mathrm{d}E_{en} = \mathrm{d}E_{tr} - \mathrm{d}E_{out} + \mathrm{d}E_{in}$$

当达到"电子平衡"时

$$\mathrm{d}E_{out} = \mathrm{d}E_{in}$$

有

$$\mathrm{d}E_{en} = \mathrm{d}E_{tr}$$

从以上分析可见，达到带电粒子平衡的条件是：在介质中体积元周围的辐射场是均匀的，且体积元周围的介质厚度等于或大于次级带电粒子在该介质中的最大射程。

2. 比释动能和吸收剂量随物质深度的变化　根据带电粒子平衡条件，物质表面的任意点不存在带电粒子平衡。因此，对介质表面（或表层）一点，射线转移给介质的能量要大于介质在该点真正吸收的能量，所以吸收剂量小于比释动能。随着介质深度的增加，起源于浅层的次级电子愈来愈多地进入考察点，使其吸收剂量急剧增加，当深度等于带电粒子的最大射程时，达到了电子平衡，吸收剂量就等于比释动能。此时，吸收剂量达到最大值。如果入射辐射在物质中的衰减可以忽略，比释动能为恒值，那么这种平衡将在更深的深度上保持下去，如图 3-3（a）所示。假如入射辐射在物质中有衰减，在平衡厚度以后，将出现吸收剂量大于比释动能，且均按指数规律呈一定比例减少，如图 3-3（b）所示。

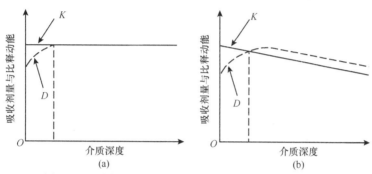

图 3-3　吸收剂量与比释动能随介质深度变化的相对关系

3. 照射量、吸收剂量与比释动能的相互关系

（1）照射量与比释动能的关系：对于单能 X 射线或 γ 射线，空气中某点的照射量 X 与同一点上的能量注量 Ψ 有如下关系：

$$X = \Psi \cdot \frac{\mu_{en}}{\rho} \cdot \frac{e}{\omega} \tag{3-14}$$

式中，μ_{en}/ρ 为空气中的质能吸收系数；e 为离子的电荷，$e=1.6021\times10^{-19}$ C；ω 为带电粒子在空气中每形成 1 个离子对消耗的平均能量，$\omega=33.85$ eV。

对于一种给定的单能间接致电离辐射，辐射场中某点的比释动能 K 与能量注量 Ψ 之间存在下列关系：

$$K = \Psi \cdot \frac{\mu_{tr}}{\rho} \tag{3-15}$$

式中，μ_{tr}/ρ 是物质对指定能量的间接致电离粒子的质能转移系数，它表示间接致电离粒子在物质间穿行时，其能量转变为次级电子的初始动能的份额。

在带电粒子平衡及射线在介质中次级带电粒子产生的韧致辐射损失的能量忽略不计的前提下，$\mu_{tr}/\rho = \mu_{en}/\rho$，由式（3-14）和式（3-15），可求得在空气中

$$K = X \cdot \frac{\omega}{e} \tag{3-16}$$

一般在吸收物质的原子序数和辐射光子的能量较低时，射线在空气中的比释动能及照射量可用式（3-16）表达。

（2）吸收剂量与比释动能的关系：如上所述，在带电粒子平衡的情况下，间接致电离辐射在质量为 $\mathrm{d}m$ 内的物质中交给带电粒子的能量 $\mathrm{d}E_{tr}$ 等于该体积元内物质所吸收的能量 $\mathrm{d}E_{en}$，因此

$$D = \frac{\mathrm{d}E_{en}}{\mathrm{d}m} = \frac{\mathrm{d}E_{tr}}{\mathrm{d}m} = K$$

这表明，在带电粒子平衡的条件下，不考虑带电粒子因韧致辐射的产生而损耗的能量，吸收剂量等于比释动能。不过，带电粒子的一部分能量有可能转变为韧致辐射而离开质量元 $\mathrm{d}m$，此时虽存在带电粒子平衡，但吸收剂量并不等于比释动能，这时两者关系为

$$D = K(1 - g)$$

其中，g 是带电粒子能量转化为韧致辐射的份额。然而，除了高能电子外，一般韧致辐射所占的份额 g 都是很小的，可忽略不计。

4. 照射量、比释动能和吸收剂量间的区别　照射量、比释动能和吸收剂量是概念完全不同的辐射量，三个量在相同条件下存在一定关系，但又有着本质的区别，主要体现在它们在剂量学中的含义和适用范围，表 3-1 列出了三个辐射量之间的区别。

表 3-1　照射量、比释动能和吸收剂量间的区别对照表

辐射量	照射量	比释动能	吸收能量
剂量学含义	表征 X 射线、γ 射线在所关心的体积内用于电离空气的能量	表征非带电粒子在所关心的体积内交给带电粒子的能量	表征任何辐射在所关心的体积内被物质吸收的能量
适用介质	空气	任何介质	任何介质
适用辐射类型	X 射线、γ 射线	非带电粒子辐射	任何辐射

（二）辐射防护中使用的辐射量和单位

随着科学技术的发展，不同种类的射线在医学中的应用更加广泛。我们不仅可以利用 X 射线进行医学影像学的检查，同时，高能 X 射线、γ 射线及电子射线亦成为肿瘤放射治疗的常规手段。放射线的广泛使用，不可避免地带来了被检查者和工作人员的防护问题，定量测量能够表述被照个体及受检群体实际受到的或可能受到的辐射照射，现已成为辐射防护中的一个重要问题。由于不同生物组织，不同种群、不同器官对射线的灵敏性不同，所以使用前面所定义的描述辐射量已不足以表达射线对生物组织的损伤。为此，在辐射防护中使用的辐射量必须同时考虑不同种类的射线在不同组织中所产生的生物效应的影响。

（一）当量剂量

1. 当量剂量 H_T 及单位　尽管吸收剂量可以用来说明生物体在受到照射时吸收的射线能量，但被吸收的辐射剂量与引起某些已知生物效应的危险性往往不能等效。这是因为，当辐射类型与其他条件发生变化时，某一生物辐射效应与吸收剂量之间的关系也将随之发生改变。因此，必须对吸收剂量进行加权，使修正后的吸收剂量比单纯的吸收剂量能更好地反映辐射所致有害效应的概率或严重程度。在辐射防护中，将个人或集体实际接收的或可能接收的吸收剂量根据组织生物效应加权修正，经修正后的吸收剂量在放射防护中称为当量剂量（dose equivalent）。

对于某种辐射 R 在某个组织或器官 T 中的当量剂量 $H_{T \cdot R}$ 可由下列公式给出：

$$H_{T \cdot R} = \omega_R \cdot D_{T \cdot R} \tag{3-17}$$

式中，ω_R 为与辐射 R 能量相关的吸收剂量修正因子，也叫作辐射权重因子；$D_{T \cdot R}$ 为辐射 R 在组织或器官 T 中产生的平均吸收剂量。

需要说明的是：在辐射防护中，我们感兴趣的往往不是受照体某点的吸收量，而是某个器官或组织吸收剂量的平均值。ω_R 正是用来对某器官或组织的平均吸收剂量进行修正的。

由于 ω_R 无量纲，所以当量剂量的 SI 单位与吸收剂量相同，即焦·千克$^{-1}$（J·kg^{-1}），其专名是希沃特（简称"希"，Sv），$1Sv = 1J \cdot kg^{-1}$。表 3-2 为几种辐射类型的辐射权重因子 ω_R。

当辐射场由具有不同 ω_R 值的不同类型或不同能量的辐射构成时，组织或者器官 T 总的当量剂量为各辐射在该组织或器官上形成的当量剂量的线性叠加，即

$$H = \sum_R \omega_R \cdot D_{T\cdot R} \qquad\qquad (3\text{-}18)$$

表 3-2　辐射权重因子 ω_R

辐射类型	辐射权重因子
光子（X 射线、γ 射线）	1
电子和 μ 介子	1
质子和带电 π 介子	2
α 粒子、裂变碎片、重离子	20
中子	中子能量 E_n 的连续函数

案例　某工作人员全身同时均匀受到 X 射线和能量在 $10\sim100\text{keV}$ 的中子照射，其中 X 射线的吸收剂量为 20mGy，中子的吸收剂量为 3mGy，根据式（3-18）可知，该工作人员所吸收的当量剂量为

$$H = \sum_R \omega_R \cdot D_{T\cdot R} = \omega_X \cdot D_X + \omega_R \cdot D_n = (1\times20 + 10\times3)\text{mSv} = 50\text{mSv}$$

由于中子的辐射权重远大于 X 射线，所以受到混合辐射照射时，当量剂量主要由中子贡献，由此可见，即使接收相同的吸收剂量，辐射种类不同对受照者产生的生物学影响也是不同的。

2. 当量剂量率及单位　当量剂量率是指单位时间内组织或器官 T 所接收的当量剂量，若在 $\mathrm{d}t$ 时间内，当量剂量的增量为 $\mathrm{d}H_T$，则当量剂量率

$$\dot{H}_T = \frac{\mathrm{d}H_T}{\mathrm{d}t} \qquad\qquad (3\text{-}19)$$

当量剂量率的 SI 单位为希·秒$^{-1}$（$\text{Sv}\cdot\text{s}^{-1}$）。

（二）有效剂量

当量剂量是不同射线类型对组织或器官形成辐射危害的度量，但是两种不同组织或器官即使吸收的当量剂量相同，其所产生的生物学效应也有可能完全不同，因为不同组织或器官对辐射的敏感程度是不同的。因此在辐射防护领域中，必须考虑使用（引入）一个能够反映对生物体损害的辐射量来描述辐射所产生的"损害效应"的大小。

1. 辐射效应的危险度　辐射对人体的损害按照国际放射防护委员会（International Commission on Radiation Protection，ICRP）划分标准：受小剂量、低剂量率辐射的人群，引起的辐射损害主要是随机性效应（严重遗传性疾病和辐射诱发的各种致死癌症），而且假定随机性效应发生的概率与剂量存在着线性无阈值（LNT）的关系，可用危险度因子来评价辐射引起的随机性效应的危险程度。

危险度（或称危险度系数）即器官或组织接收单位当量剂量（1Sv）照射引起随机性损害效应的概率。辐射致癌的危险度是用死亡率来表示的；辐射致遗传损害的危险度，是用严重遗传疾患的发生率来表示的。ICRP 所规定的随机性效应的标称危险系数见表 3-3。

表 3-3　随机性效应的标称危险系数/10^{-2}Sv^{-1}

受照人群	诱发癌症	遗传效应	合计
全部人群	5.5	0.2	5.7
成年人	4.1	0.1	4.2

可见，均为 1Sv 当量剂量，对于不同的器官和组织，辐射效应的危险度是不同的。为了表征不同器官和组织在受到相同当量剂量的情况下，对人体产生有害效应的严重程度的差异，引进了一个表示相对危险度的权重因子 ω_T，即

$$\omega_T = \frac{\text{组织}T\text{接收1Sv时的危险度}}{\text{全身均匀受照1Sv时的总危险度}}$$

不同组织或器官，其危险度权重因子不同，其值列于表 3-4。

表 3-4　不同组织或器官的辐射危险度权重因子

组织（器官）	ω_T	$\sum \omega_T$
（红）骨髓、结肠、肺、胃	0.12	0.72
乳腺，其他组织	0.12	0.72
性腺	0.08	0.08
膀胱、食管、肝、甲状腺	0.04	0.16
骨表面、脑、唾液腺、皮肤	0.01	0.04
总计	1.00	1.00

注：①此表中的组织权重因子来源于 2007 年 ICRP 第 103 号出版物。②其他组织包括肾上腺、胸外区、胆囊、心脏、小肠、肾、肌肉、淋巴结、口腔黏膜、胰腺、前列腺（男）、脾、胸腺和子宫/子宫颈（女）。

2. 有效剂量 E　对放射性工作人员而言，其在工作中身体所受的任何照射，一般涉及多个组织，为了计算所受到照射的组织带来的总危险度，评价辐射对其所产生的危害，针对辐射产生的随机性效应引进有效剂量 E（effective dose）。

$$E = \sum_T \omega_T \cdot H_T \tag{3-20}$$

式中，H_T 为组织或器官 T 受到的当量剂量；ω_T 为组织或器官 T 的权重因子。

可见，有效剂量是以辐射诱发的随机性效应的发生率为基础的，表示当身体各部分受到不同程度照射时，对人体造成的总的随机性辐射损伤。

因为 ω_T 没有量纲，所以有效剂量 E 的单位和当量剂量 H 的单位一样。

（三）当量剂量 H_T 与有效剂量 E 的关系

无论是医学影像学检查还是肿瘤的放射治疗，多数医疗照射都是非均匀照射，被检者在受到医疗照射以后，其总的当量剂量是受辐射照射的各个器官（T）的当量剂量 H_T 之和。而有效剂量则是与这样一个非均匀照射产生相同随机性效应的全身均匀照射所对应的当量剂量，由这一当量剂量的全身均匀照射所致的随机性效应的概率与由身体各个器官或组织实际受到的当量剂量所致的随机性效应的诱发概率相等，有效剂量的"有效"则源于此。

当量剂量和有效剂量是基于平均值，并且用于放射防护限制目的的辐射量，常用于对照放射防护标准要求进行比较和评价。当量剂量和有效剂量均不可以直接测量，需要借助无量纲的辐射权重因子和组织权重因子，并按照 ICRP 现行有效的基本建议书所推荐的方法进行计算。目前估算有效剂量及器官当量剂量的通行方法是基于蒙特卡罗（Monte Carlo）算法的计算机模拟软件。

（四）集体当量剂量和集体有效剂量

随着人们物质生活水平的提高、医疗条件的改善，基于医疗检查目的的放射性检查频度越来越高，放射线从业人员亦越来越多，由于辐射的随机性效应仅以一定的概率发生在某些个体身上，并非受到照射的每个人都会发生，因而在评价某个群体所受到的辐射危害时，将采用集体当量剂量或集体有效剂量。

1. 集体当量剂量 S_T　某一个群体的集体当量剂量 S_T 为

$$S_T = \sum_i H_{Ti} N_i \tag{3-21}$$

式中，S_T 为集体当量剂量，单位名称为希·人；H_{Ti} 为受照射群体中第 i 组内 N_i 个成员平均每人在全身或任一特定器官或组织内的当量剂量。

若群体中所有 N 个个体受到同类辐射的照射，每个个体受到的平均当量剂量均为 H，则群体的集体当量剂量 S_T 为

$$S_T = H \cdot N \tag{3-22}$$

其单位为希·人。

2. 集体有效剂量 S_E　某一群体的集体有效剂量为受照群体中每一个成员的有效剂量之和，即

$$S_E = \sum_i E_i N_i \qquad (3\text{-}23)$$

式中，N_i 为该群体中全身或任意器官受到的平均有效剂量为 E_i 的那部分人员的人数。

集体有效剂量的单位与集体当量剂量的单位相同。

若群体中的所有 N 个个体受到同类的辐射照射，每个个体所受的平均有效剂量均为 E，则该群体集体有效剂量 S_E 为

$$S_E = E \cdot N \qquad (3\text{-}24)$$

集体当量剂量和集体有效剂量是一个广义量，可应用于全世界居民、一个国家居民、一个集体乃至一个人。

（五）待积当量剂量和待积有效剂量

为定量计算放射性核素进入体内造成的内照射剂量，辐射防护中引入了待积当量剂量和待积有效剂量。

1. 待积当量剂量　人体单次摄入放射性物质后，某一种特定器官或组织 T 中受到的当量剂量率在时间 τ 内的积分即待积当量剂量

$$H_T(\tau) = \int_{t_0}^{t_0+\tau} \dot{H}_T(t)\mathrm{d}t \qquad (3\text{-}25)$$

式中，t_0 表示摄入放射性核素的时刻；τ 表示放射性核素对器官或组织 T 照射的时间期限（以年为单位）；$\dot{H}_T(\tau)$ 是对应于器官或组织 T 在 τ 时刻的当量剂量率。

待积当量剂量的 SI 单位是 Sv。

2. 待积有效剂量　如果将单次摄入放射性核素后各器官或组织的当量剂量乘以组织权重因子 ω_T，然后求和，就得到待积有效剂量

$$E(\tau) = \sum_T \omega_T \cdot H_T(\tau) \qquad (3\text{-}26)$$

待积有效剂量单位同样为 Sv。

总之，对射线强度的度量是合理应用射线的基础。照射量是以辐射在空气中产生电离电量的多少来间接表征射线强度的物理量，通过测量辐射在空气介质中产生的电离电量，考虑空气与介质在密度、组成上的差异，就可以获得辐射与介质作用后在介质中沉积的能量，即辐射剂量。当量剂量与有效剂量是从辐射防护角度引入的物理量，它不仅反映了射线与组织作用射线能量的沉积，还包含了生物组织受到辐射照射所产生的生物学效应。有关基本辐射量与辐射防护量之间的关系可总结如图 3-4 所示。

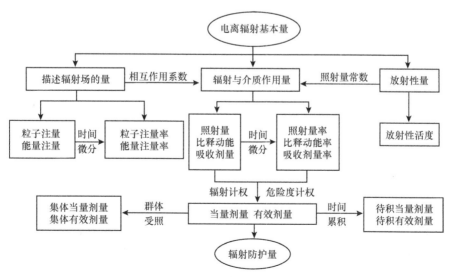

图 3-4　各类辐射量与辐射防护量结构关系图

第二节　电离辐射对人体的危害

 电离辐射的来源

生活在地球上的人类，随时随刻都在受到电离辐射的照射，人类受到的电离辐射主要来源于两类：天然辐射和人工辐射。其中，天然辐射是人类受到的主要辐射来源。

（一）天然辐射

天然辐射包括宇宙射线、宇宙放射性核素和自然界中天然放射性核素发出的射线，也称本底辐射。

本底辐射主要有外照射与内照射两种，例如，宇宙射线、地表层的放射性核素发出的各种射线属于外照射，吸入放射性氡气和食入天然放射性物质属内照射。不同地区、不同居住条件下的居民，所受到的天然本底辐射的剂量水平是有很大差异的。宇宙射线的强度随海拔的增加而增大。因此，高原地区的人群受到的宇宙射线照射剂量值比平原地区的人群大。在海平面上，宇宙射线对人体的年平均照射当量剂量值约为 0.3mSv。然而，居住在海拔相当高的地方，例如，中国拉萨，居民受到的年剂量是居住在海平面高度的人的数倍。在飞机飞行的高度，宇宙射线的强度比地面高得多。在洲际航线的巡航高度上，剂量率可以达到地面值的 100 倍；在地壳中的放射性核素，它们在岩石和土壤中的质量分布随地域不同而变化很大，在不同类型的岩石、土壤和水中亦存在很大差别；人体摄入的食物、水、空气也不乏放射性核素，如猪肉蛋白质含 ^{40}K 较多，澳大利亚西部的居民经常食用的羊肉和大袋鼠肉内含铀较高。人体吸入的空气中含有放射性小颗粒，特别是对人体危害较大的天然放射性惰性气体氡（Rn）及其子体。据联合国原子辐射效应科学委员会估计，全世界人均天然辐射的剂量值约为 $2.4mSv \cdot a^{-1}$，我国人均剂量值约为 $3.1mSv \cdot a^{-1}$，其中内照射所致的有效剂量值比外照射高，约占 60%，正常本底辐射地区天然辐射源所致人体年均辐射有效剂量估值见表 3-5。

表 3-5　正常本底辐射地区天然辐射源所致人体年均辐射有效剂量估值

照射类型	辐射源	世界平均年有效剂量/mSv
外照射	宇宙射线	0.4
	地表 γ 射线	0.5
内照射	吸入（主要是氡）	1.2
	食入	0.3
总计		2.4

因为本底辐射的辐射剂量相对较低，目前无证据表明天然本底辐射对人体健康有影响。

> **┃链接┃**
>
> 氡为无色、无嗅、无味的惰性气体，具有放射性。氡的化学反应不活泼，氡也难以与其他元素发生反应成为化合物。氡没有已知的生物作用。因为，氡是天然放射性气体，当吸入人体内后，氡发生衰变的 α 粒子可在人的呼吸系统造成辐射损伤，引发肺癌。而建筑材料是室内氡的最主要来源，如花岗岩、砖砂、水泥及石膏之类，特别是含放射性元素的天然石材，最容易释出氡。

（二）人工辐射

人工辐射主要来源于医疗照射、核能生产、核爆炸和消费品中添加的辐射物质等。

目前世界上人们受到的人工辐射源的照射，医疗照射居于首位，约占 80%。医疗照射来源于 X 射线诊断检查，体内引入放射性核素的核医学诊断以及放射治疗过程。医疗照射所致的年集体有效剂量约为天然辐射产生的年集体有效剂量的 1/5，即世界居民的年人均医疗照射有效剂量约为 0.4 mSv。

核能生产包括铀矿开采、矿石加工、核燃料生产、反应堆动力生产、燃料后处理等一系列工业流程。核能生产的核燃料除用于制造核武器外，还主要用作核电厂、舰船、潜艇等的核动力。在核能生产过程的各个环节中难免会有放射性物质排放到环境中，但释放出的放射性物质的半衰期大部分较短，分散到较远的距离时已衰变掉很多，所以大部分放射性物质仅能造成局部环境污染。

核爆炸是通过冲击波、光辐射、早期核辐射、核电磁脉冲和放射性沾染等效应对人体和物体起杀伤和破坏作用，前四者都只在爆炸后几十秒钟的时间内起作用，而放射性沾染能持续几十天甚至更长时间。核爆炸在大气中形成的人工放射性物质是重要的人工辐射来源之一。核爆炸形成的放射性尘埃会对居民产生较大危害，其主要是通过食物食入引起内照射而产生的，其次是扩散在环境中引起外照射而产生的。

除上述三种主要人工辐射源外，一些消费品也是辐射的来源，如空中旅行、宇宙航行以及各种生活用品（例如，含放射性发光涂料的夜光钟、表，含铀、钍的制品，某些电子、电气器件等）也会给人类造成辐射，人类一些行为活动受照射情况如图 3-5 所示。不过，由这些人工辐射所致的世界居民的集体有效剂量与天然辐射源所致的相比，一般都很小，不足以对人体健康造成影响，短期受照剂量对人体健康的影响见图 3-6。

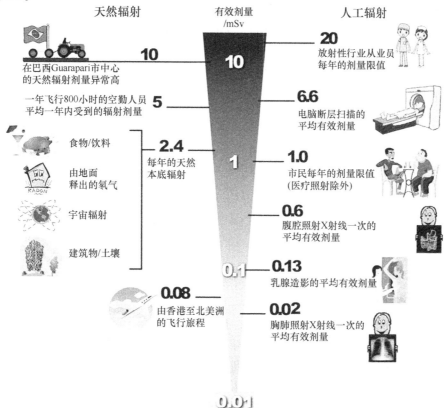

图 3-5　人类的一些行为活动受照情况

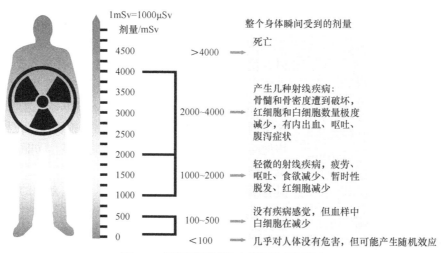

图 3-6　短期受照剂量对人体健康的影响

二 辐射生物效应

（一）辐射生物效应的产生机理

电离辐射作用于机体后，其能量传递给机体的分子、细胞、组织和器官等基本生命物质后，会引起一系列复杂的物理、化学和生物学变化，由此造成生物体组织细胞和生命各系统功能调节和代谢的改变，产生各种生物学效应。辐射对生物体的作用方式有两种，即直接作用和间接作用。

1. 直接作用　电离辐射的能量直接沉积于具有生物活性的大分子，吸收辐射能量后使之发生电离、激发和化学键断裂等变化，破坏机体的核酸、蛋白质、酶等具有生命功能的物质，这种直接由射线造成的生物大分子损伤效应称为直接作用（图3-7）。

2. 间接作用　射线直接作用于细胞内外的水，引起水分子的活化和自由基的生成，然后通过自由基再作用于生物分子，造成它们的损伤，这样的作用方式称为间接作用。其过程是射线使水分子激发、超激发和电离，产生 H_2O^+、H^+、H_2O^-、OH^-、H_3O^-和自由电子，并产生性质十分活跃的中性自由基 $OH \cdot$、$H \cdot$、$HO_2 \cdot$ 和具极强氧化能力的 H_2O_2，这些产物可破坏正常分子结构而使生物靶受损伤（图 3-8）。机体的多数细胞含水量很高（一般在 70%以上），故间接放射生物效应对生物大分子的损伤有重要意义。

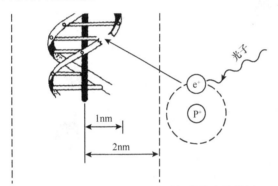

图 3-7　电离辐射对 DNA 分子损伤的直接作用

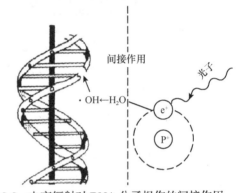

图 3-8　电离辐射对 DNA 分子损伤的间接作用

通过射线的直接或间接作用导致 DNA 损伤，常见如碱基脱落、碱基破坏、嘧啶二聚体形成、单链和双链断裂、DNA 链内交联和链间交联、DNA 蛋白质交联等。在引起 DNA 多种损伤的同时，也启动了细胞的修复系统：如果辐射造成 DNA 损伤得到正确的修复，细胞功能恢复正常；如果修复不成功、

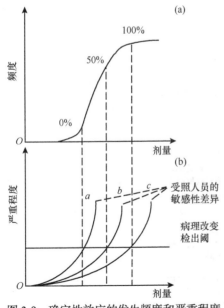

图 3-9　确定性效应的发生频度和严重程度与剂量的关系

不完全或不精确，细胞可能死亡，或者虽然存活，但遗传信息变更将会引起突变、染色体畸变甚至癌变。

ICRP 按照现代辐射防护概念，把对人的辐射效应划分为确定性效应（组织反应）和随机性效应。

（二）确定性效应（组织反应）

当器官或组织中有足够多的细胞被杀死或不能正常增殖时，就会出现临床上能观察到的、反映器官或组织功能丧失的损害。在剂量比较小时，这种损伤不会发生，即发生的概率为 0；当剂量达到某一水平时，发生的概率将迅速增加到 1（100%），这个剂量称为阈剂量。超过阈剂量，损害的严重程度将随剂量的增加而增加，反映在受损伤的细胞越多，功能的丧失就越严重。就这种效应的发生来说，虽然单个细胞经辐射照射被杀死的概率具有随机性，但当有大量细胞被杀死时，效应的发生就是必然的，因此这种效应称为确定性效应。确定性效应的特点就是发生生物效应的严重程度随着电离辐射剂量的增加而增加。

图 3-9 中（a）和（b）分别表示在不同辐射敏感性的人群

中，某一特定的确定性效应（临床上可确认的病理状态）的发生频度和严重程度与剂量的关系。图 3-9（b）中，曲线 a、b、c 分别表示三种不同程度的辐射敏感性。在最敏感的人群（曲线 a）中，严重程度随剂量的增加最为迅速，达到临床上病理改变所需的阈剂量要低于敏感程度较差的人群（曲线 b 和 c）。

不同组织的辐射敏感性也是不同的，若一次照射的吸收剂量小于几戈（Gy），就很少有组织在临床上出现明显的损伤。如果剂量是在若干年内陆续受到的，且在年剂量约小于 0.5Gy，绝大部分组织也不大可能出现严重的效应，但性腺、眼晶体和骨髓具有较高的辐射敏感性。表 3-6 反映了这些组织中某些确定性效应的阈剂量，一般说来分次或迁延照射会提高阈剂量的数值。

表 3-6　成年人睾丸、卵巢、眼晶状体和骨髓的确定性效应的阈剂量*

组织	效应	一次短暂照射中所受的总剂量当量/Sv	在多次分次照射或迁延照射条件下所受的总剂量当量/Sv	在多次分次照射或迁延照射条件下多年中每年受照射的年剂量当量率/Sv
睾丸	暂时性不育	0.5		0.4
	永久性不育	3.5～6.0		2
卵巢	不孕	2.5～6.0	6	>0.2
眼晶状体	可检出的浑浊	0.5～2.0	5	>0.1
	视力障碍（白内障）	5	>8	>0.15
骨髓	造血抑制	0.5		>0.4

*引自 ICRP, 1984。

确定性效应的出现有一个时间的进程，许多重要的确定性效应只在经过一段很长的潜伏期后才出现。通常在照射后几周内可能出现的效应称为早期效应，照射后数月或几年才出现的效应称为晚期效应。

在全身照射情况下，根据剂量的大小不同，可出现不同程度的早期效应，轻的如轻度血象变化；稍重的如轻度不适感；重的则为各类型急性放射病。大体上，1～8Gy 的剂量将引起不同程度（轻度、中度、重度和极重度）的造血型急性放射病，当达到重度急性放射病时，如不予积极治疗，死亡率是很高的，导致死亡的原因是骨髓干细胞的丧失引起骨髓功能的衰竭。当剂量超过约 5Gy 时，将产生其他的效应，包括严重的胃肠道损伤，若与骨髓损伤一起并发，能在 1～2 周内致死。10Gy 的剂量能引起肺炎而导致死亡。当剂量更大时，将使神经和心血管系统受到损伤而在几天内由于休克而死亡。发生死亡的大致时间和剂量如表 3-7 所示，表中指的是在很短时间（如几分钟）内受到大剂量 γ 射线照射的结果。人的全身急性照射半数致死剂量（使 50%个体在 60 天内死亡所需的剂量，用 $LD_{50/60}$ 表示）是表示急性辐射效应的一个重要参数，但至今还没有公认的肯定数值，估值是在 3～5Gy。若只在身体局部受到照射的情况下，即使在短时间内受到了较大的剂量，一般也不至于引起死亡，但会出现一些其他的早期效应，例如，皮肤红斑和干性脱屑的阈剂量为 3～5Gy，症状约在 3 周后出现。任何一类核设施在正常运行条件下，通过良好的辐射防护措施，一般都不会对工作人员产生能导致早期效应的照射。只有在事故情况下发生较大剂量的异常照射才有可能引起明显的早期效应，但其发生的概率是很小的，特别是能引起致死效应的特大剂量的照射，其发生概率则更小。

表 3-7　人全身受 γ 射线急性照射后引起放射病的剂量范围和死亡时间

全身吸收剂量/Gy	引起死亡的主要效应	照后死亡时间/天
3～5	骨髓损伤（$LD_{50/60}$）	30～60
5～15	胃肠道和肺损伤	10～20
>15	神经系统损伤	1～5

晚期效应的损伤程度同样也与剂量的大小有关，剂量越大，损伤程度越重，但一般不会是致死性的，但有可能引起伤残，如某些器官的功能可能受到损害或可能引起其他非恶性变化，最常见的是白内障和皮肤的损伤。核设施在正常运行条件下，只要防护得当，也不会产生能导致晚期效应的照射。

人们日益认识到其中有些反应并不是仅仅在受照时决定，在受辐射之后也可被修饰。因此，新放射防护建议书（ICRP, 2007）将确定性效应称为组织反应。

（三）随机性效应

受到辐射照射的细胞未被杀死但发生了变化，所产生的效应的严重程度与照射剂量无关，被认为无剂量阈值，这种效应称为随机性效应。随机性效应有两种类型，即致癌效应和遗传效应。

1. 致癌效应　是体细胞受到损伤而引起的。受到损伤的体细胞经过增殖所形成的克隆，如果没有被身体的防御机制所消除，则在经过一段相当长的潜伏期以后，有可能发展成细胞增殖失控的恶性状态，统称为癌，这种效应称为致癌效应，辐射致癌是辐射引起的最主要的晚期效应。不同组织和器官对辐射致癌的敏感性是不同的，同样受到 1 希沃特（Sv）有效剂量的照射，胃、肺、结肠、红骨髓、食管、膀胱和乳腺诱发癌症的危险性较高，这些癌症的死亡率也较高；辐射敏感性与年龄因素有关，还可能与性别因素有关。一般而言，年轻者更易受感，如乳腺癌、甲状腺癌的易感性都随年龄增长呈下降趋势。性别对辐射诱发致死性癌症的易感性差异并不明显，有资料表明，女性所有癌症的超额死亡率只比男性高 20%，但无直接证据表明性别是辐射敏感性差异的原因。

2. 遗传效应　是由性腺受到辐射照射而致生殖细胞损伤引起的。生殖细胞具有将遗传信息传递给后代的功能。当损伤（突变和染色体畸变）发生后，就有可能作为错误的遗传信息被传递下去，而使受照射者的后代发生严重程度不等的各种遗传病，重的如早死和严重智力迟钝，轻的如皮肤斑点，这种效应称为遗传效应。

随机性效应的特点是其发生概率随剂量（单位：mSv）的增加而增加[图 3-10（a）]，但其严重程度则与剂量的大小无关[图 3-10（b）]。图 3-10 说明了随机性效应的这种特点。以癌为例，并不因剂量的小或大而使诱发的癌的严重程度有轻重之分，其严重程度只和癌的类型和部位有关。癌和遗传效应的发生可能起源于受到损伤的单个细胞，其过程具有随机的性质，随机性效应的名称即由此而来。随机性效应可能没有阈剂量，迄今在科学上尚不能做出肯定的结论。为了达到辐射防护的目的，通常都假定不存在阈剂量，这就是说，不论这种剂量如何小，一定的剂量总是和一定的发生随机性效应的危险相联系。这样，对随机性效应就不可能做到完全防止其发生，而只能是减少剂量以限制其发生的概率。

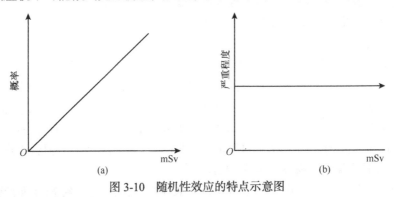

图 3-10　随机性效应的特点示意图

最近 ICRP 讨论了遗传因素对辐射致癌风险的影响程度，提出对具有抑癌基因突变的显性遗传的癌易感家族来说，辐射致癌的概率可能增加 5～100 倍，某些伴有 DNA 修复缺陷的疾患在受到照射后患癌的风险也会增加。由于家族性癌症在人群的发生率仅为 1%或更低，对人群的患癌风险评估并不发生影响。

辐射的遗传效应一直是人们十分关心的，但迄今尚无肯定的证据表明由于天然或人工辐射的照射，后代发生了遗传损伤，即使对广岛、长崎幸存者的后代所做的大规模调查，也未发现遗传损伤在统计学上有显著的增加。然而利用动、植物所做的大量实验研究显示，确实存在着辐射的遗传效应。因此，从辐射防护的观念出发，有必要假定这种效应。

不同类型和能量的辐射诱发随机性效应的危险程度是不完全相同的。在辐射防护上，对几种常见的辐射类型做了如下的划分：γ 射线和 X 射线及电子为同一等级，如假定为 1，则中子为 5～20，具体数值视其能量而定；α 粒子则为 20。

三 胎儿受照效应

假如怀孕的妇女宫腔内胚胎或胎儿受到射线的照射，则此照射可使胚胎或胎儿在子宫内以及胎儿出生后出现各种缺陷。

胚胎或胎儿在不同发育时期受照后出现的效应有所不同，主要包括：胚胎死亡、畸形、智力低下、诱发癌变及遗传效应等。这其中既有确定性效应，也有随机效应。

1. 胚胎死亡 胚胎植入子宫壁之前或在植入的时刻，通常称为植入前期（相当于受孕 0～9 天）。动物实验结果表明，此时以相对较小的剂量（如 0.1Gy）即能诱发胚胎死亡。在宫内发育的其他阶段，受到较高的剂量照射后，也会诱发胚胎或胎儿死亡。

2. 畸形 胚胎在器官形成期（相当于受孕 9～42 天）受到照射，可能引起正在发育的器官畸形。此效应属于确定性效应，根据动物实验获知，对人引起的阈值约为 0.1Gy。胚胎或胎儿在发育的各个阶段（尤其是妊娠后期）受照，还会发生畸形或生长障碍。

3. 智力低下 照射可导致不同程度的智力受损，其严重程度随剂量值的增加而增加，直至认知功能严重迟钝。在妊娠8～15周受到照射，导致严重智力低下的危险系数以大约0.4Sv^{-1}的比例增加。0.4Sv^{-1}的含义是受到 1Sv 的有效剂量的照射，诱发智力低下的概率为 40%。对于在 16～25 周的照射来说，则以大约 0.1Sv^{-1}的比例增加。因此，妊娠 8～15 周内是射线引发智力低下最敏感的时期，其次是 16～25 周。

4. 诱发癌变 受照胎儿在出生后到 10 周岁以内患儿童白血病及其他儿童癌症的比率增高。出生前受照发生致死性儿童癌症的风险阈值约 $2.8 \times 10^{-2}\text{Sv}^{-1}$。

由于胎儿受照可能引起上述有害效应，所以无论是对职业或非职业的妊娠妇女，行业内必须有剂量限制的明文规定，以避免出现上述效应。

四 皮肤效应

皮肤受照后，电离辐射可引起确定性效应（如急、慢性放射性皮肤损伤）和随机性效应（可诱发癌症）。

（一）急性放射性皮肤损伤

身体局部受到一次或短时间（数日）内多次受到大剂量（X 射线，γ 射线及 β 射线等）外照射所引起的急性放射性皮炎及放射性皮肤溃疡，称为急性放射性皮肤损伤。

1. 临床表现与分度诊断标准 急性放射性皮肤损伤可基于以下标准予以诊断：

（1）根据患者的职业史、皮肤受照史、法定局部剂量监测、现场个人剂量调查、临床表现综合分析，做出诊断。

（2）依据皮肤受照后的主要临床表现和预后，参照射线种类、剂量、剂量率、射线能量、受照部位和面积、身体状况等因素进行分度诊断。

（3）以临床症状明显期皮肤表现为主，并参考照射剂量值做出最后诊断。临床分度诊断标准见表 3-8。

表 3-8 临床分度诊断标准

分度	初期反应期	假愈期	临床症状明显期	参考剂量/Gy
Ⅰ			毛囊丘疹、暂时脱毛	≥3
Ⅱ	红斑	2～6 周	脱毛、红斑	≥5
Ⅲ	红斑、烧灼感	1～3 周	二次红斑、水泡	≥10
Ⅳ	红斑、麻木、瘙痒、水肿、刺痛	数小时～10 天	二次红斑、水泡、坏死、溃疡	≥20

2. 处理原则 立即脱离辐射源或防止被照射区皮肤再次受到照射或刺激。疑有放射性核素沾染皮

肤时应及时清洗去污。根据损伤的严重程度采取不同的局部或全身治疗，必要时可采取手术治疗。对危及生命的损害（如休克、外伤和大出血）先要抢救处理。

（二）慢性放射性皮肤损伤

急性放射性皮肤损伤迁延而来或由小剂量射线长期照射（职业性或医源性）后引起的慢性放射性皮炎及慢性放射性皮肤溃疡为慢性放射性皮肤损伤。慢性放射性皮肤损伤是由于局部皮肤长期受到超过剂量限值的照射，年累积剂量一般大于 15Gy。受照数年后皮肤及其附件出现慢性病变，也可由急性放射性皮肤损伤迁延而来。应结合健康档案，排除其他皮肤病，综合分析，根据分度诊断标准做出诊断。

1. 慢性放射性皮肤损伤分度诊断标准及临床表现（必备条件）

Ⅰ°皮肤色素沉着或脱色、粗糙、指甲灰暗或纵嵴色条。

Ⅱ°皮肤角化过度，皲裂或萎缩变薄，毛细血管扩张，指甲增厚变形。

Ⅲ°坏死溃疡，角质突起，指端角化融合，肌腱挛缩，关节变形，功能障碍（具备其中一项即可）。

2. 处理原则　对职业性放射工作人员而言Ⅰ°慢性放射性皮肤损伤，应妥善保护局部皮肤避免外伤及过量照射，并长期观察；Ⅱ°损伤者，应视皮肤损伤面积的大小和轻重程度，减少射线接触或脱离放射性工作，并积极治疗；Ⅲ°损伤者，应脱离放射性工作，并及时给予局部和全身治疗，对经久不愈的溃疡或严重的皮肤组织增生或萎缩性病变，应尽早手术。

（三）放射性皮肤癌

1. 皮肤放射性损害继发皮肤癌的诊断依据

（1）在原放射性损伤的部位发生的皮肤癌。

（2）癌变前表现为射线所致的角化过度或长期不愈的放射性溃疡。

（3）凡皮肤不是受放射性损害的皮肤癌，不能诊断为放射性皮肤癌。

（4）发生在手部的放射性皮肤癌其细胞类型多为鳞状上皮细胞。

2. 处理原则

（1）放射性皮肤癌应尽早切除。

（2）放射性皮肤癌局部应严格避免接触射线，一般不宜放射治疗。

（3）放射性皮肤癌，因切除肿瘤而需做截肢手术时，应慎重考虑。

引起放射性皮肤癌发病率的当量剂量为 $0.1Sv^{-1}$，皮肤癌的死亡率为 0.2%。电离辐射诱发皮肤癌的风险与皮肤的色素沉着程度有关，浅肤色的人风险较大，人种之间易感性相差 50 倍。

五　影响放射损伤的因素

影响电离辐射生物学效应的主要因素来自电离辐射和受照机体两个方面。

（一）与电离辐射有关的因素

1. 辐射种类和能量　不同种类的电离辐射所产生的生物效应不同，从电离辐射的物理特性来看，射线的电离密度与其穿透能力成反比，即电离密度越大的射线，穿透能力越小。电离密度越大的射线，外照射时对机体的影响越小，但内照射时对机体影响大，如 α、β、γ 射线的电离密度大小为 α＞β＞γ，所以在这三种射线中，γ 射线的穿透能力最强，外照射时对机体影响最大，而 α 射线内照射时对机体影响最大。

同类射线的能量不同，产生的生物效应也不同：低能 X 射线主要被皮肤吸收，容易损伤皮肤，而高能 X 射线能够进入深层组织，这是进行放射治疗的基础。

2. 吸收剂量　在一定范围内，吸收剂量愈大，生物效应愈显著。不同照射剂量对人体损伤水平如表 3-9 所示。

表 3-9　不同照射剂量对人体损伤水平的估计

照射剂量/Gy	损伤类型	初期症状或损伤程度
<0.25		不明显和不易觉察的病变
0.25~0.5		可恢复的机能变化，可能有血液变化
0.5~1		机能变化，血液变化，但不伴有临床征象
1~2	轻度骨髓型急性放射病	乏力，不适，食欲减退
2~3.5	中度骨髓型急性放射病	头晕，乏力，食欲减退，恶心，呕吐，白细胞短暂上升后期下降
3.5~5.5	重度骨髓型急性放射病	多次呕吐，可有腹泻，白细胞明显下降
5.5~10	极重度骨髓型急性放射病	多次呕吐，腹泻，休克，白细胞急剧下降
10~50	肠型急性放射病	频繁呕吐，腹泻严重，腹痛，血红蛋白升高
>50	脑型急性放射病	频繁呕吐，腹泻，休克，共济失调，肌张力增高，震颤，抽搐，昏睡，定向力和判断力减退

3. 剂量率　剂量率愈大，效应愈显著，但剂量率增加到一定量时，则无明显变化。

4. 分次照射　相同照射剂量，照射分次愈多，间隔时间愈长，引起效应也愈小，机体修复也愈快，所以分次照射可以减轻辐射生物效应。

5. 照射部位　不同受照部位，生物效应不同。相同吸收剂量和剂量率时，腹部较显著；其次为盆腔、头颅、胸部、四肢。

6. 照射面积　其他条件相同时，受照面积愈大，损伤愈严重；相同剂量全身照射所致损伤明显重于局部照射。

7. 照射方式　分为外照射、内照射和混合照射。其中外照射分为单向照射和多向照射。多向照射引起的生物效应大于单向照射。

（二）与机体有关的因素

放射生物学研究发现，当辐射的各种物理因素相同时，生物机体或组织对辐射的反应可有较大差别，即放射敏感性不同。

1. 种系　不同种系的生物对电离辐射的敏感性差异很大，种系演化愈高、组织结构愈复杂，敏感性愈高，微生物的致死剂量要比哺乳动物大千百倍，通常以半数（50%）致死剂量（LD_{50}）来衡量被照机体的放射敏感性。表 3-10 为不同种系受到 X 射线、γ 射线照射时的半数致死剂量（LD_{50}）。

表 3-10　不同种系受到 X 射线、γ 射线照射时的 LD_{50}

生物种系	人	猴	大鼠	鸡	龟	大肠杆菌	病毒
LD_{50}/Gy	4.0	6.0	7.0	7.15	15.00	56.00	2×10^4

2. 个体及个体发育过程　同一种系、个体因素的辐射敏感性不同。同一个体，不同阶段，辐射敏感性也不同。哺乳动物的放射敏感性因个体发育所处不同阶段而有差别，总趋势是放射敏感性随着个体发育过程而逐渐降低。妊娠初期最为敏感，前期受照易引起胚胎死亡，随着胎儿的发育辐射抵抗力增强。

3. 不同组织和细胞的辐射敏感性　同一个体、不同组织和细胞，辐射敏感性也不同。分裂细胞（精生细胞）受辐射的影响比不分裂细胞（间质细胞）要大，即组织细胞的放射敏感性与其细胞分裂成正比，与其分化程度成反比。据此可将人体各种器官中组织细胞划分为放射敏感性不同的类别。

（1）高度敏感组织：淋巴、胸腺、骨髓、胃肠上皮、性腺、胚胎等。

（2）中度敏感组织：感觉器官、内皮细胞、皮肤上皮、唾液腺、肾肝肺的上皮细胞等。

（3）轻敏感组织：中枢神经系统、内分泌腺、心脏等。

（4）不敏感组织：肌肉组织、软骨和结缔组织等。

（三）环境因素

低温、缺氧可以减轻辐射生物效应，受照者年龄、性别、健康情况、营养状况、精神状态不同，引起的辐射生物效应也不同。

第三节　放射线的测量

放射线的测量在评价放射线的诊断要求、治疗疗效以及防护水平等方面有重要意义。测量的依据是放射线与物质的相互作用可以产生各种效应，这些效应是射线测量的基础。例如，利用射线的电离作用、热作用、荧光作用、感光作用可以制成各种电离室、闪烁计数器、荧光玻璃剂量计、热释光剂量计和胶片剂量计等。测量内容主要为放射线照射量的测量、吸收剂量的测量，放射线质（半价层）的测量等。

一　照射量的测量

照射量的大小反映射线强度的分布，照射量实际上是以放射线在空气中产生的电离电荷的数量来反映射线强度的物理量，对其进行测量就是涉及如何收集、测量射线所产生的电离电荷。在实际应用中，电离电荷的收集、测量可以通过空气电离室来实现。根据照射量定义设计，空气电离室有若干种类，这里主要介绍自由空气电离室（标准电离室）和实用空气电离室（指形电离室）。

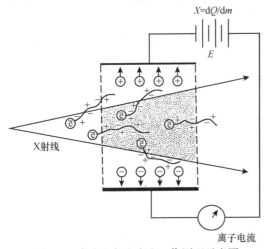

$X = dQ/dm$

图 3-11　自由空气电离室工作原理示意图

（一）自由空气电离室

自由空气电离室是测量精确度最高的一种空气电离室，其原理如图 3-11 所示。

在空气中入射的 X 射线或 γ 射线在通过光电效应、康普顿效应或电子对效应，将部分或全部能量转换给原子内的电子，这些高速电子沿其轨迹又产生电离。在离子收集电极的电场作用下，正电荷向负极板运动，负电荷向正极板运动，所形成的电流可用静电计测量。根据照射量的定义，光子在特定体积内（图 3-11 中阴影区）所产生的电子必须在极板离子收集区内的空气中通过电离把它们全部的能量消耗掉，并且无遗漏地将全部正负电离电荷收集起来。然而，实际上在给定体积内产生的电子中有的会把它们的能量沉积在离子收集区之外，因而未被记录测量；另一方面，在给定体积之外产生的电子亦可能进入离子收集区内，并在其中发生电离。一旦前者的电离损失为后者的电离贡献所补偿，即达到电子平衡状态，此时测量到的电离电荷，理论上应为次级电子所产生的全部电离电荷量。

自由空气电离室的结构图如图 3-12 所示，一束从焦点 S 发出的 X 射线经光栅 D 限束后，入射到一对平行板电场中，极板上加有高电压（其场强数量级为 $100V \cdot cm^{-1}$），用于收集极板间空气介质中的离子。电离室有效测量长度为 L，构成电离室的一个极板与电源高压的正端或负端相连；另一极板与静电计输入端相连，称为收集极 C。电离室的灵敏体积是指由通过收集极板边缘的电力线所包围的两电极间的区域。灵敏体积外的电极称为保护环，两侧保护环的作用是使收集区内及边缘电场均匀无畸变。

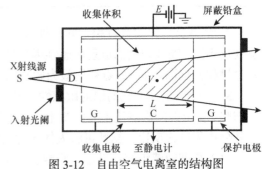

图 3-12　自由空气电离室的结构图

图 3-12 中阴影部分称为"测量体积"，用 V 表示，在电子平衡条件下，收集电极收集到的一切离子都是由"测量体积"内被 X 射线击出的次级电子所形成的，设收集离子的总电量为 Q（单位：C），"测量体积"内空气质量为 m，标准状况下空气密度为 ρ，X 射线照射量为

$$X = \frac{Q}{m} = \frac{Q}{\rho \cdot V} \tag{3-27}$$

在实际应用中，电离室的输出信号电流约在 10^{-10}A 量级，为弱电流，必须使用弱电流放大器——静电计对其进行放大，此类静电计通常被称为剂量测量仪。静电计可按积分剂量方式操作，也可按剂量率方式工作，这取决于收集电荷究竟是累积在电容上还是以电流形式流过电阻。

在电离室内，空气对 X 射线的吸收、离子复合、散射光子形成的自由电子，以及温度与气压偏离标准状况引起的密度变化等都很难使电子平衡和空气质量稳定，测出的照射量往往偏离正确值。用自由空气电离室做精确测量的条件十分严格，通常要对以下因素做校正，包括：①空气衰减校正；②离子复合校正；③温度、压力和湿度对空气密度影响的校正；④散射光子导致电离的校正等。用自由空气电离室测量高能 X 射线会遇到一些困难。当光子能量增大时，空气中所释放出的电子的射程也急剧增大。因此必须通过增大极板间距来维持电子平衡。但是，极板间距的加大又带来电场不均匀和离子复合等问题。虽然极板间距可采用高压空气的办法使之减小，但空气衰减、光子散射和离子收集效率降低等问题仍然存在。因此客观上对入射光子的能量有一个上限，此上限为 3MeV，超过该限度就无法对照射量作出精确的测定。

（二）实用空气电离室

实用空气电离室可直接用于照射量的测量，它体积小，方便携带。这种电离室的室壁用纯石墨制成，中央电极用纯铝制成，绝缘体材料是聚三氯氟乙烯（图 3-13）。

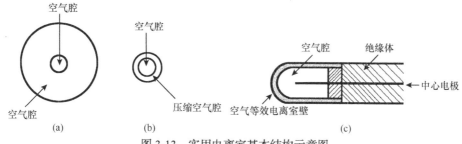

图 3-13 实用电离室基本结构示意图

在图 3-13（a）中，一球形空气介质的中心部位有一空气腔，假定该空气腔均匀地受到光子束照射，同时还假定外球和内腔间距离等于空气中产生电离电子的最大射程。如果进入腔内的电子数与离开腔体的电子数相同，那么就满足电子平衡条件。此外，只要能准确测量空气壳层释放出的电子在腔内产生的电离电荷，那么，根据已知腔内空气的体积或质量就能够算出在空气腔中心每单位质量空气内的电荷，继而计算出射线的照射量。如果将图（a）气腔外的空气壳层压缩成图（b）中那样薄的等效固体壳，就形成一个指形电离室。虽然电离室壁是固体材料，但它与空气等价，也就是说它的有效原子序数与空气相同。此外，室壁的厚度刚好能建立电子平衡，即室壁厚度必须等于或大于在室壁内所释放的电子的最大射程。因为固体空气等效壁的密度比自由空气大得多，所以在指形电离室中建立电子平衡所需厚度就大大减小了。例如，对 100～250kV 范围内的 X 射线，室壁厚仅需 1mm；对钴-60γ 射线，所需壁厚约为 5mm。一般指形电离室的实际壁厚等于或小于 1mm，为达到建立电子平衡所需的厚度，可采用附加有机玻璃或其他材料制成的平衡帽的办法来增加总壁厚。图（c）表示根据上述设想而制成的指形电离室的剖面图。指形电离室壁材料一般选用石墨，它的有效原子序数小于空气（$Z=7.67$），而接近于碳（$Z=6.0$），其内表面涂有一层导电材料，形成一个电极。另一个电极位于中心，是由较低原子序数材料如石墨、铝等制成的收集电板。如上面所提到的，空气腔中所产生的电离电荷，是由其四周室壁中的次级电子所产生的。为使指形电离室与自由空气电离室具有相同的效应，它的室壁应与空气外壳等效，即在指形电离室壁中产生的次级电子数和能谱与在空气中产生的一样。通常用作室壁的材料为石墨、酚醛树脂和塑料，其有效原子序数略小于空气的有效原子序数，这种室壁材料在空气腔中产生的电离电荷也会略少于自由空气电离室。为此，选用有效原子序数略大的材料，制成中心收集电极，并注意其几何尺寸和在空腔中的位置，可部分补偿室壁材料的不完全空气等效。

（三）电离室的工作特性

为了保证电离室测量的精度，除定期（一般每年 1 次）将其和静电计送国家标准实验室校准外。在实际使用时，必须了解电离室本身所具有的特性，并注意掌握正确的使用方法和按照测量的要求给予必要的修正。

1. 电离室的灵敏度　　电离室的灵敏度通常以能测到剂量率的最低限值来表示。对临床要求为 $0.1cGy \cdot h^{-1}$，防护要求为 $0.57\mu Sv \cdot h^{-1}$。电离室的灵敏度与电离室体积成正比，与电离室电容成反比。

2. 电离室的杆效应　　电离室的杆效应指电离室的金属杆、绝缘体、电缆（包括某些前置放大器）等因受辐照产生微弱的电离，叠加在电离室的信号电流中，形成电离室的测量误差。它不同于原发在杆内和体模内的散射线所做的贡献。在辐射场中绝缘性能降低、寄生的空气间隙等都会增加电离电流。现代电离室的这个效应已很小可忽略不计，但长期停用后再次使用时该效应稍大，故应连续作几次空白测试之后再作正式测量。对 X（γ）射线，其杆效应表现有明显的能量依赖性，能量越大，杆效应越明显。而对电子束，表现不甚明确，似 6MeV 电子束的杆效应最大。另一特点是，当电离室受照范围较小时，杆效应变化较大；而当受照长度超过 10cm 时，杆效应基本不再变化。

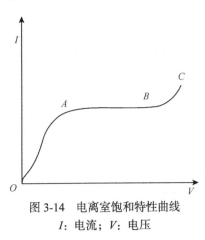

图 3-14　电离室饱和特性曲线
I：电流；*V*：电压

3. 电离室的方向性　　由于电离室本身固有的角度依赖性，电离室的灵敏度会受电离辐射的入射方向的影响。使用时，平行板电离室应使其前表面垂直于射线束的中心轴，指形电离室应使其主轴线与射线束中心轴的入射方向相垂直。电离室的角度依赖性直接影响电离室的灵敏体积，同时指形电离室的角度依赖性还与中心电极和室壁制作工艺有关，如室壁厚度的均匀性等。

4. 电离室的饱和特性　　接收辐照的电离室内电极间的电压逐渐增大时，其电离电流在开始阶段几乎呈直线式增长，随后变得缓慢，最终达到饱和值（图 3-14）。当入射电离辐射的强度不变时，电离室的输出信号电流 *I* 随其工作电压 *V* 变化的关系，称为电离室的饱和特性。电离电流最初随电压增高而增大是因为在低压条件下离子收集不完全，正、负离子在弱电场中不易分离，很快再次结合，增加电场强度可使这种复合减到最小。如果在达到饱和状态后电压仍继续增大，离子因电场的加速又能获得足够的能量与气体分子发生碰撞而产生电离，其结果是离子急剧倍增。电离室应在饱和电压条件下工作，以保证不会因电压的涨落变化而引起离子电流的改变。

5. 电离室的复合效应　　电离室的极间电压最理想的状态是既能减少离子复合效应，又不致产生额外电离。但电离室设计的差异和电场强度的不同，总会由于复合效应而损失一定量的电离电荷。实验证实电离室的复合效应依赖于电离室的几何尺寸、工作电压的选择和正负离子产生的速率。对医用加速器的脉冲式辐射，特别是脉冲扫描式辐射，复合效应的校正尤为重要；但对连续式电离辐射，如放射性核素产生的 γ 射线（如钴-60γ），复合效应非常小。

6. 电离室的极性效应　　由电离室收集到的电离电荷有可能会因收集极电压的极性改变而发生变化，该现象称为极性效应。产生极性效应的原因有：①对指形电离室，电离室的电极结构的形式造成空间电荷的分布依赖于电离室收集极的极性。正负离子的迁移率不同造成收集效率的差异。这一差异可通过提高收集极电压而减少，但最终并不能被消除。②由高能光子发射的康普顿电子形成了一种与气体电离不同的电流，又称康普顿电流。根据收集电极的极性变化，它可以使收集电流增大或减小。在此情况下真实的电离电流可通过颠倒电离室电压极性，再对两次读数取平均的方式来确定。③在电离室灵敏体积外收集到的电流可能受极性效应的影响，该电流可能在屏蔽设计不理想的收集器电路上被记录，也可能是因为连接电离室与静电计的电缆被辐照。一般来说电子线测量中电离室的极性效应相对于光子束测量要明显，且随电子线能量的增大而增大。对任何品质的辐射线，在颠倒正、负极板电压条件下所测定的电离电流差均应小于 0.5%。

7. 环境因素对工作特性的影响　　对大多数非密封型电离室，它们的响应要受空气温度、压力和相对湿度的影响。因为空气的密度取决于温度和压力，所以按照气体定律，电离室气腔中空气的密度和质量将随温度降低或压力的增高而增大，反之亦然。每单位空气质量所收集到的电离电荷，即电离室读数也将随温度降低或压力增高而增大。现场使用时，必须给予校正。如温度℃，气压以 mbar（毫巴，1bar=10^5Pa）为单位，校正系数与温度和气压的关系为

$$K_{pt} = \left[\frac{(273+t)}{(273+T)} \right] \times \left(\frac{1013}{P} \right) \tag{3-28}$$

式中，T 为电离室在国家实验室校准时的温度，一般为 20℃ 或 22℃；t 为现场测量时的温度；P 为现场测量时的气压。

电离室工作环境中空气的相对湿度的影响一般比较小。例如，电离室校准时的相对湿度为 50%，若现场测量时的相对湿度在 20%~70% 范围内，则不需要对电离室的灵敏度作相对湿度的校正。

二 吸收剂量的测量

物质中某点的吸收剂量对医学治疗和辐射防护学有重要意义。测量物质中某点的吸收剂量需要测量射线在介质中该点沉积能量的大小。然而直接测量某点的沉积能量是很困难的，所以用电离室测量吸收剂量的基本过程是：通过测量电离辐射在与物质（空气）相互作用过程中产生的电离电荷量，计算得出吸收剂量。

电离室是用来测量电离辐射在空气中或在空气等效壁中产生的次级粒子的电离电荷的。而在空气中每产生一对正负离子对所消耗的电子动能，对所有的能量电子来讲，基本是一常数，即平均电离能为 $W/e = 33.97\text{eV}$，显然用电离室测量吸收剂量可分为两步：首先测量由电离辐射产生的电离电荷，然后利用空气的平均电离能计算并转换成电离辐射所沉积的能量，即吸收剂量。由于电离室本身特性的限制，采用这种方法测量吸收剂量时，对不同能量的电离辐射，依据的基础和计算方法有所不同。下面分别给予介绍。

（一）中低能 X（γ）射线吸收剂量的测量

根据照射量的定义，如果用于测量的指形电离室满足以下 3 个条件：①室壁由空气等效材料制成；②室壁厚度（或加平衡帽后）可达到电子平衡；③气腔体积可精确测量，那么对中低能 X（γ）射线吸收剂量的测量就可由直接测量的照射量转换成吸收剂量。当满足电子平衡条件时，在空气介质中，照射量 X 和空气吸收剂量 D_a 在数值上的关系为

$$D_a = X \cdot \frac{W}{e} \tag{3-29}$$

电子电量 $e = 1.6021 \times 10^{-19}$ C，在空气中产生一对离子所消耗的平均电离能量为 $W/e = 33.97\text{eV}$，$1\text{eV} = 1.6021 \times 10^{-19}$ J，$1\text{R} = 2.58 \times 10^{-4}$ C·kg^{-1}，则空气吸收剂量 D_a 为

$$D_a = \frac{2.58 \times 10^{-4}(\text{C} \cdot \text{kg}^{-1})}{1.6021 \times 10^{-19}(\text{C})} \times 33.97(\text{eV}) \times 1.6021 \times 10^{-19}(\text{J}) \times X(\text{R}) \tag{3-30}$$

整理后得

$$D_a = 0.876 \cdot X \tag{3-31}$$

由式（3-31）可看出，当满足电子平衡条件时，在空气介质中，照射量和吸收剂量的转换系数为 0.876。

组织作为介质时，在照射量定义适用的能量范围内，照射量和吸收剂量的转换公式为

$$D_m = 0.876 \cdot \frac{\left(\dfrac{\mu_{en}}{\rho} \right)_m}{\left(\dfrac{\mu_{en}}{\rho} \right)_a} \cdot X \tag{3-32}$$

式中，D_m 为介质吸收剂量，以 cGy 为单位；$\left(\dfrac{\mu_{en}}{\rho} \right)_m$ 为某种介质（m）的质能吸收系数；$\left(\dfrac{\mu_{en}}{\rho} \right)_a$ 为在空气（a）中的质能吸收系数；X 为照射量（R）。

令 $f_m = 0.876 \cdot \dfrac{\left(\dfrac{\mu_{en}}{\rho}\right)_m}{\left(\dfrac{\mu_{en}}{\rho}\right)_a}$ ，则转换公式可改写为

$$D_m = f_m \cdot X \tag{3-33}$$

f_m 代表 R-cGy 的转换系数，因临床上被照射介质是人体组织，主要有软组织（包括肿瘤）、肌肉、骨骼和水，这些介质根据不同能量射线照射时的测定可知其吸收系数，并按空气的吸收系数，得出各种不同的介质在不同能量照射时的 f_m 值（表 3-11），经查表，可将组织中某一深度的照射量（R）转换为吸收剂量（cGy）。表 3-11 给出在满足电子平衡条件下的水、软组织、骨骼和肌肉组织的 f_m 数值。由于水、软组织和肌肉组织等材料的原子序数与空气相接近，所以在 10keV～10MeV 的 X 射线区段 $\left(\dfrac{\mu_{en}}{\rho}\right)_m \Big/ \left(\dfrac{\mu_{en}}{\rho}\right)_a$ 变化不大，f_m 值很接近；而骨骼则由于有效原子序数高，不仅在 10～100keV 能量区段 f_m 值很大，且当 X 射线能量从 30keV 增至 175keV 时，f_m 由最大值 4.24 急剧降至 1.00，原因在于低能 X 射线与物质相互作用以光电效应为主时，$\left(\dfrac{\mu_{en}}{\rho}\right)_m$ 近似与原子序数 Z 的立方成正比、与能量 E 的立方成反比，f_m 达到峰值，当能量再进一步增长时，康普顿效应主宰的局面对大多数介质而言电子密度大致相等，则 f_m 值类同。

表 3-11　满足电子平衡条件时对于不同光子能量、水和不同组织的 f_m 值

光子能量/MeV	水/cGy·R⁻¹	软组织/cGy·R⁻¹	肌肉/cGy·R⁻¹	骨骼/cGy·R⁻¹
0.01	0.911	0.84	0.921	3.46
0.015	0.9	0.829	0.921	3.85
0.02	0.892	0.821	0.919	4.07
0.03	0.884	0.817	0.918	4.24
0.04	0.887	0.827	0.922	4.03
0.05	0.9	0.849	0.929	3.52
0.06	0.916	0.877	0.937	2.9
0.08	0.942	0.918	0.949	1.94
0.1	0.956	0.94	0.956	1.45
0.15	0.967	0.956	0.96	1.06
0.2	0.969	0.959	0.961	0.978
0.3	0.97	0.961	0.962	0.941
0.4	0.971	0.961	0.962	0.933
0.5	0.971	0.962	0.962	0.93
0.6	0.971	0.961	0.962	0.928
0.8	0.971	0.962	0.962	0.927
1	0.971	0.962	0.962	0.927
1.5	0.971	0.962	0.962	0.962
2	0.971	0.961	0.962	0.927
3	0.968	0.958	0.959	0.931
4	0.965	0.955	0.956	0.937
5	0.966	0.951	0.952	0.942
6	0.958	0.947	0.948	0.947
8	0.951	0.94	0.941	0.957
10	0.945	0.933	0.935	0.965

（二）高能电离辐射吸收剂量的测量

通过测量照射量计算吸收量的方式受到多重的限制：①X（γ）射线能量不得高于 2MeV；②不适用于电子平衡未建立的情况；③照射量一词仅适用于 X 射线和 γ 射线光子辐射，不适用于其他粒子。为此在下文中将引入一套应用范围更广，可直接从测量结果计算吸收量的理论和方法，即布拉格-戈瑞（Bragg-Gray）空腔理论。

布拉格-戈瑞空腔理论认为，电离辐射在介质中的沉积能量即介质吸收剂量，可通过测量其放置在介质中的小气腔内的电离电荷量转换。设在一均匀介质中，有一充有空气的气腔，图 3-15 所示电离辐射如 X（γ）射线在介质中产生的次级电子穿过气腔时会在其中产生电离。这种电离可以是 X（γ）射线在气腔空气中产生的次级电子所致，也可以是在电离室空气等效壁材料中产生的次级电子所致，前者称气体作用，后者称室壁作用。假定气腔的直径远远小于次级电子的最大射程，则以下 3 个假定成立：①X（γ）射线光子在空腔中所产生的次级电子的电离，即气体作用，可以忽略；②气腔的引入并不影响次级电子的注入量及能谱分布；③气腔周围的邻近介质中，X（γ）射线的辐射场是均匀的。说明气腔的引入并不改变次级电子的分布，则介质所吸收的电离辐射的能量 D_m 与气腔中所产生的电离量 J_a 应有如下关系：

$$D_m = J_a \cdot \frac{W}{e} \cdot \frac{\left(\dfrac{\bar{S}}{\rho}\right)_m}{\left(\dfrac{\bar{S}}{\rho}\right)_a} \tag{3-34}$$

式中，$\dfrac{W}{e}$ 为电子的平均电离能；$\dfrac{\left(\dfrac{\bar{S}}{\rho}\right)_m}{\left(\dfrac{\bar{S}}{\rho}\right)_a}$ 为介质与空气的平均质量阻止本领之比。上式即布拉格-戈瑞关系式。

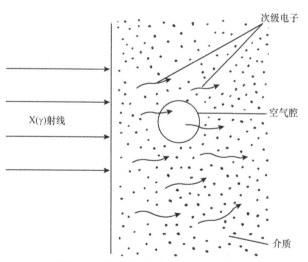

图 3-15　布拉格-戈瑞空腔理论示意图

布拉格-戈瑞关系式成立与否依赖于气腔大小、室壁材料和电离辐射的能量。实验表明，只有像石墨等与空气有效原子序数相近的室壁材料，在电离辐射能量较高以及气腔几何尺寸适中的条件下，式（3-34）才能较为精确地成立。随着电离辐射能量降低，气腔尺寸增大，气腔的气体作用不可忽略，以致造成气腔内和室壁材料中电子分布不均匀，布拉格-戈瑞关系式会逐渐失效。公式中使用的质量阻止本领依赖于次级电子的能谱，计算较为复杂。例如，次级电子在气腔内的电离过程中会产生次级电离，形成二次电子，即 δ 电子，其射程较长，可将部分能量带出气腔以外，而布拉格-戈瑞理论假设次级电子在气腔中的能量损失是连续的，并完全消耗在气腔气体的电离过程中，因此阻止本领的计算，应利用

Spencer-Attix 理论。

Spencer-Attix 理论要点是，将次级电离的二次电子的能量按某一能量分为两能量段，该能量值称为截止能量以Δ表示。能量为Δ的电子的射程约等于气腔的直径。能量低于Δ的二次电子为"慢"电子，相反则称为"快"电子。慢电子的能量被认为消耗在气腔内；而能量高于Δ的快电子，计算阻止本领时不被包括在其中，经这种处理的阻止本领称为限制性平均阻止本领，截止能量为Δ。在测量高能电离辐射的吸收剂量时，截止能量Δ一般取 10～30keV。

综合低能 X（γ）射线和高能电离辐射（包括电子、X（γ）射线等）的测量原理，需注意以下几点：①中低能 X（γ）射线吸收剂量的测量，首先测量的可以是照射量，但电离室壁材料不仅要与空气等效，而且壁厚要满足电子平衡条件；②用布拉格-戈瑞理论测量吸收剂量时，就不需要电子平衡条件，因为根据空腔电离理论，气腔中产生的电离电荷量只和介质中实际吸收的能量有关。对中低能 X（γ）射线测量时，只要电离室壁材料和空气等效，对空腔的大小没有特别的限制。例如，在空气中测量低水平辐射时，电离室体积往往较大。③空腔理论测量高能电离辐射的吸收剂量时，气腔应足够小，一般要小于次级电子的最大射程，但也不能过分小，以造成由次级电离产生的电子大量跑出气腔，而使布拉格-戈瑞关系式失效。

 吸收剂量的其他测量方法

除利用电离室进行吸收剂量测量外，在实际测量时，还可以采用其他测量方法测量吸收剂量。

（一）热释光剂量计

许多晶体材料具有热释光现象，这是指晶体被射线辐照后有少量的吸收能量滞留在晶体中，而当晶体被加热时又转为可见光形式释放的过程。这部分可见光可由所谓的读出器进行测量并转换成辐射剂量值。热释光剂量计就是利用这种原理制成的。热释光剂量计的主要部件就是探测元件（TLD）。

TLD 属于固体探测器，TLD 材料种类繁多，主要有氟化锂（LiF）、硼酸锂（LiBO$_4$）、硫酸钙（CaSO$_4$）、氟化钙（CaF$_2$）及氧化铝（Al$_2$O$_3$）等，其中氟化锂的特性最适合临床应用，原因是：①其有效原子序数为 8.2 与软组织（7.4）很接近；②剂量数据完整（如阻止本领和质能吸收系数等）；③对紫外线不敏感，不易潮解；④产品形式多样，如粉末、超薄基片、冲压片及柱状棒等。

TLD 具有体积小（小于 0.1cm^3）、灵敏度高（10^{-5}Gy）、量限宽（10^{-3}～10Gy）、剂量率依赖性小、响应稳定、环境适应性好、测量对象广泛、有测量的同时性（测量元件和测量仪器分离，故多个元件可同时受照）、便于携带等优点，但热释光剂量计元件辐射特性的分散性较大，其测量精度取决于元件的种类、形状、筛孔以及热释光读出仪的性能，与电离室法相比精度低。

（二）胶片剂量计

慢感光胶片剂量计是专门用来测量电离辐射的，它的空间分辨率高，对吸收剂量的测量准确度较高，对可见光线不敏感，数据处理和操作简单，一次测量即可获得二维剂量分布，已应用于医学辐射测量的许多领域。其原理是：感光胶片是由乳胶透明片基和溴化银晶体涂层组成的。当胶片接收电离辐射或可见光辐照时，在受照晶体内发生化学变化而形成潜影影像。冲洗胶片时，感光的晶体被还原成金属银颗粒。定影时未感光的晶体颗粒被定影液冲洗掉，在其位置处留下空白，不受定影液影响的金属呈黑色。胶片变黑的程度取决于所沉积的游离银的数量，即取决于吸收的辐射能。

（三）半导体剂量仪

半导体剂量仪使用的探测器实际上是一种特殊的 PN 型二极管，配备电子学的测量和显示线路而构成半导体剂量仪。可佩戴多个探头，可同时测量，分别读数。在相对测量中被广泛应用，如全身照射、近距离治疗的体内剂量、X 刀等的剂量，特别在电子线的百分深度剂量的测量中有其独到之处。

根据半导体理论，P 型和 N 型半导体结合在一起时，在其结合部（PN 结）会形成一个空间电荷区。在无外界因素影响下，空间电荷区处于动态平衡状态。当放射线照射到空间电荷区时，会破坏这种平衡，使带电粒子定向移动形成电流，电流的大小与射线的强度成正比，这就是半导体剂量仪的测量原理。

半导体探测器探头是由硅材料制成，所以有极高的灵敏度，相同体积的半导体探头要比电离室的灵敏度高约 18000 倍。故而半导体探头可以做得很小（0.3～0.7mm³）、很薄，除了常规用于测量剂量梯度比较大的区域，如剂量建成区、半影区的剂量分布和用于小野剂量分布的测量外，近十年来，半导体探测器越来越被广泛地用于患者治疗过程中的剂量监测。半导体探测器的缺陷是：在热效应的影响下，半导体探测器即使在无偏压状态工作，也会产生"暗"电流，"暗"电流会增大本底信号；另外，高能辐射轰击硅晶体，会使晶格发生畸变，导致探头受损，灵敏度下降。对于给定的探头，受损程度依赖于辐射类型和受照累积剂量，除此之外，半导体探测器的灵敏度还受到环境温度、照射野大小以及脉冲式电离辐射场中的剂量率的影响。

四 射线质的测定

放射治疗常用的电离辐射是 X（γ）射线和高能电子束，在确定吸收剂量时，所用的许多参数都依赖于辐射能量，即射线的质。描述射线品质的理想方式是详细说明它的光谱分布，但临床部门的有限设备难以且没有必要测定光谱分布，因为射线作用于人体的生物学效应对射线的品质不是十分敏感，在放射治疗中，人们更感兴趣的是射线穿透患者的能力。因此，射线质定义为射线穿透物质的本领。下面分别介绍 X（γ）射线和高能电子束射线质的测定方法。

（一）X（γ）射线质的测定

放射治疗中所用的 X（γ）射线分为中低能和高能 X 射线，以及某些放射性核素发射的 γ 射线，其射线质的测定方法不尽相同。

1. 中低能 X 射线　对中低能 X 射线，其射线质通常用半价层来表示，定义为使射线强度衰减到它初始值的一半所需某种材料吸收体的厚度。临床剂量学中，半价层通常按 X 射线机管电压的大小和使用的滤过板，分别用铝或铜材料的厚度来表示，如 2mmAl、0.5mmCu 等。半价层值需要在窄束条件下通过实验测量，为避免散射线对测量精度的影响，电离室至少距吸收体 50cm 以上，并使用小照射野（即窄束条件）进行测量。对于单能射线束其衰减为指数性，而 X 射线机产生的 X 射线的能谱都是连续谱，这时射线束的衰减不再遵循指数规律。射线衰减的速率随吸收体厚度的增大而减小，这是因为吸收体首先滤除低能光子，第一半价层先使射线束初始强度减小了一半，这时射线束变得更硬，导致第二半价层，即将射线束的强度减小到它从第一半价层透射后的强度的一半所需的材料厚度要增加，同理，第三半价层的厚度大于前两个半价层。对半价层相同的射线质，其 X 射线的能谱也会不同，百分深度剂量分布也可能不同，因为 X 射线机产生的 X 射线的能谱都是连续谱，该能谱分布取决于峰值加速电压、靶材料和线束滤过等因素，所以通常要用半价层和峰值加速电压或同质性系数（定义为第一和第二半价层的比值）对中低能 X 射线的质做综合描述。表 3-12 给出了中低能 X 射线质的有关参数表。

表 3-12　中低能 X 射线质的有关参数表

有效半价层		管电压/kV	同质性系数	
/mmAl	/mmCu		Al	Cu
1.0	0.030	50	0.63	0.64
1.5	0.045	—		
2.0	0.062	75	0.65	0.59
3.0	0.10	—		
4.0	0.15	100	0.67	0.52
5.0	0.20	105	0.69	0.53
6.0	0.25	—		
7.0	0.32	—		
8.0	0.42	140	0.77	0.53
9.0	0.50	135	0.82	0.58
10.0	0.60	—		

续表

有效半价层		管电压/kV	同质性系数	
/mmAl	/mmCu		Al	Cu
11.3	0.80	—	—	—
12.3	1.0	180	0.90	0.61
14.5	1.5	—	—	—
16	2.0	220	0.96	0.70
18	3.0	—	—	—
20	4.0	280	0.98	0.90
21	5.0	—	—	—
23	6.0	—	—	—
27	8.0	—	—	—
32	10.0	—	—	—
39	12.0	2×10^3	—	—

2. 放射性核素产生的 γ 射线　放射性核素 γ 射线的质通常用平均能量和核素名来描述。例如，^{60}Co 在其衰变过程中释放两种不同能量的 γ 射线，1.17MeV 和 1.33MeV。因它们的衰变概率相同，所以它们的平均能量为 1.25MeV。因此，放射治疗中放射性核素的 γ 射线质，一般用其核素名和辐射类型表示，如 ^{60}Co γ 射线、^{137}Cs γ 射线等。

3. 高能 X 射线　对加速器产生的高能 X 射线，其射线质大多用峰值能量来说明，很少采用半价层。原因是高能 X 射线通过透射型靶和均整过滤器时已被强制硬化，致使任何外部附加滤板都不能明显改变其束流品质或其半价层值，束流的平均能量约为峰值能量的 1/3。然而相同的峰值加速电压下，不同厂家加速器的 X 射线能谱可能会有很大不同，原因是加速器中产生的轫致辐射 X 射线能谱，并不完全依赖于加速电子的能量，它还与加速方式、射束的偏转、准直系统设计，特别是所选择的 X 射线靶和均整器的材料、厚度等因素直接相关。正是由于这些因素的影响，X 射线质只能直接用反映其穿透能力的因素来表示。

从剂量学角度考虑，对高能 X 射线质的测定，通常的做法是用辐射质指数 I 来表示。辐射质指数的定义方法一般有两种，如图 3-16 所示，一是保持靶到探测器距离不变，分别以水模体中 20cm 处与 10cm 处的组织模体比 TPR 的比值表示；二是保持靶到模体表面的距离不变，以水模体中 20cm 和 10cm 处的百分深度剂量 PDD 之比表示。表 3-13 给出高能 X 射线质上述几种表示方法的数值以及相对应的关系。

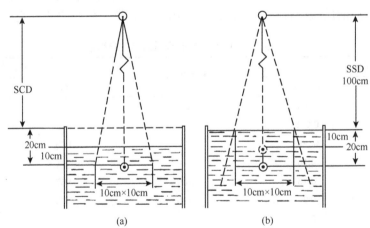

图 3-16　测定 X （γ）射线辐射质指数测量方法示意图

（a）靶到电离室距离（SCD）保持不变，测量 TPR_{20}/TPR_{10}；（b）靶到模体表面距离（SSD）保持不变，测量 PDD_{20}/PDD_{10}

（二）高能电子束射线质的测定

加速器产生的高能电子束，在电子引出窗以前，能谱相对较窄，基本可认为是单能。电子束引出后，经过散射箔、监测电离室、空气等介质，并经准直器限束到达模体（或患者）表面和抵达模体后，能谱逐渐变宽。电子束的能量在不同位置其数值有很大差别，从临床使用和水中吸收剂量测量考虑，对于高能电子束，首要关心的是模体表面和水中特定深度处的能量的定义和表示方法。

1. 模体表面的平均能量 高能电子束在模体表面的平均能量 $\overline{E_0}$，是表示电子束穿射介质的能力和确定模体中不同深度处电子束平均能量的一个重要参数。确定 $\overline{E_0}$ 的方法是测量高能电子束在水中的百分深度剂量曲线，如图 3-17 所示，找出它的半峰值剂量深度 R_{50}（cm），其关系为

$$\overline{E_0} = 2.33 \cdot R_{50} \qquad (3-35)$$

表 3-13 高能 X 射线质几种表示方法的相应关系

TPR_{20}/TPR_{10}	标称加速电位 /MV	PDD_{20}/PDD_{10}
0.60	3.5	0.520
0.62	3.9	0.535
0.64	4.4	0.550
0.66	5.0	0.570
0.68	5.8	0.585
0.70	7	0.300
0.72	8	0.615
0.74	9.5	0.630
0.75	10.5	0.640
0.76	12	0.645
0.77	14	0.655
0.78	20	0.660
0.79	25	0.675
0.57	$^{60}Co\,\gamma$ 射线	0.500

式中，系数 2.33 的单位是 $MeV \cdot cm^{-1}$，它是利用蒙特卡罗方法模拟高能电子束百分深度剂量而得来的。需要特别指出，在确定 R_{50} 时，要求固定源（即靶位置）到电离室的距离，然后测量其百分深度剂量。如果采用固定源到模体表面距离（固定 SSD）方法，式（3-35）应改写为多项式形式

$$\overline{E_0} = 0.656 + 2.059R_{50} + 0.022R_{50}^2 \qquad (3-36)$$

2. 模体表面的最大可几能量 在分析高能电子束的百分深度剂量分布时，模体表面的最大可几能量 $E_{p,0}$ 是一常用的参数，它直接对应于电子射程 R_p。如图 3-17 所示，电子束射程 R_p 定义为水中百分深度剂量曲线下降部分梯度最大点的切线与轫致辐射部分外推延长线交点处的深度（cm）。百分深度剂量的测量应注意源（靶位置）到模体表面距离为 100cm，采用较大射野。$E_{p,0}$ 与 R_p 的关系由下式给出：

$$E_{p,0} = C_1 + C_2R_p + C_3R_p^2 \qquad (3-37)$$

式中系数分别为 $C_1 = 0.22MeV$，$C_2 = 1.98MeV \cdot cm^{-1}$ 和 $C_3 = 0.0025MeV \cdot cm^{-2}$。该值根据蒙特卡罗方法计算得出，在 1～50MeV 能量范围内，误差为 2%。

3. 不同深度处的平均能量 随模体深度的增加，电子束能量发生变化。在深度 Z 处的电子束的平均能量，可近似用其表面平均能量 $\overline{E_0}$ 和射程 R_p 来表示

$$\overline{E_z} = \overline{E_0}\left(1 - \frac{z}{R_p}\right) \qquad (3-38)$$

式（3-38）是一近似关系式，仅对较低能量的电子束（E_0 小于MeV），或较高的电子能量时较小深度处成立。表 3-14 给出利用蒙特卡罗方法计算出的水中 $\overline{E_z}$ 与 $\overline{E_0}$ 的数值关系。

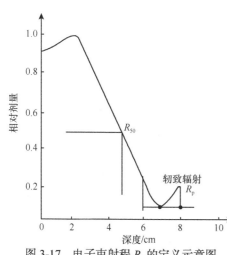

图 3-17 电子束射程 R_p 的定义示意图

表 3-14 高能电子束水中深度 z 处平均能量 $\overline{E_z}$ 与表面平均能量 $\overline{E_0}$ 的关系

z/R_p	表面平均能量					
	5MeV	10MeV	20MeV	30MeV	40MeV	50MeV
0.00	1.000	1.000	1.000	1.000	1.000	1.000

z/R_p	表面平均能量					
	5MeV	10MeV	20MeV	30MeV	40MeV	50MeV
0.05	0.943	0.941	0.936	0.929	0.922	0.915
0.10	0.888	0.884	0.875	0.863	0.849	0.835
0.15	0.831	0.826	0.815	0.797	0.779	0.761
0.20	0.772	0.766	0.754	0.732	0.712	0.692
0.25	0.712	0.705	0.692	0.669	0.648	0.627
0.30	0.651	0.645	0.633	0.607	0.584	0.561
0.35	0.587	0.583	0.574	0.547	0.525	0.503
0.40	0.527	0.523	0.514	0.488	0.466	0.444
0.45	0.465	0.462	0.456	0.432	0.411	0.390
0.50	0.411	0.407	0.399	0.379	0.362	0.345
0.55	0.359	0.355	0.348	0.329	0.314	0.299
0.60	0.313	0.309	0.300	0.282	0.269	0.256
0.65	0.270	0.265	0.255	0.239	0.228	0.217
0.70	0.231	0.226	0.216	0.202	0.192	0.182
0.75	0.197	0.191	0.180	0.168	0.159	0.150
0.80	0.164	0.159	0.149	0.138	0.131	0.124
0.85	0.137	0.131	0.120	0.111	0.105	0.099
0.90	0.114	0.108	0.096	0.089	0.084	0.079
0.95	0.091	0.086	0.076	0.069	0.065	0.061
1.00	0.077	0.071	0.059	0.053	0.049	0.045

思考与练习

一、选择题

1. 随机性效应的发生（　　）与受照剂量的关系是线性无阈值的。
   A. 时间　　　　　B. 部位
   C. 概率　　　　　D. 严重程度
   E. 地点

2. 确定性效应的（　　）与受照剂量有关，且有阈值。
   A. 发生时间　　　B. 发生部位
   C. 严重程度　　　D. 概率
   E. 地点

3. 辐射防护的目的之一在于防止有害的（　　）发生。
   A. 随机性效应　　B. 组织反应
   C. 躯体效应　　　D. 遗传效应
   E. 严重效应

4. 受照射个体本身所产生的效应是（　　）。
   A. 遗传效应　　　B. 随机效应
   C. 躯体效应　　　D. 组织反应

   E. 严重效应

5. 严重程度随剂量而变化，且存在阈值的效应是（　　）。
   A. 随机效应　　　B. 组织反应
   C. 躯体效应　　　D. 遗传效应
   E. 严重效应

6. 已知某单能射线在钢中的半价层为3mm，则该射线在钢中的吸收系数为（　　）。
   A. 0.231cm　　　B. 2.31cm^{-1}
   C. 2.079cm　　　D. 0.00231mm^{-1}
   E. 2.31nm^{-1}

7. 哪种放射线测量仪器精度最高（　　）。
   A. 自由电离室　　B. 实用电离室
   C. 半导体剂量仪　D. 胶片亮剂量计
   E. 指形剂量仪

8. 人体受到哪种类型辐射危险（　　）。
   A. X射线　　　　B. γ射线
   C. α射线　　　　D. β射线
   E. 紫外线

9. 已测 ^{60}Co γ 射线在空气中的照射量为 0.1C · kg^{-1}，空气中该点的吸收剂量 D_a 为多少？（ ）

   A. 4.0Gy   B. 3.397Gy
   C. 33.97Gy   D. 0.1Gy
   E. 3.397mGy

10. 放射线测量仪器不含（ ）

    A. 自由空气电离室 B. 热释光剂量计
    C. 胶片剂量计   D. 滤线器
    E. 半导体剂量仪

二、问答题

1. 辐射的生物效应有哪些？
2. 胎儿受照效应、皮肤效应又有哪些？
3. 简述影响放射损伤的因素。
4. 照射量的测量、吸收剂量的测量方法有哪些？
5. 在关于照射量的定义中，有光电离电量 dQ 是 X 射线在 dm 中产生的次级电子在 dm 中电离激发所产生的吗？
6. 射线与介质作用时，产生的次级电子在什么条件下才满足"带电粒子平衡"？
7. 当量剂量与有效剂量的区别是什么？
8. 照射量、照射量率、比释动能、比释动能率、吸收剂量、吸收剂量率、当量剂量、当量剂量率及有效剂量的定义、单位，以及其间的关系。

（黄小燕　李君霖）

第四章 医学成像的安全防护

学习目标

1. 掌握：放射防护的基本原则；外照射的屏蔽防护；我国放射卫生防护标准。
2. 熟悉：外照射防护的一般措施。
3. 了解：与医用放射防护有关的放射防护法规和标准；放射防护法规与标准的概念及贯彻实施方法。

随着社会的发展和辐射技术的广泛应用，辐射渗入国防、能源、医学、工业、农业等各个领域。辐射技术在为现代文明做出显著贡献的同时也对公众的健康带来了一定的危害。在医疗照射等接触电离辐射的工作中，如果防护措施不当，违反操作规程，人体受照射的剂量超过一定限度，则可能发生有害作用。通过学习本章内容，使学生掌握医学成像防护的基本知识，在临床工作中提高医疗照射的防护意识，合理应用辐射，从而能够最大限度地保护自身及患者的安全，让医学成像为人类造福。

第一节　X 射线的防护知识

X 射线作为医学成像的主要信息载体，临床应用最早，使用最广。利用它对人体进行照射，一方面能对疾病进行检查、诊断和治疗，而另一方面又会对人体产生一定程度的损伤，因此，在使用中，必须注重对 X 射线的防护。

对 X 射线进行防护的出发点是要将其危害减至最低，能够在 X 射线应用的效益、风险和经济三个方面取得最佳的平衡。对 X 射线进行防护的目的是防止其对接触者产生危害或将危害降至可接受的水平。为了达到这一目的，对 X 射线设施的选址、设计、建造、运行和退役，都必须遵守放射防护的基本原则。

一、放射防护的基本原则

国际放射防护委员会（ICRP）早在 1977 年发表的第 26 号建议书中就提到，在放射防护体系中，以"实践的正当化""防护的最优化""个人剂量限制"为基本原则。这三项基本原则是一个有机的整体，在应用时为了达到防止有害的组织反应发生，并限制随机性效应的发生概率使之达到可以接受的水平，必须综合考虑三项基本原则，在实践中灵活运用。

（一）实践的正当化

具有放射性的任何实践活动，都必须先经过正当性的判断。必须具有正当的理由，才能够获得超过代价的纯正利益；放射性实践活动要保证其对受照个体或社会产生足够的利益，如果抵挡不了该活动所引起的辐射危害就不得采用。

实践的正当化要求任何放射性实践都应有：利益＞代价+危险。"利益"是指对整个社会的利益，它包括经济效益和社会效益、辐射危害的减少等。"代价"指的是所有消极方面的总和，包括经济代价、健康危害、不利的环境影响、心理影响和社会问题等。"危险"是指所承受的未来可能遭到损害的风险，是一种潜在的代价。X射线实践的正当化就是要保证其所致的电离辐射危害同社会和个人从中获得的利益相比是可以接受的。

虽然实践的正当化判断主要由主管部门做出，但是从事该实践的管理人员和防护人员应当为决策提供必要的资料，使得决策能够正确和恰当。

（二）防护的最优化

最优化原则又称为合理使用低剂量（as low as reasonably achievable，ALARA）原则，即所有的电离辐射都应保持在合理的、能够被接受的、剂量尽量低的水平，简称为合理使用低剂量。作为剂量限制体系中的一项重要的原则，在于促进社会公众集体安全。如图4-1所示，健康代价（曲线A）正比于总剂量，放射防护代价（曲线B）反比于总剂量。当总剂量较小时，健康代价较小而放射防护代价很大；当总剂量较大时，健康代价较大而放射防护代价较小。曲线A和B之和为总代价，有一最小值，即健康代价与放射防护代价之和W_0。最优化的防护就是要用最小的代价获得最大的净利益，避免不必要的照射，并使必要的照射保持在合理水平。这里所说的辐射剂量并不是越低越好，而是在考虑了社会、政治和经济等综合条件下，使医疗照射剂量低到合理的水平。在对放射实践选择防护水平时，必须在由放射实践带来的利益与所付出的代价之间权衡利弊，以期用最小的代价获取最大的净利益。要保证每个个体所受的危害不超过其可以接受的水平才是合理的，而不是盲目追求无限地降低剂量。在对放射防护实践正当化判断和防护最优化进行设计时，还应考虑到未来的发展可能造成的危害，要为将来的发展留有余地。

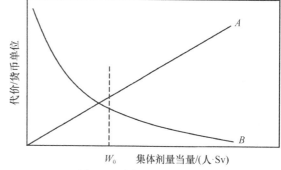

图 4-1 防护最优化示意图

（三）个人剂量限制

在实施X射线检查正当化和放射防护最优化的同时，必须保障放射工作人员和公众所受照射的剂量不超过国家规定的标准。为了确保没有人受到超量的射线，需要用剂量限值对个人所受的医疗照射加以限制。个人剂量限值是指放射性工作人员和广大居民个人所受的当量剂量的国家标准限值。在放射实践中，不产生过高的个体照射量，以保证任何人的危险度不超过某一数值，即必须保证个人所受的放射性剂量不超过规定的相应限值。ICRP规定放射工作人员全身均匀照射的年剂量当量限制值为50mSv，连续5年平均有效剂量为20mSv，任何一年不超过50mSv；广大居民的年剂量当量限值为1mSv。连续5年中任何一年不超过5mSv，如表4-1所示。剂量限值为内、外照射之和，但不包括天然本底照射和医疗照射。在医疗照射中，无剂量限值。

表 4-1 ICRP 1990 年 60 号建议书中的年剂量限值 （单位：mSv·a⁻¹）

限制内容	职业	公众
有效剂量	20	1
当量剂量		
眼晶状体	150	15
皮肤	500	50
手和足	500	—

我国放射卫生防护基本标准中，工作人员的每年剂量当量限值采用ICRP推荐规定的限值，为防止随机效应，规定放射性工作人员受到全身均匀照射时的年剂量当量不应超过50mSv，公众中个人受照射的年剂量当量应低于5mSv。当长期持续受放射性照射时，公众中个人在一生中每年全身受照射的年剂量当量限值不应高于1mSv，且以上这些限制不包括天然本底照射和医疗照射。个人剂量限制是强制性的，必须严格遵守。个人剂量限值是不可接收的剂量范围的下限，而不是可以允许接收的剂量上限。即使个人所受剂量没有超过规定的相应的剂量当量限值，仍然必须按照最优化原则考虑是否要进一步降低剂量。所规定的个人剂量限值不能作为达到满意防护的标准或设计指标，只能作为以最优化原则控制照射的一种约束条件。

三个基本原则所形成的放射防护体系，是为了保护放射工作人员和公众免受或少受辐射的危害而必须遵循的。辐射防护的目的在于既要对人及其环境提供恰当的防护，又要能促进科学技术的应用和发展。为了达到这个目的，必须首先确定防护的基本原则，然后通过立法，将这些原则转化为法律和法规，从而去指导人们的实践活动。

防护的基本原则是针对受控制源的辐射照射情况而言的，原则上，它不适用于针对非受控制源的辐射防护（包括核事故的情况），因为在这些情况下，不能通过对辐射源施加控制的方法来限制或减少人们所遭受的辐射剂量。在事故情况下，只能遵循应急干预的基本原则来控制或减少人们所受到的辐射照射。

在上述防护三原则中，正当化和最优化原则与辐射源有关，它们涉及的是对某项辐射源的引用和防护是否适宜。而个人剂量限值涉及的是职业性人员和公众个人，所以个人剂量限值与人有关。正当化是最优化过程的前提，个人剂量限值是最优化的约束条件。个人剂量限值规定了不可接受的剂量的下限，当实践的正当化判断和防护最优化的结果与个人剂量限制原则相抵触时，应服从个人剂量限制原则。所以，放射防护三个原则是相互关联的。

链接

放射防护基本标准的制定

为了保护放射工作人员和公众免受电离辐射危害，国际放射防护委员会（International Commission on Radiological Protection，ICRP）总结了历年来发表的建议书，于 1990 年发布了国际上第一部放射防护标准，其在第 60 号出版物中介绍了放射防护的剂量、放射防护的概念、放射防护体系等。随后，国际原子能机构（IAEA）、国际劳工组织（International Labour Organization，ILO）、泛美卫生组织（PAHO）、经济合作与发展组织核能机构（NEA/OECD）和世界卫生组织（World Health Organization，WHO）等将 ICRP 1990 年建议书用于辐射防护基本安全标准中，形成了《国际电离辐射和辐射源安全基本标准》（IBSS），于 1996 年出版发行。之后，国际上的放射防护标准均以此为基础，我国辐射防护标准的形成也从此开始。2007 年，ICRP 又发布了 103 号出版物，对上述内容进行了更新。

二 外照射防护的一般措施

电离辐射以两种方式作用于人体，即体外照射与体内照射。X 射线属于贯穿辐射，它以体外照射方式进入人体；放射性物质进入体内则发生生体内照射，它在体内放出 β 射线、γ 射线。受到辐射的人也可分为两类：一类是从事辐射工作的人员，如医院放射科的工作人员、核医学检查的工作人员、放射治疗工作人员等，他们是由于工作的原因才受到照射的；另一类是广大居民，他们有时要受到必要的医疗照射；还有一些是生活和工作中不可避免的，如乘坐地铁、飞机等。电离辐射的防护因照射方式不同采用的措施不尽相同。下面介绍体外照射的防护措施。

根据射线的强度与接触距离的平方成反比，与接触时间成正比的关系，对外照射应该采取时间、距离、屏蔽等防护措施。

1. 时间防护　通过减少受照射时间来降低辐射剂量的外照射防护措施，称为时间防护。由于受照射剂量与受照时间成正比，受照时间越长，所受累积的剂量越大，所以，要尽量减少在有 X 射线的场中逗留的时间。X 射线工作人员在进行相关设备操作前要做好充分的准备工作，在设备使用过程中，要求技术熟练、动作准确而迅速，以减少检查时间。操作中还要注意优选 X 射线检查摄影条件，减少废片，减少重复照射。例如，工作人员在大剂量照射下工作，更要严格控制操作时间，将个体受照射剂量控制在规定的限值以下。

2. 距离防护　通过增加与辐射源的距离来降低辐射剂量的外照射防护措施，称为距离防护。针对点状辐射源，在不考虑空气对电离辐射的散射和吸收时，人体受到的照射剂量与距离的平方成反比，即距离每增加一倍，剂量减少到原来的 1/4。所以，增加人体到辐射源的距离，可减少其受照剂量。在实际工作中，要尽可能增加人员与 X 射线管球之间的距离，操作者可采用远距离监视遥控操作、隔室操作，选用远距离操作工具，如长柄钳子、机械手等，以增大人体与辐射源之间的距离。

3. 屏蔽防护　屏蔽防护就是在辐射源与人体之间设置能够吸收辐射的屏障物，以减少辐射对人体的照射剂量。虽然依靠时间防护和距离防护可以减少人体受照剂量，但是有时不允许无限地缩短受照时间和增大辐射源与人体的距离，此时屏蔽防护是更可取的防护措施。在实际工作中，应根据具体情况综合利用时间防护、距离防护和屏蔽防护这三种基本方法。

4. 控源防护　即控制辐射源强度。在满足工作需要的前提下，要尽量选择低辐射源，尽可能减少照射面积。由于，CT 扫描比 X 射线摄影的辐射剂量高，临床上根据患者的具体情况可以选择 CT 低剂量扫描技术，在做好时间、距离、屏蔽防护的基础上，做好外照射的控源防护也是必要的。

链接

内照射的防护

使用封闭源的职业接触属于外照射，而从事开放源作业的职业接触属于内照射。在从事开放源作业时，放射性核素可经过呼吸道、消化道或皮肤进入体内，对机体进行持续性照射。体内照射剂量的降低，只能依靠放射性物质体内排出和蜕变。为了保障从事开放源作业人员和周围居民的健康和安全，根据接触到的放射性核素的种类和放射性活度的不同，将对开放型放射工作单位及工作场所进行分类和分级。根据开放型放射工作单位的放射性核素的等效年用量分为三类；根据放射性核素的最大等效日操作量分为三级。对于不同种类、不同级别，开放性放射工作场所的卫生防护均有严格的要求。医疗单位中，从事开放源作业的工作主要是核医学检查。由于开放性作业有环境污染的问题，如忽视防护则可将放射性尘粒带到生活区。因而对开放性作业场所一定要注意防止放射性物质的扩散和进入体内。首先在场所选址上要把好关，要选择地势高、地下水源低的下风向处，尽量在水源的下游，在工作建筑区内不能有居民区。要采用三区区分的建筑设计（活性区、过渡区、清洁区），在过渡区和清洁区之间有卫生工作室，可洗澡、更衣。不准把活性区的东西带到清洁区，其放射监测以放射性沾污的监测结果作为是否放行的标准。要有废水的专用下水道及处理设施、空气净化的捕尘和固体废物的存放和处理设施。定期进行辐射监测和职业体检，以便及时发现防护工作薄弱环节，改善防护条件，防止事故发生，确保工人安全健康。

将内照射的基本防护措施综合起来，主要有下列几个方面：

1. 降低空气中放射性核素的浓度　采取隔离措施，如在手套箱或通风柜内操作，防止工作场所空气污染的发生；采取良好的通风措施，引入室外新鲜空气以降低工作场所中空气的放射性核素的浓度。

2. 降低表面污染水平　严格按照操作规范操作，防止或减少表面污染的发生；对已发生的表面污染要及时采取适当的去污措施去除表面污染，防止污染扩散。

3. 防止放射性核素进入人体　在操作开放型放射源时要穿戴合适的个人防护用品，讲究个人卫生，防止放射性核素经呼吸道、消化道、皮肤和伤口进入人体内。

4. 加速体内放射性核素的排出　对体内已有的放射性核素污染要尽快应用合适的促排药物等措施，加速其排出，以减少其辐射危害。

三 外照射的屏蔽防护

在辐射源与人之间设置能够吸收辐射的屏障物，形成防护屏蔽，以减少辐射对人体的照射剂量。进行屏蔽防护要根据辐射源的性质来选择屏蔽材料。电离辐射的辐射源，普遍能量较大，穿透力较强，所以，外照射屏蔽防护一般选择的屏蔽材料原子序数都比较高，密度比较大。

（一）对屏蔽材料的要求

1. 防护性能　主要指屏蔽材料对辐射的衰减能力，要有一定的厚度和重量。在屏蔽效果差异不大的情况下，理想屏蔽材料的成本差别小、厚度薄、重量轻。要求衰减射线能力强，对于 γ 射线和中子射线混合场，屏蔽材料选择时，应既可以吸收中子射线又可以吸收 γ 射线，产生的次级辐射少。

2. 结构性能　在屏蔽性能好的基础上，还要成为建筑结构的一部分，需要屏蔽材料的物理形态、力学特性、机械强度等结构性能良好。

3. 稳定性能　能保证屏蔽效果持久性，要有较强的抗辐射能力、能耐高温、抗腐蚀，能与水、汽、酸、碱、高温等接触。

4. 经济成本 要求屏蔽材料的成本低、来源广泛、易加工、安装维修方便。

（二）常用屏蔽防护材料

1. 防护 β 射线的屏蔽材料 可选用铝、有机玻璃、混凝土等原子序数相对低的物质，它们能将轫致辐射减小到最低限度。

2. 防护 X 射线、γ 射线的屏蔽材料 选用高原子序数的金属，也可以选择低原子序数的建筑材料。

（1）铅：原子序数 82，密度 11350kg·m⁻³。具有耐腐蚀、强衰减 X 射线等优点，是针对 X 射线防护的良好屏蔽材料。但是其价格较高，结构性能差，机械强度差，不耐高温，还具有化学毒性，对低能 X 射线散射量较大。要根据具体情况进行选择，可以制成 X 射线管管套内衬防护层、防护椅、遮线器、铅屏风和放射源容器等。在 X 射线防护的特殊需要中，可以制作含铅制品，如铅橡皮、铅玻璃、铅手套等个人防护用品，以及铅橡皮、铅玻璃可制成的各种防护用品。

（2）铁：原子序数 26，密度 7800kg·m⁻³。具有机械性能好，价廉，易于获得，有较好的防护性能等优点，是防护性能与结构性能兼优的屏蔽材料。多用于固定式或移动式防护屏蔽，很多情况下可以替代铅制品。对 100kV 以下的 X 射线，6mm 铁相当于 1mm 铅的防护效果。

（3）砖：其优点为价廉、通用、来源容易。24cm 厚的实心砖墙约有 2mm 的铅当量。低管电压产生的 X 射线，是屏蔽防护的好材料。施工中要注意不留空隙，将砖缝隙填满。

（4）混凝土：由水泥、粗骨料（石子）、砂子和水混合做成，密度约为 2300kg·m⁻³，其优点为成本低廉，有良好的结构性能，多用作固定防护屏障。如有特殊需要，可以通过加进重骨料（如重晶石、铁矿石、铸铁块等），以制成密度较大的重混凝土。由于重混凝土的成本较高，所以要保证重骨料在屏障内均匀分布。

（5）水：有效原子序数 7.4，密度为 1000kg·m⁻³。其结构性能和防护性能较差，但水的成本低、透明、可流动，常以水池的形式储存放射源。在强辐射的情况下，用无离子水来屏蔽辐射以防其分解生成有害的气体。

（三）各种屏蔽材料厚度的折算

在有 X 射线机或其他放射源存在的建筑内，要考虑到建筑物中砖、灰浆、石料等建筑材料的屏蔽能力，可用式（4-1）将各种建筑材料的厚度折合成混凝土的厚度

$$d_{混凝土} = d_{材料} \frac{\rho_{材料}}{\rho_{混凝土}} \qquad (4-1)$$

式中，$\rho_{材料}$、$\rho_{混凝土}$ 为相应建筑材料和混凝土的密度。X 射线和 γ 射线的常用屏蔽材料的密度见表 4-2。

表 4-2 常用屏蔽材料的密度 （单位：kg·m⁻³）

防护材料	平均密度
混凝土	
普通混凝土	2350
重晶石混凝土	2600
钛铁矿骨料混凝土	3850
砂子（干燥、压实）	1600～1900
泥土（干燥、压实）	1500
砖（软）	1650
砖（硬）	2050
瓷砖	1900
砂子灰泥	1540
花岗岩	2650
石灰石	2460

防护材料	平均密度
硫酸钡（天然重晶石）	4500
水	1000
木头	500~900
铅玻璃	
普通铅玻璃	3270
高密度铅玻璃	6220

（四）铅当量

用于比较各种防护材料的屏蔽性能。通常把铅当量作为各种防护材料比较的标准。把达到与一定厚度的某屏蔽材料相同屏蔽效果的铅层厚度，称为该一定厚度屏蔽材料的铅当量，单位：毫米铅（mmPb）。屏蔽材料的铅当量并不是固定的，铅当量可以随着射线的能量、材料的厚度、照射野的变化等发生改变。因此，在谈到某种防护材料的铅当量时，一定要说明在多大射线能量下，是哪种材料，厚度是多少，还可以用比铅当量来说明材料的屏蔽性能，单位厚度（mm）防护材料的铅当量称为比铅当量。防护 X 射线的不同屏蔽材料的比铅当量见表 4-3。

表 4-3　几种 X 射线防护材料的比铅当量

防护材料	比铅当量*/mmPb · mm⁻²
铅橡胶	0.2~0.3
铅玻璃	0.17~0.3
含铅有机玻璃	0.01~0.04
填充型安全玻璃（半流体复合物）	0.07~0.09
橡胶类复合防护材料	
软质（作个人防护用品）	0.15~0.25
硬质（作屏蔽板）	0.3~0.5
玻璃钢类复合防护材料	0.15~0.2
建筑用防护材料（防护涂料、防护砖及防护大理石）	0.1~0.3

注：X 射线线质 80~120kV；2.5mmAl；

*所列比铅当量数值为该种防护材料常用型号数值。

链接

射线屏蔽厚度的确定

包括机房的建筑等固定防护设施，工作人员、被检者的个人防护用品，剂量监督部门进行辐射监测等均需要按照一定的要求对屏蔽材料的防护厚度进行计算，以此确定屏蔽厚度是否达标，以防御射线的辐射危害。

一 确定屏蔽厚度的依据

（一）当量剂量限值和最优化

根据剂量控制原则，工作人员和公众的受照剂量均不得超过规定的当量剂量限值。要满足剂量限值的屏蔽厚度并保证放射线在穿过屏蔽层以后其剂量降低为初始剂量的若干倍。在考虑经济和社会等因素后，使辐射照射保持在可以合理做到的最低水平，即为按最优化原则处理。

（二）屏蔽用途和距离

有用射线、散射线、漏射线等均为需要屏蔽的射线。对有用射线的屏蔽防护称为初级防护屏；对散射线及漏射线的屏蔽防护称为一级防护屏。要根据射线能量、射线源类型、射线源的活度、与射线源的距离以及防护屏蔽的用途等，对各种防护用品和防护设施的厚度进行设计。

（三）屏蔽材料的防护性能

屏蔽材料具有不同的种类和不同的密度，其决定了其防护性能和屏蔽厚度的不同。

（四）工作负荷（W）

也叫工作量，主要指周工作量 W，对 X 射线机而言其数值上等于每周 X 射线机的曝光时间 t（分钟，min）与管电流 I（毫安，mA）的乘积：$W = It$，单位：$mA \cdot min \cdot W^{-1}$。工作负荷取数月或 1 年工作量的平均值。一方面表明 X 射线机使用的频繁程度，另一方面表明输出量的多少。如果是 γ 源，则指距离 1m 处的有用射线和漏射线在 1 周的时间内其空气吸收剂量，单位为 $Gy \cdot m^2 \cdot W^{-1}$。

（五）居留因子（T）

人们在控制区外逗留的时间只是辐射源总的开启时间的一个份额，这个份额称为居留因子。虽然，在辐射源周围的居民或者逗留人员等非工作人员在控制区以外，也要对辐射源进行足够的屏蔽防护，将辐射控制在限值之下。

非职业人员在工作区、生活区及有人居住的地方等，属于全部居留区域，T 取 1；在走廊、休息室、电梯等地方，属于部分居留区域，T 取 1/4；候诊室、卫生间、楼梯等地方，属于偶然居留区域，T 取 1/16。对于职业性照射人员所在区域的 T 取 1。

（六）利用因子（U）

在屏蔽设计中，辐射源开启时间内，辐射束对准所关心的那个方向所占时间的分数，称为这一方向对辐射束的利用因子。当射线及辐射源的朝向发生变化时，利用因子可对工作负荷进行修正，地板的 U 取 1；墙壁的 U 取 1/4；天花板的 U 取 1/16。如果辐射源的朝向固定不变或为非直接从辐射源发出，则不需要考虑利用因子。

二 屏蔽厚度的计算

（一）X 射线屏蔽厚度的计算

可用公式或者查表等方法对防护屏蔽厚度进行计算。关于初级防护屏蔽厚度的确定，可用公式

$$B = \frac{Pd^2}{WUT}$$

式中，B 为有用射线的最大允许透射量，单位：$mSv \cdot m^2 \cdot mA \cdot min^{-1}$（也可用 mGy 代替 mSv）。$P$ 为周剂量限值，对工作人员：$P = 1mSv \cdot W^{-1}$；对公众：$P = 0.1mSv \cdot W^{-1}$。d 为参考点到焦点的距离，单位：m。WUT 为有效工作负荷，其中 W 为周工作负荷，单位：$mA \cdot min \cdot W^{-1}$；$U$ 为利用因子；T 为居留因子。

（二）γ 射线远距离治疗室的屏蔽计算

同样可用公式计算，再经查阅相关图表得出结果。

第二节　常规 X 射线摄影的防护

常规 X 射线摄影在临床医学影像检查中最为常用。为了减少电离辐射的危害，提高 X 射线摄影工作的安全性，X 射线摄影的工作人员需要采取有效的防护措施，对自身和患者进行必要的保护。为保障医用 X 射线工作者、受检者和公众的健康与安全，促进 X 射线机生产和 X 射线技术的应用和发展，我国早在 1987 年就制定了《医用诊断 X 线卫生防护标准》（GB8279—1987）。于 2002 年又制定了《医用 X 射线诊断卫生防护标准》（GBZ130—2002）和《医用 X 射线诊断卫生防护监测规范》（GBZ138—2002）。

一 X 射线摄影的防护原则

常规 X 射线摄影检查必须严格按照医疗照射防护基本原则执行操作，必须遵循实践的正当性和防

护的最优化，以及个人剂量限值。

（一）实践的正当性

X 射线科室的医务人员，要充分重视对患者的防护，严格掌握 X 射线摄影检查的适应证。在进行 X 射线摄影检查时，要进行代价和利益的分析，考虑到 X 射线摄影检查对被检者的利与弊。X 射线摄影检查对人群利益大于其可能产生的危害时，即在利益明显大于全部代价时，所进行的 X 射线摄影检查工作才是正当的和值得的。

（二）防护的最优化

X 射线摄影检查的医务工作者要正确使用 X 射线设备；避免不必要的重复检查；尤其对妇女、儿童等辐射敏感人群，要慎重进行 X 射线摄影检查。如必须采用 X 射线诊断，也要先进行正当性判断，选择最优的摄影方法，将 X 射线设备工作条件调节至最优状态，使 X 射线剂量降低到合理水平。工作中要规范操作，避免不必要的重复照射，加上严格的质量保证与质量控制，提供给医学影像诊断最佳图像。从对设备的规范操作、X 影像质量保证与质量控制等方面入手，充分体现 X 射线摄影检查防护的最优化。

（三）个人剂量限值

在实施正当化与最优化两项原则时，要同时保证个人所受照射的剂量不超过规定的限值。这就可以保证受检者及放射工作人员中的个人不致受到过高的辐射剂量。

二 X 射线摄影设备防护性能的要求

（一）X 射线机的防护性能要求

（1）X 射线管必须装在配有有限束装置的 X 射线管套内才可以使用。提供能调节有用线束矩形照射野。

（2）200mA 以上 X 射线机遮光器应设有更换附加过滤板的装置，每个 X 射线管头应配备有一定规格的附加过滤板。除乳腺摄影用 X 射线机外，X 射线管头窗口处固有过滤的铝当量不应小于规定值。不可拆卸的遮挡材料，不应小于 0.5mmAl；固定附加过滤与不可拆卸材料的总过滤，不应小于 0.5mmAl。除乳腺和牙科 X 射线机以外，X 射线过滤材料的质量等效总过滤，不应小于 2.5mmAl。

（3）X 射线管组件辐射窗不应比其指定应用所需要的最大 X 射线束所需要的大。为了将辐射窗限制在合适的尺寸上，可借助接近焦点装配的光阑。

（4）除了牙科 X 射线机外，X 射线管头组装体应有足够铅当量的防护层，当 X 射线源组件在相当于规定的最大输入量加载条件下以标称 X 射线管电压运行时，其泄漏辐射距离焦点 1m 处，在任一 100cm^2 区域内的平均空气比释动能应不超过 $1.0mGy \cdot h^{-1}$。

（5）各种常规 X 射线摄影设备，在正常选用配置的情况下，照射到患者体表的 X 射线束第一半价层须满足表 4-4。

表 4-4 医用诊断 X 射线机的半价层

应用类型	X 射线管电压/kVp		可允许的最小第一半价层/mmAl
	正常使用范围	所选择值	
特殊应用	≤50	30	0.3
		40	0.4
		50	0.5
其他应用	≥30	50	1.5
		60	1.8
		70	2.1
		80	2.3
		90	2.5
		100	2.7
		110	3.0

应用类型	X射线管电压/kV		可允许的最小第一半价层/mmAl
	正常使用范围	所选择值	
其他应用	≥30	120	3.2
		130	3.5
		140	3.8
		150	4.1

（二）辅助防护设施

1. 技术方面 对 X 射线采用距离防护、屏蔽防护措施。依据距离平方反比法则，通过增加 X 射线源和人体间的距离，减少 X 射线的照射剂量是最简单的防护措施；采用 X 射线管壳、遮光筒、过滤板、铅屏、铅手套及一定厚度铅当量的墙壁等措施进行屏蔽防护。

2. 职业人员方面 遵照国家相关放射防护标准，制定必要的防护措施，放射线工作者在进行 X 射线检查时要正确操作，认真执行保健条例，定期对所受的辐射剂量进行监测，工作时要穿戴防护用品，充分利用时间、距离防护等措施，加强对自己的保护。

3. 防护用品 包括 X 射线防护服、防护眼镜、防护围脖、防护帽、防护手套、性腺防护等。

4. 防护装置 包括可移动的 X 射线防护屏风、床边防护帘、升降式可移动防护帘、防护玻璃等。

三 X 射线摄影检查防护安全操作要求

（1）X 射线工作者必须熟练掌握业务技术和射线防护知识，配合有关临床医师做好 X 射线检查的临床判断，注意掌握其范围，正确、合理地使用 X 射线。

（2）除了临床必须的透视检查外，应尽量采用 X 摄影检查，以减少受检者和工作人员的受照剂量。

（3）X 射线工作者在透视前必须做好充分的暗适应，在不影响诊断的原则下，应尽可能采用高电压、低电流、厚过滤和小照射野进行工作。

（4）用 X 射线进行各类特殊检查时，要特别注意控制照射条件和避免重复照射，对受检者和工作人员都应采取有效的防护措施。

（5）摄影时，X 射线工作者必须根据使用的不同管电压更换附加过滤板。

（6）摄影时，X 射线工作者应严格按所需的摄影部位调节照射野，使有用线束限制在临床实际需要的范围内，并对受检者的非摄影部位采取适当的防护措施。

（7）摄影时，X 射线工作者必须在屏蔽室等防护设施内进行曝光，通过观察窗认真仔细观察患者举动。除正在接受检查的受检者外，其他人员不得留在机房内。

（8）如无法将患者送往固定 X 射线设备进行检查，可采用移动式或携带式 X 射线机，摄影时，X 射线工作者必须离管头和受检者 2m 以上，并对周围人员采取防护措施。携带式 X 射线设备不用于常规透视。

（9）进行 X 射线摄影检查时，X 射线工作者应注意合理选择胶片，并重视暗室操作技术，以保证摄影质量，避免重复照射。

（10）进行 X 射线检查时，对受检者的性腺部位要特别注意防护。孕妇一般不宜做 X 射线检查，以减少对胎儿的照射。

（11）对儿童及特殊患者要采用体位固定措施。当受检查者需要携扶时，对携扶者也应采取相应的防护措施。

（12）放射科临床教学时，对学员必须进行射线防护知识的教育，并注意他们的防护；对示教病例严禁随意增加曝光时间。

（13）检查时要注意对候诊患者的防护。除正在检查的受检者外，机房内不得有其他无关人员。透视时要合理安置拟同时进入的候诊者，要有相应的屏蔽防护。

（14）对 X 射线机要根据相关规定进行有效的检测，做好质量控制。

（15）对患者进行常规 X 射线检查，应从合理降低每次检查的个体受照剂量和减少不必要的 X 射线检查两个方面加以控制。操作时要认真选择各种技术参数，依据 IAEA 在 1997 年出版的《国际电离辐射防护和辐射源安全的基本安全标准》（BBS）的参考值，见表 4-5，根据实际具体情况选择，力求用最低的照射剂量来满足临床诊断的需要。

表 4-5　BBS 中关于 X 射线摄影检查时，不同摄影部位和摄影体位下的入射表面剂量参考值

检查部位	摄影方式	每次摄影入射表面剂量/mGy
腰椎	前后位摄影	10
	侧位摄影	30
	腰骶关节摄影	40
腹部，胆囊造影、静脉尿路造影	前后位摄影	10
骨盆	前后位摄影	10
髋关节		10
胸	前后位摄影	0.4
	侧位摄影	1.5
胸椎	前后位摄影	7
	侧位摄影	20
牙齿	牙根尖同	7
头颅	前后位摄影	5
	后前位摄影	5
	侧位摄影	3

四　妇女 X 射线检查的防护

（一）检查原则

（1）对就诊的育龄妇女、孕妇必须首先考虑非 X 射线的检查方法。

（2）对有生育计划的育龄妇女进行腹部或骨盆部位的 X 射线检查时，应首先问明是否已经怀孕，了解月经情况。

（3）妇女妊娠早期，特别是在妊娠 8～15 周时，非急须不得实施腹部尤其是骨盆部位的 X 射线检查。

（4）孕妇分娩前，不应进行常规的胸部 X 射线检查。

（5）避免对育龄妇女、孕妇重复进行 X 射线检查。

（二）放射科工作人员应遵守的原则

（1）接到育龄妇女、孕妇的 X 射线检查申请单时，首先要进行审查。工作人员根据受检者的末次月经、妊娠情况等与临床医师协商并进行判断，对确认没有必要进行 X 射线检查的患者，有权将申请单予以退回。

（2）针对育龄妇女、孕妇生理特点制备足够铅当量的各种适用的屏蔽物，工作人员必须熟练掌握业务技术、放射防护知识。

（3）应用于育龄妇女、孕妇检查的 X 射线机必须符合《医用 X 射线诊断放射卫生防护要求》GB8279。

（4）为了减少受检者的受照剂量，选择最佳摄影条件，制订出最佳 X 射线检查方案。

（5）根据诊断需要，严格进行射线束的准直，限制照射野范围。对妇女尤其是孕妇要采取有效的屏蔽防护措施，以减少辐射危害。

（6）操作前，做好充分准备。采用高管电压、低管电流、小照射野等条件。

（7）在进行 X 射线检查时，应使受检者采取正片的体位。

（8）尽量采用先进的技术和设备。减少受照剂量，提高图像质量。

（9）做好 X 射线检查的质量保证工作，避免不必要的重复照射。

五　儿童 X 射线检查的防护

（一）检查原则

（1）必须遵循 X 射线检查的正当性和防护最优化原则，使受检儿童照射剂量保持在可以接受的、合理的最低水平。

（2）必须注意儿童身躯小及对射线敏感等特点，采取相应的防护措施，严禁儿童进行群众性 X 射线体检。

（3）要建立 X 射线诊断质量保证计划，提高 X 射线诊断水平，减少儿童受照剂量。

（4）用于儿童的 X 射线机，其防护性能、工作场所防护设施及安全操作均须符合《医用 X 射线诊断放射卫生防护要求》。

（二）专用于儿童 X 射线诊断设备的防护要求

（1）X 射线机必须具有照射野调节功能，并带光野指示。

（2）非儿童专用 X 射线机，如用于儿童摄影检查，应按要求执行。

（3）X 射线机应根据不同检查类型、不同儿童等特点配备固定体位的辅助设备。

（三）X 射线防护设备和用品的防护要求

（1）X 射线机房必须为候诊儿童提供可靠的防护措施。

（2）机房布局合理，按儿童喜好进行装修，以减少儿童恐惧心理，以便在检查时能最大限度地争取儿童配合。

（3）必须为不同年龄儿童的不同部位配备保护相应器官和组织的防护用品，儿童专用防护用品不应小于 0.5mm 铅当量。

（四）对临床医师的要求

（1）对患儿是否进行 X 射线检查应根据临床实际需要和防护原则进行判断，要严格掌握儿童 X 射线摄影适应证，如确实有正当理由可以申请进行 X 射线检查。

（2）对儿童进行诊断，要优先考虑采用非电离辐射检查法。

（3）检查时要注意不得连续曝光，尽量缩短曝光时间。

（五）对 X 射线工作者的要求

（1）必须熟练掌握儿科放射学检查技术和放射防护知识，仔细复查每项儿童 X 射线检查申请，有权拒绝没有正当理由的 X 射线检查。

（2）除临床必须应用透视检查外，对儿童应采用 X 射线摄影检查。

（3）对儿童进行 X 射线摄影，应严格控制照射野，照射野面积不得超过胶片面积的 10%。

（4）对儿童进行 X 射线检查时，应用短时曝光摄影技术。

（5）对婴儿进行 X 射线摄影时，不应用滤线栅。

（6）必须对儿童非检查部位进行防护，特别应对儿童性腺及眼晶状体进行必要的防护。

（7）使用移动式设备进入儿童病房或婴儿室进行 X 射线摄影时，对其周围儿童要采取足够的防护措施，不允许将有用射线束朝向其他儿童。

（8）未经许可，不得使用儿童为 X 射线摄影检查示教或病例研究。

（9）X 射线摄影检查时，应该对儿童进行体位固定。如需扶持患儿，应对扶持者采取必要的防护措施。

第三节　床边 X 射线摄影的防护

床边 X 射线摄影是放射科日常工作中的重要组成部分，在临床工作中放射科医务人员经常要到病房为行动不便的危重患者进行床边 X 射线摄影。对于临床的危、急、重症患者，床边 X 射线摄影检查对疾病的诊断起到非常重要的作用。床边 X 射线摄影既给患者带来方便，同时，也带来了辐射问题，主要就是在对被检患者进行床边 X 射线摄影的同时，同病房内的其他患者也会被动地吸收 X 射线辐射。

 床边 X 射线摄影的防护原则

根据国际放射防护委员会提出的放射防护基本原则，对床边 X 射线摄影检查的防护重点是放射实践正当化和辐射防护最优化的判断和分析。

（一）床边 X 射线摄影的正当化

床边 X 射线摄影是一种防护性较差的检查和诊断程序，对被检者及同房间患者均存在一定的辐射危险。必须对每位患者进行正当性判断，使床边 X 射线摄影检查的数量减少 10%～20%，从而遏制对床边 X 射线摄影的过度应用。临床医生要增强对 X 射线辐射的防护意识，不可只图方便，不考虑 X 射线对其他患者和公众的辐射。对床边 X 射线摄影的检查程序、患者的个人特征、患者可能接收剂量估计、以往拟定检查和处置信息的有效性如何等，均要做出相应的判断。不得对在门诊或其他病区已进行过 X 射线照射、收住院或转病区的患者重复相同部位的照射；不得对婴幼儿使用与成人相同的曝光参数进行 X 射线照射。尤其是新出生的婴儿和孕妇更要慎重而细致地进行正当性判断。

（二）床边 X 射线摄影的最优化

在判断床边 X 射线摄影正当化后，对被检者和同病房患者要实施辐射防护最优化。随着数字化 X 射线摄影的发展，CR、DR 在临床上广泛应用。被检者的 X 射线接收剂量和重复照射大大减少，可以充分利用数字 X 射线的后处理功能，清晰地显示图像，省去二次曝光，从而减少患者的 X 射线辐射剂量。随着临床检查技术和设备的发展，进行 X 射线诊断时可以接受适度的噪声，最终，可以应用相对较低的剂量，得到满足诊断需要的图像，达到床边 X 射线摄影防护的最优化。

 床边 X 射线摄影设备的防护要求

对床边 X 射线机的防护要求与常规 X 射线摄影机基本一致。包括床边 X 射线机的防护性能、工作场所的防护设施及安全操作等均须符合《医用 X 射线诊断放射卫生防护要求》。

 床边 X 射线摄影操作的防护要求

（1）使用移动式和携带式 X 射线机摄影时，X 射线工作者必须离开 X 射线管头与患者 2m 以上或尽可能利用防护屏蔽或穿戴防护用品。

（2）进行床边 X 射线摄影时，要充分运用防护设施，合理穿戴个人防护衣具。尽可能利用铅屏风或室内铅房避开射线照射。如有条件，应尽量采用隔室摄片。在给婴幼儿摄片时，由于不得不在机器旁，在无关人员全部离开后，技术人员应该穿戴防护衣，不要让身体直接进入有用射线束内。

（3）坚持个人剂量监测，使受照剂量控制在国家规定的剂量限值以内，并达到最优化水平。

（4）当患者需要进行床边 X 射线摄影时，其他患者及陪同家属应及时离开房间，以减少其他人受到辐射的机会。如患者病情严重要家属照顾，或房间内其他病重患者无法离开，则须对其进行防护。对患者不需要摄影的部位也要做好防护。在 ICU 中，可在同一病房内，采取加大患者与患者间距离的方法，使得床边 X 摄影患者与其最邻近患者之间的 X 射线吸收剂量降低到最优化的程度。

（5）新生儿床边 X 射线摄影，更应注重对患者的辐射防护。新生儿对 X 射线照射具有更高的敏感性和更大的潜在危险，电离辐射诱发新生儿白血病的发生率很高。对于辐射高敏感组织的淋巴组织、胸腺、甲状腺、骨髓、胃肠上皮、性腺以及胚胎组织的危险更大，在防护上应引起高度注意。新生儿的预期生命比成人长，因此辐射的有害效应在儿童中表现出更大的潜在危险。在新生儿床边 X 射线摄影过程中要根据检查适应证，尽量避免非临床诊断范围的 X 射线照射，在床边 X 射线机中应备有铅围脖，及时给新生儿的性腺等射线敏感部位进行防护。医院新生儿重症监护室内的患儿均在保温箱内，且有上呼吸机的患儿，因此对同病房其他新生儿的防护需用3个铅屏风将床边X射线设备机头的3个方向（被检者及其两侧方向）进行遮挡，进而减少X射线对其他新生儿的电离辐射。

（6）在进行床边胸部X射线摄影时，为了达到临床诊断要求，应适当增加管电压，当电流不变时减少曝光时间则不会影响影像质量，同时可避免呼吸影响而产生的模糊影像。对呼吸困难者应先了解清楚其类型，即呼气性困难、吸气性困难及混合性呼吸困难。呼气性困难表现为呼气费力，慢而长，如支气管哮喘、肺气肿等较小支气管阻塞，对该患者应在吸气末用超短时间曝光；吸气性困难表现为吸气显著性费力，锁骨上窝凹陷，呼吸道明显梗阻，可在胸廓扩张、吸气终了时曝光。掌握好呼吸规律，选择瞬间曝光。

（7）从事床边X射线摄影的医学技术人员应接受放射防护知识及操作安全的培训，使之了解如何在满足医学诊断的前提下使患者的辐射剂量达到最低水平。

（8）在床边X射线摄影中影响患者辐射剂量的因素有很多，必须针对每位患者个体特征精心研究和分析，在保证影像质量的条件下正确使用缩光器、变化相应参数以降低辐射剂量。

（9）提高医务工作者对辐射防护与安全的职业意识与责任感，切实遵守国家法规、标准及规范中相关条文规定，在发挥床边X射线摄影检查优势的同时最大限度地降低患者的受照剂量。

第四节　介入放射学的防护

介入放射学是近代兴起并发展迅速的一门学科，是在影像学方法的引导下，采用经皮穿刺插管等方法对患者进行血管造影，采集病理学、生理学、细胞学、生化学等检查资料，开展药物灌注、血管栓塞或扩张成形及体腔引流等微创伤的方法进行诊断和治疗疾病。具有创伤小、患者痛苦少、临床效果好等优点，深受患者和医务工作者的欢迎。介入放射学涉及人体消化、呼吸、心血管、神经、泌尿、骨骼等多个系统疾病的诊断和治疗，尤其对临床上某些以前难以治疗的疾病，如肿瘤、心血管疾病开拓了一种崭新的治疗途径。

 介入放射学辐射防护的重要性

1. 介入放射学发展的需要　介入放射学手术操作是在X射线透视、CT导向下进行的。因此，介入手术医生和被诊疗的患者都要受到X射线的照射。任何一项利用电离辐射的社会实践，在给人类带来巨大利益的同时，也会产生一定的危害。辐射防护的目的就是在广泛应用介入放射技术为医疗服务的同时，保障介入放射工作者和患者少受其害，做到趋利避害。因此，介入放射技术的逐步普及与防护措施的不断完善应同步进行，才能保证介入放射学的健康发展。

2. 介入手术操作的特点

（1）在辐射场内操作的介入手术者要在X射线透视下，站在诊视床边进行手术操作，距患者照射区不足0.5m，其全身暴露于大量X射线散射线的辐射场内，既无法进行隔室操作，又无法采取远距离操作。

（2）透视曝光时间长，一般介入手术透视累计曝光时间为10min以上，有的长达30min甚至超过1h。例如，直接冠状动脉成形术（PTCA）平均曝光时间105min。

（3）介入放射学辐射防护的复杂性和重要性存在4种照射可能。

①职业性照射：即介入手术操作者受到的照射。这是当前在医用射线中受照剂量最大的一种职业性照射，是目前辐射防护的重点，已引起介入放射学者和防护工作者的普遍关注。

②医疗照射：即患者受到的照射。这种医疗照射与放射治疗不同，是照射患者的健康组织而观察导管或支架的位置，而且比一般放射诊断的曝光时间长，受照剂量大。

③公众照射：指陪护人与周围群众受到的照射。如果介入治疗室的门、窗、墙壁、天花板、地板等

达不到防护要求，就存在这种照射的危险。

④潜在性照射：即非计划之内无法预知的照射。由于缺乏防护知识和防护意识，介入手术者单纯从介入诊疗的需要考虑，而忽视防护问题，就可能出现这种照射的危险。

（4）防护问题易被忽视：由于射线照射时，人的感官无法感知其存在和受照剂量大小，介入手术医生全神贯注于手术过程之中，极易忽视自身和患者的防护问题。

 介入手术者受照剂量及其危害

（一）受照剂量

1. 年累积剂量 介入放射工作者年累积受照剂量与多种因素有关，特别是每月手术次数与每次手术累积曝光时间。因此，各单位的监测结果悬殊较大。介入手术者操作位置的散射线剂量大小与下列因素有关。

（1）X射线机型：进口或国产的胃肠透视机和模拟定位机的床上球管，对于介入手术者来说，其散射线剂量均偏高。

（2）X射线机使用年限：二手机剂量高。因影像增强器灵敏度降低，kV、mA数值增加。

（3）照射野面积：习惯用大照射野透视者，散射线剂量明显增加。

（4）透视的散射线剂量与脉冲透视频率、管电压kV值和管电流mA值呈正相关。脉冲透视频率大于12脉冲·s^{-1}，管电压大于80kV，管电流大于2.5mA者，其散射线剂量均偏高。

2. 单次操作受照剂量 已有研究对5种介入治疗（20例肝癌，38例心导管）单次操作介入手术者的受照剂量进行了调查，资料表明：射频消融与直接冠状动脉成形术（PTCA）的曝光时间最长，介入手术者胸、腹部受照剂量平均值达每次135～301μSv，最高达每次700μSv以上。以肝癌介入治疗胸部平均剂量为140μSv·$次^{-1}$为例，全年按250个工作日，每天治疗1个患者来计算，则年剂量为35mSv·a^{-1}，已超出新的国际标准和我国颁布的新的基本安全防护标准（年剂量限值<20mSv·a^{-1}）。

（二）身体状况

近年来，通过对介入放射工作者的体检，发现对射线较敏感的细胞遗传学、细胞免疫学和外周血象等指标有一些异常变化，致使个别对射线较敏感的介入手术医生不得不调离放射工作。

（三）介入放射工作者职业性照射的安全性

从事任何职业都有一定的危险性，都可能造成职业性伤害。目前国际上公认的职业性伤害的危险度10^{-4}为安全水平高低的界限，而从事介入放射工作这一职业的安全性高低，取决于介入放射工作者的年受照剂量。根据ICRP所提供的电离辐射有害效应的危险度，将电离辐射可能造成的各种危害全部计算在内，若受照剂量控制在每年50mSv，则这种职业性照射的危险度为$5×10^{-4}$，高于10^{-4}。因此，其安全水平较低。若将受照剂量控制在每年5mSv以下，其危险度为$5×10^{-5}$，显然低于10^{-4}，这就属于安全水平较高的职业。总之，增强防护意识，加强防护措施，将介入放射工作者的受照剂量降至尽量低的合理水平，即能确保终生从事介入放射工作的安全。

患者受照剂量及其危害

据调查，给健康成年人进行1次胸部透视，受检者体表受照剂量为16.7mSv，即可引起受检者外周血中淋巴细胞染色体畸变率及微核率较照射前明显增高，红细胞膜上清除致病免疫复合物的C_3b受体活性降低。有研究表明大部分介入治疗的平均剂量超过胸透的数倍至20余倍，而最大剂量则相当于26～500余次胸透的剂量负担，其危害程度可想而知。

阮明等报道，1次介入诊疗（7名冠心病和风心病的患者），患者照射野处的当量剂量值平均为278mSv，导致外周血微核率和微核细胞率照后和照前有显著性差异。

刘文丽等报道，18例心导管检查的患者，全身剂量范围在0.307～7.51mGy，受照后1天、1周、1

个月检查染色体畸变率，与照前相比，其差异均为显著性。

邵松等亦有类似的报道，说明介入治疗可造成患者淋巴细胞遗传物质的损伤。对个别病例，1次介入手术累积曝光时间接近或超过100min，局部皮肤剂量高达8500mSv，有可能造成Ⅰ、Ⅱ度急性放射性皮肤损伤，值得注意。

四 介入放射学的防护措施

（一）防护原则

对介入放射工作的辐射防护应遵循以下5条原则。

1. 实践的正当化　当决定给患者实施介入诊疗时，首先要权衡该项措施给患者带来的利弊。例如，对疾病的诊疗效果危害（包括X射线照射及有关并发症等）进行评估，只有确认利益大于危害时，才是正当的，方可进行该项介入手术。

2. 防护的最优化　对介入放射工作所采取的防护措施，要做到防护效果、适用性能与经济代价三者之间最佳结合，使受照剂量降至可以合理做到的尽量低的水平。

3. 个人剂量限值　除满足正当化与最优化的条件外，还要对个体受照剂量加以限制。防护标准中规定了放射工作人员及公众中个人的年剂量限值。对职业照射来说，个体受照剂量超过年限值，认为是不可接受的；而低于年限值，认为是可以接受的，但并不一定是最优化的，而应该按最优化的原则，将年受照剂量降至可以合理达到的最低水平。

4. 医生与患者防护兼顾　在进行介入诊疗时，医生和患者都要受到X射线的照射。因此，既要考虑对介入医生的防护，也不能忽视对患者可以合理做到的防护问题。例如，尽可能利用小照射野、低脉冲频率透视、缩短曝光时间和采取必要的非受检部位的屏蔽防护等防护措施，以便将射线照射的危害降至最低限度。

5. 固有防护为主和个人防护为辅　固有防护包括X射线机本身的防护性能以及与其配套的介入防护装置，这是主要的防护措施。而个人防护系指由介入医生本人决定可以穿戴的个人防护用品（包括防护衣、帽、颈套、手套和眼镜等），作为一种辅助防护，两者结合，方可达到较为理想的防护效果，才能减轻介入医生的负重，创造良好的工作条件。

（二）综合防护措施

介入用X射线属于可控制的外照射源，可从时间、距离和屏蔽三方面进行综合性的防护。

1. 时间防护　介入医生和患者的受照剂量与曝光时间成正比。时间防护就是要求介入医生技术熟练，操作准确，准备充分，而尽量缩短介入手术时的曝光时间。

2. 距离防护　对发射X射线的焦点，可以视为点光源，若忽略空气对X射线的吸收，则可认为X射线的照射量与距离的平方成反比。若距离增加1倍，则照射量即减少到原来的1/4。介入手术者操作位置的散射线随距离延长而减弱的规律与直射线基本相同。因此，应尽可能利用延长距离来达到防护的目的。在进行介入手术时，X射线机的焦皮距不能小于35cm，以减少患者受照部位的皮肤照射量；而介入手术医生的操作位置要尽可能远离患者的照射区，以减少散射线的剂量。

3. 屏蔽防护　就是在放射源（发射X射线的球管和患者照射区——散射体）和介入医生之间放置一种能有效吸收射线的屏蔽材料，从而减弱或基本消除射线对人体的危害。

介入放射工作属于近台操作，即介入手术者在X射线的辐射场内进行操作。因此，单靠时间和距离防护是有一定限度的，而屏蔽防护则是主要的防护措施。常用的防护材料有铅玻璃、有机铅玻璃、铅胶板、铅塑料、铅板与复合防护板材等。

（三）优选曝光条件

介入手术时，曝光条件千伏值、毫安值、照射野面积以及脉冲透视频率等均与介入手术者和患者的受照剂量有关。但千伏值与毫安值多为自动调节，而照射野面积及透视脉冲频率可在满足手术部位影像质量的前提下，人工调节至最低程度，以尽可能减少不必要的照射，达到防护的目的。

（四）介入防护装置

介入防护装置是与X射线机配套的主体防护措施，可根据介入操作的特点、介入用X射线机的类型以及介入手术时辐射场中的剂量分布，研制多种类型的介入防护装置。防护装置是采用适当的屏蔽材料和形式将患者照射区与医生手术区隔离。具体设计主要考虑以下几点。

（1）封闭性。将照射区与手术区隔离得越完善，即封闭放射源（X射线机球管与患者照射区——主要散射体）的性能越好，防护效果越佳。

（2）适用性。防护的目的是在不影响手术操作的前提下保护手术者免受辐射危害的。因此，设计防护装置要求使用灵活方便，不影响手术操作。

（3）通用性。作为防护器材产品的防护装置，能与多种类型X射线机配套使用，才具有较广泛的推广应用价值。

（4）最优化。其设计要综合考虑防护效果、适用性能与经济代价三者之间的最佳结合。

（5）耐久性。介入防护装置乃万元以上的固定设备，因此，在选材及其结构设计上要充分考虑是否经久耐用，而且要做工精致，整体美观，能与X射线机匹配协调。

第五节 CT检查的防护

CT检查所用的X射线比常规X射线摄影检查所用的X射线能量要大。因此，CT检查时产生的X射线质更硬，穿透力更强，防护方面也较常规X射线要困难。基于此，在对CT检查的防护上就提出了更高的要求。

 CT检查的防护原则

加强防护意识，做到辐射实践的正当化、放射防护的最优化原则。根据放射防护相关规定，采用时间、距离、屏蔽防护等外照射防护措施。在CT设备、机房及规范操作等方面做好防护工作。

 CT检查的放射防护要求

（1）X射线源组件安全应符合GB9706.11和GB9706.12的要求。设备生产单位要提交符合法定资质的有效证明材料。X射线源组件要有足够铅当量的防护层，距离焦点1m处的漏射线的空气比释动能率要小于$1mGy \cdot h^{-1}$。

（2）CT随机文件中应提供等比释动能图，描述设备周围的杂散辐射的分布。

（3）CT定位光精度、层厚偏差、CT值、噪声、均匀性、高对比分辨率、扫描架倾斜角等指标应符合GB17589的要求。

（4）CT机在使用时，应参考相关规定中的成人和儿童诊断参考水平，在确定不影响影像质量的同时，优选扫描参数，尽量降低剂量。

三 CT操作中的防护要求

（1）CT工作人员应接受上岗前培训和在岗定期再培训，熟练掌握专业技能和防护知识，在引进新设备、新技术或设备维修改装后，也要有相应的培训。

（2）职业人员应按放射防护有关要求，重视受检者，采取相应的防护措施，保证受检者的辐射安全。做好扫描前的准备工作，取得受检者的合作，从而取得CT检查的预期效果，避免重复照射。

（3）工作人员应根据临床需要，正确选取设备参数，尽可能减少受检者所受照射剂量，尤其是儿童。能够以最小的剂量，达到放射防护的最优化。

（4）定期检查控制台上所显示的患者的剂量指示值，如有异常要及时纠正。定期检查CT工作状态，发现问题，及时解决。

（5）慎重进行对孕妇和儿童的CT检查，对儿童及特殊患者采用必要的固定和保护措施。

（6）严格控制诊断要求之外部位的扫描。做好受检者非检查部位的防护，针对非检查部位，应用铅巾、铅帽等防护用品遮盖。

（7）为了防止发生意外，检查过程中应对受检者进行全程监控，认真观察，随时注意患者的情况。

（8）CT检查时，其他人员不得滞留在机房内。如患者确实需要家属及护理者携扶，要对携扶者采取必要的防护措施。携扶者要穿戴辐射防护服，尽量远离球管。

（9）在CT检查的教学实践中，学员的放射防护应按规定执行。

第六节　核医学检查的辐射防护

进行核医学检查时经常使用放射性药物，如果防护不当，会造成放射性药物扩散，产生放射性污染或放射性废物，对环境、核医学工作者和公众健康产生直接影响。要从放射防护基本原则出发，在满足诊断和治疗的前提下，减少不必要的医疗照射，做到辐射防护最优化，保证医患安全，把辐射危害控制到最小的程度。

 临床核医学场所的放射防护要求

（1）根据国际放射防护委员会的防护要求，将核医学工作场所分级，活性实验室、病房、洗涤室、显像室等场所室内表面及装备结构等应有不同的防护要求，见表4-6。

表4-6　不同级别核医学工作场所的防护要求

场所分级	地面	表面	通风橱	室内通风	管道	清洗及去污设备
I	地板与墙壁接缝无缝隙	易清洗	需要	设抽风机	特殊要求*	需要
II	易清洗且不易渗透	易清洗	需要	较好的通风	一般要求	需要
III	易清洗	易清洗		自然通风	一般要求	只需清洗设备

*依据IRCP第51号出版物，下水管道易短，大水流管道应有标记，以便维修。

（2）核医学检查中要设有通风装置。操作或生产放射性药物或核素的通风橱，其风速不得小于$1m \cdot s^{-1}$；排风口应高于附近50m范围内建筑物屋脊3m，排气口处应设有活性炭等专用过滤器，排出的空气浓度不得超过相关限值。

 放射性药物操作的放射防护要求

（1）操作放射性药物应有专门场所，药物使用前应有屏蔽。如不在专门场所应用放射性药物，则需要采取相应的防护措施。

（2）给药用的注射器应有屏蔽防护。难以屏蔽时应采取时间防护，尽量缩短操作时间。

（3）工作人员应穿戴好个人防护用品，操作有放射性的药物时应在放有吸水纸的托盘内进行。

（4）操作放射性碘化物时，操作人员应注意甲状腺保护并注意应在通风橱内进行操作。

（5）在控制区和监督区内不得进行无关工作以及存放无关物件，不得进食、饮水、吸烟等。

（6）含^3H、^{14}C和^{125}I等核素的放射免疫分析药盒，可在一般化学实验室进行，无须专门防护。

（7）进行放射性药物操作或使用的操作人员离开工作室前应洗手和作表面污染监测，如其污染水平超过相应的限值，应进行去污等防护措施。

（8）在核医学工作中，从控制区取出的任何物件都应进行表面污染监测，确保超过有关限值的物件不带出控制区。

 临床核医学治疗的放射防护要求

（1）划分临时控制区，并有放射性标志，禁止随意出入，做好距离防护。控制区为使用 γ 放射性药物的区域；临时控制区为用药后患者床边 1.5m 处或单人病房。将放射性标志置于控制区入口，除医护人员外，其他无关人员不得进入，患者也不得随意出入控制区。

（2）尽量减少放射性药物和已接受治疗的患者通过非限制区，配药室应选择靠近病房处。

（3）病房应有防护栅栏，与患者保持足够距离，或使用附加屏蔽。根据不同放射性核素种类、活度等特性，确定病房的位置及其防护墙、地板、天花板等的厚度，做好屏蔽防护。限制工作人员在附近的工作时间，做好时间防护。

（4）接受核医学治疗的患者洗浴应使用专用浴室，大小便使用专用便器或厕所。

（5）对核医学治疗患者的被子、衣服等个人用品作去污处理，并经表面污染辐射监测，保证在导出限值以下后再做一般处理。

（6）核医学治疗后，用过的药物、腔内注射器、绷带和敷料等，应作为放射性废物处理或作污染物处理。

第七节 放射治疗的放射防护

放射治疗包括外照射治疗以及内照射治疗，是临床针对人体恶性肿瘤的一种主要治疗手段。放射治疗产生的电离辐射能量较高、剂量较大，除了可以遏制肿瘤生长还会对人体产生一定的危害。按照我国《医用电子加速器卫生防护标准》（GBZ126—2002）、《医用 γ 射束远距治疗防护与安全标准》（GBZ／T161—2004）、《体外射束放射治疗中患者的放射卫生防护标准》（GB16362—1996）、《后装 γ 源近距离治疗卫生防护标准》（GBZ121—2002）等防护要求进行防护。

 医用电子直线加速器的防护

在我国《医用电子加速器卫生防护标准》中，对大型、高能射线装置的运行稳定性、射线输出稳定性、机房设计的安全性及操作的规范性都有明确规定。

（一）医用电子直线加速器性能要求

医用电子直线加速器的辐射安全，电气、机械安全技术要求及测试方法要符合我国相关规定。控制台必须显示辐射类型、标称能量、照射时间、吸收剂量、治疗方式、过滤器类型等辐射参数预选值。必须具备足够的联锁控制装置及剂量控制装置，以防止超剂量照射及误照射。针对有用线束内的杂散辐射，如治疗时产生的 X 射线污染、治疗机机头散漏射线等必须满足我国标准的防护要求。

（二）治疗室的防护要求

治疗室选址和建筑设计必须保障周围环境安全，符合我国放射防护有关标准。有用线束直接摄影的防护墙（包括天棚）按初级辐射屏蔽要求设计，其余墙壁按次级辐射屏蔽要求设计，穿越防护墙的导线、导管等不得影响其屏蔽防护效果。X 射线标称能量超过 10MeV 的加速器，屏蔽设计应考虑中子辐射防护；治疗室和控制室之间必须安装监视和对讲设备；治疗室应有足够的使用面积；治疗室入口处必须设置防护门和迷路，防护门必须与加速器联锁；治疗室外醒目处必须安装辐照指示灯及辐射危险标志；治疗室通风换气次数应达到每小时 3～4 次；操作人员必须遵守各项操作规程，经常检查安全联锁，禁止任意去除安全联锁，严禁在安全联锁失灵的情况下开机。

（三）防护安全操作要求

使用加速器，必须配备有工作剂量仪、水箱等剂量测量设备，还应配有扫描仪、模拟定位机等放疗质量保证设备。放射治疗医师、物理及操作技术人员要经过放射防护及加速器专业知识的职业培训，经考核合格后才能上岗。治疗过程中，要有 2 名操作人员值班，治疗室内除需治疗的患者外，不得有其他人员。如发生意外，必须立即停止治疗，及时将患者移出照射野，注意保护现场，正确估算受照剂量，对患者做出合理评价。

 医用 γ 照射远距离治疗的防护

（一）治疗室设施要求

包括环境安全性、屏蔽厚度、是否为迷路式入口、门与放射源是否联锁、通风照明情况等；治疗室必须与控制室分开；治疗室面积不应小于 $30m^2$，层高不低于 3.5m；治疗室建筑必须有足够的屏蔽厚度，进行防护设计时，必须考虑位置和环境，重视屋顶的防护，要有足够的屏蔽厚度；治疗室的入口必须采用迷路形式；门口必须安装指示工作状态的信号设备，门必须与治疗放射源联锁；控制室应设监视中的对讲装置，如设观察窗，观察窗必须具有与侧壁相同的防护效果；控制室内，设备运转控制台上用以显示放射源处于"照射"或"储存"位置的安全信号指示灯，必须与治疗机上的显示设备所指示的同步；治疗室内应有良好的通风。

（二）γ 治疗设备的安全防护要求

包括治疗机机头漏射线标准、β 射线污染水平、准直器透射线强度、气压、通风照明情况等。

γ 治疗设备的辐射源为放射性核素。在非治疗时，治疗机头漏射线不得超过规定标准，辐射源形成的 β 射线污染必须控制在合理范围内。准直器透射线强度必须符合标准，以防止照射野以外区域受到不必要的辐射。

三 体外放疗的防护

（一）体外放疗中患者防护的基本原则

（1）选取最佳治疗方案，制定最佳治疗计划。

（2）良性疾病尽量不采用放射治疗。

（3）在保证肿瘤得到足够精确的致死剂量，使其得以有效抑制或消除的前提下，照射野以外的正常组织和器官的受照剂量应尽可能小。

（4）必须定期对治疗中的患者进行检查和分析。

（5）体外放疗所使用的设备、场所和环境必须符合有关辐射安全标准。

（二）体外放疗的操作要求

（1）首次体外放疗前，必须由上级或另一位放射治疗医师负责核对治疗计划。

（2）放射治疗医师应对病变组织精确定位。

（3）必须认真核对处方剂量的预定照射时间或加速器剂量监测器读数。

（4）必须根据肿瘤位置和对靶区剂量分布要求，正确使用楔形滤过板和组织补偿块。

（5）对非照射部位，特别是敏感器官和组织进行屏蔽防护。

（6）必须采取措施保持患者治疗体位不变。

（7）患者治疗时，必须详细记录设备运行情况。

（8）在照射过程中必须通过观察窗或闭路电视监视患者，如发现体位及其他异常情况应立即停止照射，记录已照射时间。如继续治疗，要重新摆位，继续完成预定照射时间和剂量。

（9）照射结束后，如发现 ^{60}Co 放射源未退回储存位置，须迅速将患者从治疗室内转移出去。放疗技术人员要详细记录患者在完成照射后在治疗室内的滞留时间和位置，估算受照剂量。

（三）后装放射治疗的防护

治疗室必须与准备室和控制室分开设置。治疗室的使用面积应不小于 $20m^2$。治疗室入口必须采用迷路设计，设置门机联锁并在治疗室门上装有声、光报警装置。治疗室内应设置使放射源迅速返回储源器的应急开关与放射源监测器。治疗室墙壁及防护门的屏蔽厚度应符合防护最优化原则，以确保工作人员及公众的受照剂量符合国家标准。在控制室与治疗室之间应设观察窗（或显示器）与对讲机。

（四）γ 辐照加工装置的防护

γ 辐照加工装置是指用于医疗用品辐照消毒、农业育种、化工产品加工、食品保鲜以及辐射研究用的 γ 放射装置。所用放射源一般为 ^{60}Co 源，装源活度多为 $3.7\times(10^{14}\sim10^{16})$ Bq（万居里～百万居里）。因其放射源活度强，如果忽视防护或违章操作，可能酿成重大事故，甚至危及生命。因此，为了保证工作人员和周围居民的健康与安全，必须十分重视 γ 辐照加工装置的放射卫生防护工作。

辐照室必须有足够的屏蔽厚度，以保证工作人员和公众的安全。大型辐照装置除要求防护屏蔽设计合理外，还必须采取多重安全防护措施。这些措施可概括如下。

（1）控制台和防护门上有灯光信号指示：灯光信号既要有红灯，也要有绿灯，只有绿灯亮时才能进入辐照室，红灯应双泡并联，防止灯泡烧坏后指示失效。

（2）控制台与防护门联锁：只有防护门关闭后控制台才能升源。

（3）放射源与防护门联锁：放射源处于照射位置时，防护门不能被打开。万一防护门被打开，放射源能够自动降入储源井内。

（4）剂量监测仪与防护门联锁：在辐照室适当位置安装固定式剂量监测仪，只有当监测结果在控制剂量水平以下时，防护门才能被打开。

（5）迷路内安装报警装置：可在迷路中安设脚踏报警装置或光电管报警装置。放射源处于照射位置时，这种报警装置便处于工作状态，只要有人经过迷路，即可发出警报，并且放射源自动降入储源井内。

（6）携带式个人剂量报警器：当工作人员进入辐照室时，必须携带个人剂量报警器，当辐照室辐射水平超过报警剂量阈值时，即可自动报警。

（7）水位自动显示系统：万一储源井漏水致水位下降，该系统能自动显示，并能报警。

（8）源位自动显示系统：在控制台设置源位显示装置，以便了解放射源的位置和提升情况。

（9）显示系统：可安装反向镜、潜望镜或工业电视。

（10）撤离声光信号：在防护门关闭之前，首先应发出撤离辐照室的声光信号，以便使辐照室尚未撤离的人员迅速撤离。

（11）源限位装置：放射源到位即停止升降。但只有限位开关是不够的，如果限位开关失灵，则有可能因继续升源而拉断提源绳。因此，应装有限位停止时间继电器，当限位开关失灵时能自动切断电源，停止升源。

（12）紧急降源按钮：应在辐照室人员可方便触得的位置上安装数个紧急降源按钮使源迫降，并同时发出警报。

（13）火灾自动报警系统：因放射源能使受照物产生一定的热量，且有些被照物是易燃品，如塑料等，因此须设火灾报警系统。

（14）通风系统：人进入辐照室前首先通风，且在照射过程中保持空气新鲜，以保证辐照室内臭氧和氮氧化物的浓度分别低于 $0.3mg\cdot m^{-3}$ 和 $5mg\cdot m^{-3}$。

（15）调温调湿系统：作为科研用的辐照装置，为控制照射条件，应安装调温调湿设备。

（16）备用电源：一旦停电，许多安全保障措施会同时失去作用，如放射源不能降回、源位失去判断、联锁失效等，所以备用电源是必需的。

（17）一般安全措施：一般性安全措施也不可少，如储源井口要设置栏杆等，以防有人失足落入井中。

第八节 放射监测

放射监测是指为了评价和控制电离辐射或放射性物质照射而进行的辐射测量或放射性测量,以及对测量结果的分析和解释。放射监测的目的是控制和评价辐射危害。监测内容包括:对辐射场剂量进行测量;将测量结果与国家标准比对,做出安全程度评价;对测量结果是否符合国家安全标准作判断,确定放射工作是否可以继续进行。评价中可以提出某些潜在危险或指出某些不符合防护要求的地方,建议进行改进。监测不是目的,必须进行评价才有防护意义。放射监测主要包括以下两方面内容。

放射场所监测

射线机房内、外环境辐射场的测定。

(1)医用诊断 X 射线和机房监测。有用线束入射体表处,空气照射量率或比释动能率的监测;X射线管头组装体泄漏辐射水平和工作人员防区散射线的辐射水平。通过监测发现潜在危险区,从而采取必要的防护措施,达到防护要求,估算处于该场所人员在特定时间内的受照剂量,提供改善防护条件和屏蔽设计的有用信息。

(2)外环境的监测。对 X 射线机房门口、窗、走廊、楼上、楼下及周围邻近房间区域的监测结果,对评价放射工作单位在使用射线装置过程中对周围人群有无影响的依据。监测结果要符合国家标准,如超标则提出整改措施,使其达标。

个人剂量监测

根据员工所从事工作的具体情况,放射工作单位要安排职业照射监测和评价。职业照射评价以外照射个人监测为基础。

(1)在控制区工作的人员,或时有进入控制区且可能受到显著职业外照射的工作人员,或职业外照射年有效剂量可能超过 $5mSv \cdot a^{-1}$ 的工作人员,均应进行外照射个人监测。

(2)在监督区工作或偶尔进入控制区、预计其职业外照射年有效剂量为 $1\sim5mSv \cdot a^{-1}$ 的工作人员,尽可能进行外照射个人监测。

(3)职业外照射年剂量水平始终低于国标的工作人员,可不进行外照射个人监测。

(4)所有从事或涉及放射工作的个人,都应接受职业外照射个人监测。职业外照射个人监测应测量个人剂量当量。

第九节 磁共振成像的安全保证

本节将从磁共振成像检查的概述、防护原则与防护要求出发,旨在熟悉磁共振成像检查中的个人防护及磁共振成像检查室的合理配置,了解磁共振成像工作过程中潜在的危害。自磁共振成像设备投入临床使用至今,磁共振成像设备已经发生了巨大的变化,目前磁共振成像已经成为临床疾病诊断治疗非常重要的工具,但是磁共振成像的安全问题造成的人员损伤也时常可见。本节重点介绍磁共振成像设备静磁场的生物学效应、磁共振成像过程中潜在的危害及其防护措施。

概述

磁共振成像是将人体置于静磁场中,通过发射射频脉冲磁场,对人体氢质子共振信号进行分析成像的方法。它是继 X 射线摄影、CT 的发明之后医学影像技术的又一巨大的革命性飞跃。任何医学上的新方法在应用于临床之前,都必须经过全面的检测和评估,以降低风险。自磁共振成像在临床上广泛应用以来，磁共振成像是否安全的问题，一直备受人们关注。由磁共振成像系统产生的生物效应有无临床意义一直是研究的焦点。临床常用的磁共振成像仪的磁场强度在 2000～30000G 或 0.2～3.0T，目前临床使用最高场强的磁共振成像仪的磁场强度是赤道磁场强度的 6 万倍。磁共振成像系统的生物学效应和潜在危害与静磁场、梯度场、射频场及其配套装置等有关。这些危害可影响置于磁场中的患者、工作人员和其他人员，危害类型可以分为急性和亚急性。

1. 磁共振成像系统的急性危害　急性危害主要由静磁场产生，通常局限在围绕磁共振仪的一个椭圆体内并逐渐递减。国家管理委员会（The National Regulatory Boards）规定不接触磁共振成像区域，被限制于 5G 范围之外。

急性危害如上所述，通常局限在围绕磁共振仪的一个椭圆形体内，此椭圆体的边缘或逃逸出的磁场取决于系统场强、磁体类型和屏蔽种类。有时超低场和低场磁体所逸出的磁场局限在椭圆体约 1.0m 半径范围内。大口径、高场强系统若不严格屏蔽，逸出磁场可覆盖到 15～20m 半径范围。

磁共振成像扫描仪所配套的装置（如冷却气体）或确保患者生活质量的附属装置（如内置的植入物或外置的显示器）及患者的心理因素等，都可能导致急性危害。下面就上述在磁共振成像检查过程中可能发生的急性危害作一介绍。

（1）人体内的附属装置。

①人体植入物：外科植入的含铁磁性的金属物体特别危险，如磁场可使中枢神经系统的动脉夹发生移位或扭转，有出血的危险，这种危险随着动脉夹植入时间的延长而逐渐减小，因为经过 6～8 周的愈合期后，动脉夹即被纤维化和包埋，这样可以抗拒磁体的吸引，而使动脉夹固定在一个稳定的位置。

②异物：检查前需要留意在意外事故中附上的隐匿铁磁性异物，尤其是异物靠近眼睛时更危险，通过了解病史可帮助排除这种异物的存在，然而很多患者往往忘记了这种事故。为了预防危害发生，可在磁共振成像检查前进行 X 射线检查。另外，铁磁性化妆品也存在风险的可能，应该在检查前卸妆。

③起搏器：有关静磁场和射频场影响起搏器的研究报告显示，磁共振射频激发可通过关闭簧片继电器并转换为不同步的模式来影响起搏器的功能，变化的磁场还可以影响心脏的活动频率，造成心律失常等。磁场引力可驱使起搏器运动，并由此使传导导线移动。因此，佩戴起搏器的患者都禁止进行磁共振成像检查，甚至都不要靠近磁共振成像或磁共振波谱系统。与起搏器类似的还有颈动脉窦刺激器、内置式胰岛素泵、电子耳蜗及强磁性机械镫骨代替物。人工瓣膜在低场中没有危险，但如临床怀疑瓣膜撕裂，则不宜在高场磁共振中作检查。导线、其他金属物体、与皮肤接触的及衣服上小的金属或部件等也会对患者造成危险，检查前必须除去。

（2）幽闭恐惧症。这是一种非常严重的心理学危险，据报道，在有幽闭或其他心理学压力的情况下，其严重程度为 1%～4%的检查者被迫中断检查。

（3）冷却气体。在超导磁体系统中，冷却气体是液氦和液氮。一旦失超（quench），气体就会被释放到外界，在正常情况下，泄漏的气体应该通过管道排出，而不进入磁体房间。当泄漏气体进入磁体房间时，存在两种潜在危险：首先冷却气体非常寒冷，有可能引起冻伤；其次，液氮的毒性可对人体产生危害。

2. 磁共振成像系统的亚急性危害　静磁场、射频场及梯度场的亚急性损伤已经通过长期严格的检验。有研究报道，电磁场可直接损伤细胞 DNA、促使白血病发病率升高及促发协同致癌物质或肿瘤促进剂。然而，这些数据或观点还未完全确定。在以下段落中，我们讨论一些可能出现的亚急性危害。

（1）静磁场的生物效应：静磁场的生物效应主要取决于磁场强度，磁场强度越大，产生的生物效应越大，对机体的影响也越大。医学磁共振成像检查的场强在 0.2～3.0T（2000～30000G）。而实验用的磁共振成像仪场强高达 11.0T。目前还没有发现任何因静磁场而引起的永久性危害的设备，但也未对长期处于静态磁场中的人员进行长期的追踪研究。静磁场的生物效应包括温度效应、磁流体动力学效应、中枢神经系统效应和遗传效应。

1）温度效应：静磁场对哺乳动物体温的影响称为温度效应，有关研究结果相差较大。有研究认为静磁场对人体的体温影响较大，而富兰克等使用精确的实验对 1.5T 磁场中人体的体温进行测量，证实在静磁场中至少 20min 内人体的深浅体温均无明显变化。

2）磁流体动力学效应：磁流体动力学效应是指由磁场中的血流以及其他流动液体产生的生物效应，在静磁场中它能使红细胞的沉降速度加快、心电图发生改变，并可能感应出生物电位。血液中脱氧血红蛋白的顺磁性特性有可能使血液中的红细胞在强磁场中出现一定程度的沉积。在静磁场中，心电图可表现为 T 波幅度增高等非特异性改变，但不伴有心脏功能的改变。但对于有心脏疾患的受检者在磁共振成像检查时应予以关注。

3）中枢神经系统效应：静磁场有可能对神经电荷载体或传导过程产生影响，理论上需要 24T 的场强才能使神经脉冲传导速率降低 10%。

4）遗传效应：据报道，静态磁场可刺激基因突变、改变细胞生长率和白细胞计数。但目前还没有直接的证据证实磁场对机体的遗传有影响，为了安全起见，孕妇，特别是怀孕 3 个月内的孕妇，磁共振成像检查应视为相对禁忌证。

（2）射频脉冲磁场的生物效应：人体是具有一定电阻的导体，当人体受到电磁波照射时就将电磁波的能量转换为热能。实践表明，磁共振扫描时 RF 脉冲的功率将大部分被人体吸收，其生物效应主要是体温的变化。在体内实验中，射频场使机体产生的热量非常小，即使在高场强中也没有局部温度上升大于 1.0℃ 的情况发生。但涡流可加热植入物，引起局部发热。在体外的实验中，最严重的情形，即在 1.5T 磁场对铝箔进行 15min 的实验后，仅有 0.08℃ 的温度上升。

特殊吸收率（specific absorption rate，SAR）可以定量评估 RF 场中组织吸收能量的情况，它是指单位质量生物组织中 RF 功率的吸收量，单位为 $W \cdot kg^{-1}$。美国国家标准协会（American National Standards Institute，ANSI）及食品药品管理局（Food and Drug Administration，FDA）对人类接收电磁波的安全剂量作以下规定：15min 内全身不超过 $4W \cdot kg^{-1}$，15min 内头部平均不超过 $3W \cdot kg^{-1}$；5min 内四肢组织不论大小不超过 $8W \cdot kg^{-1}$。一些欧洲国家也制定了 SAR 限制，目前国际上还没有通用的 SAR 的限制标准。在磁共振成像中，SAR 的大小与静磁场强度、RF 脉冲类型、成像组织容积、组织的导电率、扫描时间、磁共振成像参数、解剖结构等有关。实验表明，人体中睾丸、晶状体对温度非常敏感，是最容易受 RF 脉冲损伤的器官。

（3）梯度磁场的生物效应：梯度场是一种变化磁场，变化的磁场在导体中将产生感应电流，这种感应电流是其生物效应的主要来源。梯度场变化导致的感应电流在人体内构成回路，人体不同组织对感应电流的影响不同，组织导电性能好，感应电流会增大。

1）梯度场的心血管效应：强电流对心血管系统的作用为直接刺激血管和心肌纤维等敏感细胞，使其发生去极化过程，引起心律不齐。

2）梯度场的神经系统效应：梯度场在神经系统的主要表现为视觉上的磁致光幻视。磁致光幻视是指在梯度场的作用下，眼前出现闪光感或色环的现象。这种现象被认为是电刺激视网膜感光细胞后形成的视觉紊乱，它是梯度场最敏感的生理反应之一，梯度场停止后自动消失，常规磁共振成像检查（1.5T 以下）不会出现这种情况。

上述有关磁共振成像生物学效应，目前还没有一个明确的结论，都不能按照目前的生物物理学或生物化学的机制来解释。然而，从目前可以收集到的信息来看，还不足以说明磁共振成像是绝对安全的。

 磁共振成像的防护原则

磁共振成像过程中的防护原则主要从以下几个方面进行介绍。

1. 噪声的防护原则　磁共振检查过程中，由于射频脉冲的快速切换振动空气产生噪声，引起受检者不适或恐慌，以 1.5T 磁共振为例（平面回波序列，即 EPI 序列的噪声达 115dB 左右）。噪声的强度随着场强的增加而升高。磁共振成像噪声可损伤受检者或工作人员的听力。目前，磁共振成像检查过程中的噪声是其难以克服的问题。

2. 磁共振检查室的环境要求

（1）检查室注意事项：减小磁场对外界环境的影响以及外界对磁场的干扰；检查室大小的设计及建筑材料的选择；进出通道及液态气体的供应。

（2）室内环境的要求：高场强区域必须设立警示标识，见图4-2，提示佩戴有或持有对磁场影响较大的物品，如手机、磁卡、手表及心脏起搏器等禁止靠近强磁场。

加强磁场保护措施和严格磁共振操作人员的管理，加强磁场屏蔽，机房必须经专业人员设计施工，从事磁共振操作的工作人员，必须经过严格的培训。

避免不必要的高场强磁场长时间接触，这一点对孕妇尤为重要。

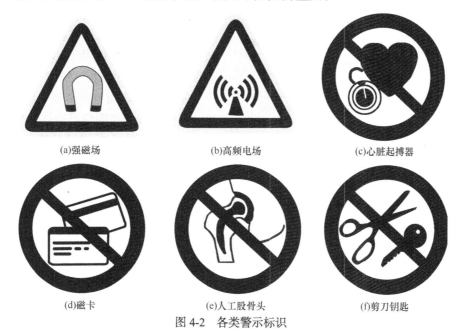

(a)强磁场　　　　　　　(b)高频电场　　　　　　　(c)心脏起搏器

(d)磁卡　　　　　　　(e)人工股骨头　　　　　　　(f)剪刀钥匙

图 4-2　各类警示标识

三 磁共振成像的防护要求

磁共振成像检查的防护主要从磁共振成像检查者、工作人员、磁共振成像仪及机房等几个方面进行介绍。

1. 磁共振成像仪性能防护要求　国际电工委员会（IEC）于 1995 年建立了磁共振成像噪声保护的安全标准，即 IEC60601—2—33（1995）。此标准要求，如果平均声压级超过 99dB，要使用耳保护装置，如耳塞；具体降低噪声的措施：①通过技术革新降低噪声；②使用切换率低的序列成像。

2. 幽闭恐惧症的防护　磁共振成像检查的患者有1%～10%可能出现幽闭恐惧症和心理问题，如压抑、焦虑、恐惧等。检查时尽量采取脚先进，头面部尽量留在磁体之外，缩短磁体或增大检查孔可降低幽闭恐惧症的发生率。减轻焦虑的方法：在检查前预先解释成像程序和告知成像装置，检查时允许一个家属陪同并与被检者对话；另外，磁体孔内安置镜子，使被检者检查时可以看到磁体孔之外。

3. 磁共振成像仪失超的防护　主磁场强度降低或磁体升温时，液氦的蒸发量就会增加，这就导致磁体绕组完全或局部变化到正常导电状态，这种状态的出现称为失超。失超一旦出现，在几分钟内，电磁能转化为热能，同时液氦急剧蒸发，1.5T 主磁体液氦蒸发量达到 700L，100L 液氦相当于 70m^3，溢出时间约 2min（气体流量是 583L·s^{-1}），一般为了防止蒸发而影响室内空气及氧气的流通，要求室内通风排气管道直径约 20cm。

4. 磁共振检查室的合理配置　对于静磁场来说，因为目前缺乏有关暴露的可能长期或延迟效应的信息，所以有理由采取经济有效的预防措施以限制工作人员和公众对磁场的暴露。世界卫生组织建议各国当局采取下述措施。

（1）采纳有科学依据的国际标准以限制人类暴露于磁场环境。

（2）与可能产生巨大风险的磁场保持一定距离或关闭磁场。

（3）考虑对磁场强度超过 3T 的磁共振成像仪许可证的颁发，以便确保实施防护措施。

（4）资助关于填补对大众安全的知识方面空白的研究。

（5）对磁共振成像设备和数据库进行投资以收集有关工作人员和患者暴露的健康信息。

（6）减小磁场对外界环境的影响和外界环境对磁场的影响，可以从以下方面考虑。

①首先对静磁场进行屏蔽，否则会对磁体邻近的设备如 CT 机、X 射线机、影像增强器、电视显示器、心脑电图仪产生影响，还会对带有心脏起搏器及神经刺激器的患者造成危险。

②其次对射频磁场进行屏蔽，磁共振扫描仪的射频脉冲可对邻近的精密仪器产生影响。射频屏蔽一般安装在扫描室内，由铜铝合金或不锈钢制成。

③扫描室四壁、天花板、地板 6 个面均封闭，接缝处应叠压，窗口用金属丝网，接管线的部位使用带有长套管的过滤板，拉门及接缝处均应贴合。

④整个屏蔽间与建筑物绝缘，只通过一点接地，接地导线的电阻应符合接地要求。

⑤工作室大小的设计及建筑材料的选择，具体见表 4-7。

表 4-7 0.5T 或 1.5T 磁共振成像工作室最小参考面积

名称	工作面积/m²	
	0.5T	1.5T
检查室	40（5×8）	80（8×10）
配电室	20	20
计算机室	20	25
机械室	20	30

要求实际面积比标准面积大 10% 左右，也就是说，0.5T 的磁共振成像仪的总面积约 110m²，1.5T 约 170m²。扫描室的面积不能太小，以便于合理安装和施工；也不能太大，过大则对制冷和取暖空调的容量和通风管道带来过高的要求。对于扫描室，建议高度为 3.5m（0.5T）或 4.0m（1.5T）。建筑材料禁用强磁性构料，主磁体下面的混凝土底座尽量少用钢筋，墙用砖石结构或木结构，天花板用木质泡沫板建造；水管采用铜管；管道处可用黏土质材料；空气净化设备采用铝制品。扫描室内照明只能用白炽灯。

5. 个人防护

（1）磁性及金属物品，如磁卡、硬币、钥匙、饰品、皮带、手表、手机、呼机、助听器、半导体等禁止带入，并标识明确。女性受检者应除去胸衣及头饰等金属及含铁磁性饰品。贵重物品要妥善保管。

（2）有心脏起搏器、人工瓣膜、冠状动脉支架、除颤器、颅内动脉瘤夹、电子耳蜗、神经肌肉刺激装置、胰岛素泵、药物剂量控制装置等金属植入物的人员慎做磁共振检查。

（3）体内金属碎片、假牙、义肢、人工关节、节育环、骨科内固定装置、手术中使用的金属夹等酌情选择检查部位，要预先通知检查医生。

（4）重症患者需要有关临床医生陪同，烦躁、狂躁患者不能进行磁共振成像检查。

（5）早期妊娠患者慎做磁共振成像检查。

磁共振成像自 20 世纪 70 年代末应用于医学诊断以来发展迅速，已经成为临床各学科疾病诊断和治疗不可缺少的工具。随着人们自身防护意识的提高，磁共振成像检查带来的潜在危害也逐渐引起人们的关注。目前应用于临床磁共振成像的序列都经过实验室严格的验证及相应的评估。只要磁共振检查前选择好适应证，做好防护工作，是不会对检查者带来任何损伤的。磁共振成像检查是否具有潜在危害性也已经通过了严格的审查。美国食物与药物管理局 1997 年已经将"没有显著性危险"的磁共振仪磁体强度扩展到 4.0T。

第十节 激光成像的安全保证

光的受激辐射放大称为激光，激光是 20 世纪 60 年代出现的一种新光源。激光的出现，为人类提供了能量高度集中、方向性强、颜色极纯、近似平行传输的特殊光束，已在工业、农业、国防、医疗卫生、机械加工等科学研究领域中得到广泛应用，尤其是在医学上的应用更是备受关注，发展迅速。

 激光的概念及来源

激光是一种特殊的光，是根据爱因斯坦1917年提出的物质受激辐射原理制成的。它是一种人造的、特殊的非电离辐射，具有亮度高、单色性、方向性、相干性好等一系列优点。激光的光源是由激光器产生的，激光器由三部分组成：工作物质、谐振腔或称光振腔、激发泵或称泵浦源。

1. 光的自发辐射、受激辐射及受激吸收　物质由原子、分子和离子等微粒组成，原子又由原子核和电子构成，电子沿着各自的轨道不停地运动。根据量子理论，各电子运动轨道代表电子的不同运动状态，它们互相分立，各有特定的能量，通常把电子具有最低能量的状态称为基态，其余称为激发态。当受到某种激励时，电子可以从一个轨道"跳"到另一个轨道，物理学中称为跃迁。如果原子中有1个或几个电子因受到外界激励而跃迁到较高能级，则称原子处于激发态，而这种过程称为受激吸收。没有外界作用，原子自发地由激发态跃迁到基态，并辐射1个与当初吸收的光子具有相同能量的光子，这种过程称为自发辐射跃迁。处于高能态的原子，受到某种外来辐射的激励，在一定条件下，发射1个光子，原子由激发态返回基态，这种过程称为受激辐射跃迁。因此，受激吸收、自发辐射、受激辐射是原子或其他物质形态（如分子、离子等）与光辐射相互作用的三种基本形式。

2. 激光产生的基本原理　当光束通过原子（或分子、离子）系统时，总是同时存在受激吸收和受激辐射两种相互对立的过程，前者使入射光束强度减弱，后者使光束强度增强，激光器便是利用受激辐射使光放大而获得激光的。为此，在激光器的工作物质中需建立一种使光的受激辐射过程占支配地位的工作状态，这个状态就是工作物质处于粒子数反转分布。

（1）粒子数反转分布：通常把某个已知能级上的单位体积内的原子数称为该能级粒子数。在正常条件下，处于激发能级上的粒子数只有极少数，而且能级愈高，粒子数愈少。若采取某种手段，使高能级上的粒子数比低能级上的粒子数多，就形成了粒子数反转分布。但是，不是所有物质都能够实现粒子数反转分布的，粒子数反转分布需要具备一定条件，主要是物质的内部结构。将两个能级间实现粒子数反转分布的物质叫作激活介质，即工作物质。这种介质可以是气体、固体或液体。常用的激光工作物质，其能级可分为三能级和四能级系统两大类。

（2）反转粒子抽运：在外界激励源的作用下，粒子从低能级跃迁到高能级，从而实现粒子数反转分布的过程称为抽运（或泵浦）。抽运方法有两种：光激励和电激励。固体工作物质大都采用光激励，气体或半导体工作物质大都采用电激励，气体一般采用直流辉光放电。

（3）激光谐振腔：实现工作物质粒子数反转，只是提供了产生激光振荡的必要条件，还必须使光束来回反复地通过激活介质，进行多次放大。谐振腔就是用于产生光振荡并可达到多次放大的装置。最常见的谐振腔是由相互平行而又同时垂直于工作物质轴线的两块反射镜组成的，可使受激辐射的光子在谐振腔中不断地往返反射，每经过一次工作物质就得到一次放大。当光被放大到等于或超过光损耗时，就产生激光振荡，并在部分反射镜一端产生激光输出。谐振腔中的初始光辐射来自自发辐射，这种光辐射没有规律，不是激光。而沿轴线方向的自发辐射，在传播过程中不断产生受激辐射并通过谐振腔往返反射使光放大而产生激光。

3. 激光器分类

（1）按工作物质划分：有固体、气体（原子、离子和分子）、半导体激光器、钕玻璃激光器、He-Ne激光器等。

（2）按激光方式划分：有电激励激光器、热激励（气动）激光器、光泵激励激光器和化学激光器。

（3）按谐振腔划分：有非稳腔激光器、光焦腔激光器、平面腔激光器、调 Q 激光器和锁模激光器。

激光的基本特征

激光与普通光源比较有 4 个明显特点，即高方向性、高亮度、高单色性及高相干性。

（一）高方向性

激光的高方向性是指激光束在空间传播发散角很小。普通光无方向性，射向四面八方，而激光是受激辐射光，只沿谐振腔光轴方向发射、传播。因此，激光发散角很小，一般气体和固体激光器的发散角在毫弧度（mrad）量级，可以视为平行光束，若发散角为 1mrad，则传输到 1km 处的光斑直径仅为 1m，这对普通光源来说是无法做到的。若用最好的探照灯和一般的激光束同时射向月球，则探照灯在月球的直径约 1000km，而激光束直径只有 1km。

（二）高亮度

亮度的物理意义是光源在单位立体角内法线方向的辐照度或光源在单位立体角、单位时间内法线方向的辐照度。激光束高亮度的原因之一是它的高方向性，能量只集中在一个方向上发射；二是发射时间短，能量在时间上高度压缩，例如，固体激光所用氙灯的发光时间为 $10^{-4}\sim10^{-3}$s，而相应的调 Q 激光器输出光能量可集中在 $10^{-9}\sim10^{-8}$ 范围内，锁模激光器其脉冲宽度可短至皮秒（ps，即 10^{-12}s）量级，甚至飞秒（fs，即 10^{-15}s）量级，一台巨脉冲固体激光器输出激光的亮度，可比地球表面太阳光的亮度高 100 亿倍以上。

（三）高单色性

高单色性是指激光频率的谱线宽度很窄。在激光出现之前，氪灯是单色性最好的光源，中心波长为 605.7nm，谱线宽度约为 4.7×10^{-3}nm，而 He-Ne 激光中心波长为 632.8nm，它的谱线宽可窄到 6~10nm，仅为前者的千分之一。单色性是由受激光辐射及谐振腔的作用所决定的，只有频率满足 $h\upsilon=E_2-E_1$ 的光才能得到放大，从而使荧光谱线宽度受到限制，并且这种光辐射还受到激光器选频作用，在某一条荧光谱线内不是所有频率都能起振，从而使得共振频率的谱线宽度比荧光谱线宽度还窄得多。

（四）高相干性

普通光源发光是随机的自发辐射，彼此相互独立，其相位互不相关，两波相遇时很难产生干涉现象。激光是由受激辐射产生的，且谱线宽度很窄，因此，两束同频率、同相位、同偏振方向的光波很容易产生干涉现象，表现出极好的干涉性能。例如，普通光的相干长度为 3m，而 He-Ne 激光的相干长度可达数十千米，所以激光的高相干性是普通光源无法比拟的。

激光的上述特点为其广泛应用创造了条件。在医疗上利用它的高方向性和高亮度研制了各种激光装备。激光的高单色性和高相干性使光通信技术发生变革，使全息照相术发展到一个新水平，并在生物医学领域中广泛用于诊断、治疗、图像识别等，如医疗上的外科手术激光刀等。

 ## 激光辐射基本生物学效应

（一）激光辐射眼损伤机理

为了减少和避免激光对人眼的损伤，早在 20 世纪 60 年代初，激光问世后不久，一些国家就开始了激光生物效应研究。20 世纪 70 年代初期开始，我国在该领域中也进行了大量的研究。目前一致认为，激光对生物体作用后可产生 5 种效应。

1. 激光热效应　激光照射后使生物组织温度升高，称为激光热效应。

（1）发生机理。

①吸收生热：红外激光照射生物组织时，由于红外光子的能量小，被生物分子吸收后，不能产生电子能级跃迁，只能转变为生物分子的振动能和转动能，增强了生物分子的热运动，使照射处温度升高，这种生热称为吸收生热。

②碰撞生热：可见光和紫外激光照射生物组织时，由于可见光和紫外线光子的能量较大，被生物分子吸收后，分子由基态跃迁到电子激发态。激发态分子具有高活泼性，很不稳定，可以通过与周围分子的

碰撞，将多余的能量转换为周围分子的动能，加快了分子的热运动，使照射处组织温度升高，这种生热称为碰撞生热。吸收生热较碰撞生热的效率高，所以红外激光照射的生热效率比可见激光和紫外激光高。

（2）温度变化对生物组织的影响。激光热效应对生物组织的作用受到多种因素的影响，如激光输出的能量及其分布、生物组织的吸收特性（组织含水量、血流量、热传导率等）、热源产生的温度分布及热作用的持续时间等。组织升温的高低可引起人体不同的损伤反应，在软组织和皮肤上可相继出现热致红斑、热致凝固、热致沸腾、热致炭化和热致气化。

2. 光化学效应　生物大分子吸收激光光子的能量而被激活，产生受激原子、分子和自由基，引起机体内一系列化学反应，称为光化学效应。光的波长愈短，光子的能量就愈大。因此，紫外线发射的光子所引起的光化学反应大于可见光和红外线。凡波长小于 320nm 的光与生物组织作用后都可引起光化学反应，它可导致生物体内酶、氨基酸、蛋白质和核酸的活性降低或失活，分子结构也会有不同程度的变化，从而产生相应的生物效应，如杀菌作用、红斑反应、色素沉着和合成维生素 D 等。光化学效应在临床上主要用于癌症的光动力学诊断、治疗和光切割治疗。

3. 光压效应　激光照射生物组织时会产生光压效应。除了光子与组织碰撞时产生光压（一次压强）外，还因组织吸收强激光能量后出现瞬时高温，继发组织表面气化、内部气化而体积骤增，产生较大的声瞬变而形成二次压强。该破坏力在组织内比在组织表面大得多，引起的组织损伤亦可远离直接照射部位。临床上利用光压效应进行组织切开、打孔、消除眼内血块等治疗。

4. 电磁场效应　光波也是电磁波，因此可以说，强激光就是强电磁场。当激光作用于生物体时，可以使生物分子受激、振动和加热，在强脉冲激光的作用下，组织内可造成高强度电场而引起一系列生物效应。

生物大分子产生高度激化的自由基，可损坏细胞。生物组织内产生短波长谐波，有些波长正处在蛋白质和核酸的吸收峰，引起后两者变性而破坏细胞。生物组织在激光作用下发生的电致伸缩效应可在组织内掀起冲击波和超声波。其他散射引起的热效应，当声波强度满足时，也会损伤细胞。

5. 弱激光刺激效应　弱激光有刺激作用。这种作用可能是生物组织吸收光获得能量后，发生理化反应或生物反应的结果，也可能是生物场的作用。例如，红宝石激光可增强白细胞吞噬作用、加强肠绒毛运动；低强度 He-Ne 激光血管内照射，可改变血液流变学性质，提高机体免疫功能；体外照射有止痛、消炎、促进损伤愈合、毛发再生等作用。

激光所致眼损伤机理，随波长而异，也与脉冲宽度有关。一般说来，可见光及近红外激光，连续和长脉冲照射组织主要为热效应，而紫外线波段激光是通过光化学作用而使一些重要生物大分子受到损伤的。随着激光脉冲宽度的缩窄和功率密度的提高，可有电磁效应和冲击波效应，而使组织发生爆裂。

（二）激光辐射皮肤损伤机理

激光束具有很好的平行度和较纯的单色性，所以它的损伤机理比普通人造光源和太阳光源更具初始作用，其中包括热效应、热-声瞬变效应和光化学反应。激光辐照机体后，其损伤类型可能不同，但不同类型的机体损害会引起组织同样的生物反应，而几种损伤机理在同时或递次发生作用时，容易掩盖其损伤过程的差别。

1. 热效应　当激光照射生物组织时，吸收的能量产生热，结果使组织的温度升高从而使蛋白质变性，变性程度与单位面积的照射功率和照射持续时间有关。组织受损害的可能性取决于光辐射的"可达性"，它是辐射能量穿透深度的函数，也是激光束与组织相互作用的结果。因为组织不是同质的，所以光辐射的吸收也是不均匀的，在最有效的吸收部分周围，热应力最大，局部产热，使组织水分沸腾而蒸发，此蒸气破坏细胞，在局部产生压力波。

2. 热-声瞬变效应　激光源工作方式不同，所具有的输出峰值功率也不同。Q 开关激光脉冲的峰值功率比长脉冲的高，激光的峰值功率比 Q 开关的高，它是同波长纳秒级的 Q 开关激光脉冲的1/5。如此高的激光瞬时功率和窄的脉冲宽度对生物系统作用时，其能量密度将有独特的效应。在生物系统中，除热效应外，还有些非热损伤机理。

（1）机械胁强作用。激光照射后可在生物系统中伴随发生破坏性机械作用，称为机械胁强。此胁强的来源有蒸发、辐射压强、电致伸缩、冲击波、声波（声瞬变）和介质击穿等。

（2）声瞬变作用。激光照射后在生物系统中，组织急剧膨胀就产生瞬息的压强脉冲或称声瞬变，它以千帕（kPa）作单位。生物组织吸收激光辐射能而产生的声瞬变，对脉冲极短、功率极大的激光照射生物系统的损害起着重要作用。

（3）蒸发胁强作用。它是一种预料中的机械作用，在活体组织内引起的蒸发会破坏相当多的组织。蒸发是一种阈现象，只有能量密度远大于在生物系统中产生阈损害的水平时，才会产生蒸发。激光能量密度超过蒸发阈时，蒸气的温度和压强将成比例地增加，实际上气泡的膨胀率比能量输入速率要慢得多。介质吸收的能量密度等于或大于蒸发阈时，就能形成饱和气泡，气泡的膨胀率远大于热扩散率，则膨胀过程是绝热的；气泡膨胀率小于能量吸收速率，而大于热扩散率时，只能是气泡本身的运动。

激光引起组织液蒸发时一定伴有声瞬变，二者都会破坏组织细胞结构，但蒸发时气泡迅速膨胀产生的破坏性远大于声瞬变对组织的定阈损害。如果被吸收的总能量密度低于产生的蒸发阈值，就会只产生声瞬变而没有蒸发，产生声瞬变所需要的能量密度比产生蒸发阈要低得多。

（4）电致伸缩作用。脉冲激光照射生物组织后，其电场中的电荷重新分布，它所引起的力矩正比于电场强度的平方，其合力的大小，称为电致伸缩胁强，以 kPa 为单位，电致伸缩胁强持续时间取决于激光脉冲宽度。

3. 光化学反应　生物组织截获激光辐射能量，其量子使生物系统中的分子活化。这种截获本身就构成光化学反应的主要过程，它和普通光化学反应没有本质区别。但有些由激光照射引起的光化学反应可能是非平常的，或是超越常规的过程，它们在皮肤中无明显反应。

（三）激光对机体的影响

1. 对眼睛的危害　激光能烧伤生物组织，尤其对视网膜的灼伤最为多见。眼睛容易受到近紫外、近红外和可见光段激光辐射的损害。因为激光束能通过眼自身的屈光系统在视网膜上聚焦成一个非常小的光斑，使光能高度集中而导致灼伤。处在红外区的激光辐射（如二氯化碳激光）易被表层组织吸收，仅能引起角膜损伤。频率在红外或微波区的激光可被虹膜或晶体吸收而造成热损伤，导致虹膜炎或白内障。

激光对眼睛的损伤，与激光的波长、脉冲宽度、脉冲间隔时间、光束的能量或功率密度、入射角度、光源特性和受照组织特性等因素有关。

眼睛受激光照射后，可突然有眩光感，出现视力模糊，或眼前出现固定黑影，甚至视觉丧失。激光对视网膜的损伤易被忽视，如激光束投影不在黄斑区中央凹，患者可毫无症状，往往在体检中被发现。长期受到小剂量和反射激光的照射，工作人员一般不会发现自己视力的损伤，有时只有一般神经衰弱的主诉，伴有工作后视力疲劳、眼痛等，无特异症状。激光对眼的意外损伤，除个别人发生永久性视力丧失外，多数经治疗后均有不同程度的恢复。

激光对眼的损伤机理，目前多认为是热作用、直接电场和光化学反应，但尚未完全清楚。

2. 对皮肤的损害　激光对皮肤的危害仅次于眼睛。大功率激光器在较大距离即可灼伤皮肤。皮肤损伤的表现为多种形式，从红斑到水泡甚至于焦化、溃疡、结疤。

四　激光辐射的防护措施

（一）眼睛防护措施

1. 防护器材　是直接有效的激光防护措施。国外从 20 世纪 60 年代起就以很大的人力和财力投入激光防护器材的研究。我国的激光防护器材研究起步于 20 世纪 70 年代末，目前尚在研究和使用中的激光防护器材已有数十种。激光防护器材主要有防护镜、防护薄膜、滤光片等。激光防护镜按其结构分为防护眼镜、护目镜和防护面罩。

激光防护眼镜是将镜片安装在眼镜框内，镜片两侧有遮挡板，同时能防止侧向激光损伤，它较适合于暴露在激光辐射中的人员佩戴。

激光护目镜一般是安装在头盔、面罩或衣服保护装置上的防护镜，有的采用与头盔可拆卸的结构方式，较适用于空军飞行员或单兵训练和作战时使用。

激光防护面罩是指能遮挡面部和眼的防护装置，其左、右眼防护镜片通常为一整体，有防侧向激光能力，多用于空勤人员。

防护薄膜可贴附于普通的飞行头盔面罩上或其他光学装置上。滤光片加装在光学观察器及武器装备的光学窗口，以保护眼睛免受激光的伤害。

近年来，为解决高技术战争条件下对可调节、高功率激光的防护，一些采用高新技术的激光防护器材正在研制中，包括激光衍射技术、电荷交换技术、像差技术等，以实现对多波长激光的防护。同时，大力开展快响应、宽频带新型防护材料的研究，如变色晶体、化学薄膜、高分子碳-碳聚合物等。其中，向基质材料中掺入导电聚合物和无机半导体材料，利用其固有的非线性效应及电荷交换原理以实现对瞬态激光的吸收，响应时间 10^{-9} s，恢复时间 10^{-8} s，防护波长在可见光范围。预计不久的将来，随着各种新型激光设备的发展，对防护器材和防护材料的要求会更高、更迫切，激光防护器材的应用将会更加广泛。

2. 激光防护镜的使用与选择

（1）激光防护镜的使用原则：根据国家标准 GB7247—1987，激光器分四类危害等级。其中 1 类为最低功率激光器，其发射水平不会引起人体危害；2 类为低功率可见光连续输出激光器，由于眼对光的回避反应，一般不至于造成损伤；3、4 类激光器必须采取相应的防护措施，个人眼防护的主要措施就是佩戴激光防护镜。

（2）激光防护镜的选择：激光防护镜有多种类型，所用材料不同，原理各异，应用场合也不同。因此，要提供对激光的有效防护，必须按具体使用要求对激光防护镜进行合理的选择。选择防护镜时，首先根据所用激光器的最大输出功率（或能量）、光束直径、脉冲时间等参数确定激光输出最大辐照度或最大辐照量。而后，按相应波长和照射时间的最大允许辐照量（辐照射限值）确定眼镜所需最小光密度值，并据此选取合适的防护镜。选择的具体条件主要有：①最大短照量 H（J·m^{-2}）或最大短照度 E_{max}（W·m^{-2}）；②特定的防护波长；③在相应防护波长上所需最小光密度值 D_{min}；④防护镜片的非均匀性、非对称性、入射光角度效应等；⑤抗激光辐射能力；⑥可见光透射率；⑦结构和外形。

3. 光学窗口的激光防护 在医疗设备中，保护人眼和光电传感器免受激光和各类激光装置伤害的可能办法包括阻挡激光束、改变医患人员的观察方式和采取对抗措施。

（1）阻挡激光束：阻挡激光束的可用方法有多种，如利用玻璃或塑料等光学材料内的染料吸收光能量；利用光学涂层的反射或衍射使光衰减，或利用快速开关来截断光。

快速开关技术是激光防护装置的一个重要发展方向，利用快速开关技术能应对任何波长的高功率激光。一种可能方案是利用非线性光学聚合物材料来制造光学开关或限光器。当受到激光照射时，几乎不透明；当激光脉冲结束时，它们又回到透明状态。阻挡的方法目前仍较多地采用抗激光辐射的滤光片，包括反射或吸收薄膜、"装甲"塑料、干涉滤光片等，将这些滤光材料安装在军用仪器光学窗口上使激光衰减。

（2）改变观察方式：间接观察是保护人眼的一种重要方法。如果利用间接观察装置——电视系统、热像仪或面罩式光增强夜视眼镜，而不直接用眼观察，当发射激光时，在电光装置内光路的某个位置上激光被转换成电信号，然后又转换成光，从而使激光不能直接进入眼内，使眼睛免受伤害。但电光装置内的对光灵敏部分可能被损坏。

（二）皮肤防护措施

为防止激光对皮肤的有害照射，需要采取具体的防护措施，包括三个方面：激光器安全装置；个人防护装备；环境防护措施。

1. 激光器安全装置 为防止激光器偶发振荡，应在电路上设置安全回路，安装光闸等机械保险装置。特别是 3B 类以上激光器，最好装有安全联锁，无关人员进入激光束区域时，激光器能立即停止工作,非光路上不能有超限值的激光泄漏,如果能把激光器完全封闭起来更好。

激光器工作时,最好有视听警报系统显示,特别是 CO_2 和准分子激光等非可见的红外辐射、紫外辐射以及可见光的导光系统更需要这种装置,如蜂鸣器就可通告其工作状态。

一般情况下,激光器本身安装有高压发生系统,就漏电显示电路而言,它和电动机同样需要给予特别注意。当使用水或液化气体等冷却介质时,对介质是否泄漏和调温设备的安全等要经常进行检查,最好设有激光器及其系统的安全检查员。另外,由于激光照射靶材料(生物组织、金属等)而产生的烟尘往往对人体健康有害,所以必须设有排气装置以便将烟尘排出室外。

2. 个人防护装备   使用强激光时,进行皮肤防护最要紧的是尽量减少暴露部位,最好穿防护服、戴防护手套、面罩和防护眼镜等。使用医用激光器时还应把患者暴露部分完全遮盖起来,手术区以外的部位用白布或塑料板遮盖住;对皮肤必须暴露的部分,最好涂上防护软膏(如 ZnO_2、TiO 软膏)之类的保护层,以减少不必要的激光照射。

3. 环境防护措施   为了保证激光器安全操作和方便使用,最好安排一个专用激光工作室,室内应设有屏障以遮挡激光束的照射,其他可设立观察窗、控制室、空调设备等;室外要有警戒标志和表示正在照射的声光信号。严禁无关人员进入正在运行的激光室内,以免受激光照射;室内灯光要有足够的亮度,使瞳孔尽量缩小以减少进入眼内的漫散射激光能量;在激光束通路区域内禁止放置任何具有反射性的物体,同时也要注意室内墙壁的材料,尽量避免镜面反射;墙壁表面最好是粗糙的,不能是白色光面的,以起到更好的安全防护作用。

激光装置是一种精密的光学仪器,室内要经常保持清洁卫生,不要有积尘,最好装设排烟设备,这些措施对提高激光输出效率也是必要的。电源设备最好是隔室安装,对冷却装置与激光器件本身的安全防护都应按操作规程执行。

激光工作中所使用的器械最好是暗黑的表面,而不是镀铬的光面,因为后者容易反射光束照射人的身体。暗黑的表面可以减少激光的反射,使原光束被吸收和漫散射,不会使原光束直接反射而造成身体损伤。

(三)安全防护教育

激光的安全防护对于从事激光工作和有可能受激光辐射的所有人员都是十分重要的,缺乏安全防护知识往往容易造成激光伤害事故的发生。因此,要加强激光安全防护教育。

1. 教育内容   凡接触激光的人员应接受安全防护知识的教育,了解激光的危害、控制和防护措施;既要在思想上引起足够重视,又要消除无根据的担忧。教育内容应包括以下几点。

(1)激光技术基本知识。

(2)激光辐射对人员健康的危害。

(3)激光器危害评价及控制方法。

(4)激光对眼和皮肤的照射限值的要求及其意义。

(5)安全防护测量基本方法。

2. 培训方式   为保证各项激光防护措施的落实,需要加强安全防护方面的培训工作,使设计人员在工程设计中考虑有关设计要求;使操作人员了解激光对人体的危害,能正确使用激光设备,进行安全操作和增强自我防护意识;使管理人员和职业安全卫生监察人员对激光危害和预防措施有进一步了解。除此之外,有关部门还应加大对激光安全防护的宣传力度,在有关杂志上开辟专栏,介绍国内外先进经验,开办有关知识讲座;不定期地召开全国性的学术会议,进行专题学术交流等。

3. 贯彻安全防护标准   目前,我国的激光安全防护系列国家军用标准已颁布实施,这些标准是为了严格保证激光产品的安全性能、保护从事激光工作人员人身安全而制订的,其形式同强制执行的标准。它的实施有利于国家监察人员从技术上进行监督和检查,有利于企业和研究部门进行管理,也有利于操作人员进行安全操作。我们要把宣传贯彻标准内容的工作纳入医用激光器研制、生产、使用和医学训练的全过程,把安全性能作为医用激光产品质量的重要特征来抓,将激光的安全操作列入本单位安全管理,使标准落到实处,真正发挥标准的自身效能。而且,加强标准的宣传贯彻还必须与激光安全防护知识的普及教育相结合，以此提高从事激光工作人员和管理人员、使用医用激光设备的医务人员和广大患者的知识水平与技术素质。

 思考与练习

一、名词解释

1. ICRP　2. 放射防护　3. 个人剂量限制

4. 外照射　5. 电离辐射　6. 医疗照射　7. 放射监测

二、简答题

1. 医疗照射辐射防护的基本原则。

2. 外照射防护基本方法。

3. 选择屏蔽射线的材料应考虑哪些方面内容？

4. 什么是放射监测？

5. 为什么要进行放射监测？

三、案例

英国国家环境管理局在英国郊区空气中检测到了大量放射性物质，经过进一步调查，管理局人员发现，放射性物质的主要来源是一家正在重建的核工厂。目前这家工厂已经被英国政府强行关闭，以防核污染局势更加恶化。据悉，这家名为塞拉菲尔德的核电厂，位于英国本土东北部。主要业务是对核原料加工，然后将它们制作成带有核辐射的工业产品。另外根据政府人员透露，这家工厂内部还存放了很多未加工的核原料，而且没有专业人员负责看管这些高辐射原料，这也是此次核泄漏事故的主要原因。英国政府目前已明令禁止任何无关人员靠近这家工厂以及其附近的地区，并尽快疏散了周围的 5000 名工厂职工。政府宣布全国进入"紧急预防核辐射状态"，呼吁全体英国民众做好防辐射准备。

对于此次事件，在塞拉菲尔德核工厂就职的工人也表达了自己的看法："也许没有政府说得那么夸张，所有的核工厂都会不可避免地释放出一些核辐射，只要还在可接受的范围内就不会影响到人身安全。我们在这里工作了这么久，身体依然很健康，工厂的管理方面应该是没有问题的。"

问题：（1）为什么要进行放射监测？

（2）如果监测发现问题，应该如何处理？

（徐　明　王　锐）

第五章　放射治疗剂量学

学习目标
1. 掌握：肿瘤放射治疗剂量学计算的基本概念。
2. 熟悉：影响辐射剂量分布的因素。
3. 了解：肿瘤放射治疗的基本概念及肿瘤放射治疗的基本方法。

肿瘤的放射治疗就是利用各种射线对肿瘤侵犯的组织进行一定剂量照射，从而控制肿瘤细胞生长、增殖的一种物理治疗技术。放射治疗不同于放射影像诊断，其最大区别在于利用了射线与生物组织作用后产生生物损伤这一基本原理。由于组织吸收射线剂量不同，所表现出的生物学效应有很大差异，所以放射治疗效果很大程度上依赖于肿瘤所吸收的辐射剂量的大小，临床上放射治疗剂量学的一项很重要的任务就是确定射线在患者体内的分布，以及为达到确定的治疗剂量而应采用的照射方式、射线能量。本章将简要介绍放射治疗剂量学中的基本概念及剂量学体系。

第一节　放射治疗剂量学基本概念

 放射治疗常用的放射源及照射方式

放射治疗使用的放射源主要有三类：第一类是各种放射性同位素放出的 α、β 和 γ 射线，放疗主要使用 β、γ 两种射线；第二类是由 X 射线治疗机和加速器产生的不同能量的 γ 射线；第三类是各种加速器产生的电子束、质子束、中子束、π 负介子以及其他重粒子等高 LET（线性能量传递）射线。

（一）可释放出 α、β 和 γ 射线的各种放射性核素

^{60}Co、^{192}Ir（^{192}铱）、^{226}Ra（^{226}镭）等放射源均为常用放射治疗用放射源。^{60}Co 放射源其射线平均能量为 1.25MeV，半衰期为 5.3 年，既可以封装于外照射治疗机——^{60}Co 治疗机，用于深部肿瘤的外照射治疗，也可以封装于后装治疗机进行肿瘤的内照射治疗。

（二）常压 X 射线治疗机和各类医用加速器

临床常用的医用加速器主要有电子直线加速器，能产生高能 X 射线和高能电子束。加速器产生的高能 X 射线与常压 X 射线相比，具有皮肤剂量低、深部剂量高、骨骼吸收剂量少、全身剂量小，以及半影区较小等特点。临床治疗的 X 射线根据能量的高低可分为临界 X 射线：6~10kV；接触 X 射线：10~60kV；浅层 X 射线：60~160kV；深部 X 射线：180~400kV；高压 X 射线：400kV~1MV；高能 X 射线：2~50MV。常用于治疗深部肿瘤，如鼻咽癌、肺癌、食管癌、胰腺癌、泌尿系和妇科肿瘤等。

（三）医用直线加速器产生的电子线及其他能产生重粒子束的加速器

加速器产生的高能电子束具有特殊的剂量特性，适用于治疗浅表和偏心性肿瘤（如皮肤癌和唇癌），胸壁和颈部术后残余或复发病灶，深度为 1~10cm 的上呼吸道和消化道肿瘤（可用混合照射）以及淋

巴结恶性病变的补充治疗和治疗浅表淋巴结转移，还用于术中放射治疗。

（四）放射治疗的常规治疗方法

各类放射源在实际临床应用中有两种基本照射方法：①体外照射，亦称远距离放射治疗，是指放射源位于体外一定距离的照射治疗。放射线经过皮肤和部分正常组织集中照射身体内的肿瘤部位，是目前临床使用的主要照射方法。它又可分为三种照射技术，即固定源皮距技术、固定源轴距技术和旋转照射技术。②体内照射，亦称近距离照射。近距离治疗是将密封放射源直接放入被治疗的组织内或放入人体的天然腔内，如鼻咽、食管、气管、宫腔等部位进行局部照射。内照射技术分为五类：腔内、管内、组织间插入、术中和敷贴治疗。

 放射治疗物理学有关的名词

（一）射线源

在没有特别说明的情况下，一般指放射源前表面的中心，或产生射线的靶面中心，对于加速器产生的电子束取在出射窗或其散射箔所在的位置。

（二）射线中心轴

表示射线束的中心对称轴线。临床上一般用放射源与最后一个限束器中心的连线作为射线中心轴。

（三）照射野（A）

表示射线中心轴垂直于体模时，线束投照在体模表面的面积。对于旋转治疗或对固定源轴距照射，截面取在旋转中心的深度处。临床剂量学中规定，体模内 50%同等剂量曲线的延长线交于体模表面的区域为照射野的大小。

（四）参考点

一般情况下，为剂量计算或测量参考点。通常规定为体模表面下射线中心轴上的一点。体模表面到参考点的深度为参考深度（d_0），如 400kV 以下 X 射线，参考点取在体模表面（$d_0=0$），对高能 X 射线或 γ 射线参考点，取在体模表面下最大剂量点位置（d_m），其位置随能量而定（$d_0=d_m$），m 表示进入体表内的位置。

（五）校准点

指的是体模内射线中心轴上指定的剂量测量点。体模表面到校准点的深度为校准深度。在进行外照射放射治疗剂量计算时，通常我们要事先测量治疗机在校准点的校准剂量率。

（六）源皮距

源皮距（source surface distance，SSD）表示沿射线中心轴从射线源到体模表面的距离。对于高能加速器，临床习惯用 SSD=100cm，对于 ^{60}Co 治疗机，一般 SSD=75cm 或 80cm。

（七）源瘤距

源瘤距（source tumor distance，STD）表示射线源沿射线中心轴到肿瘤中心的距离。

（八）源轴距

源轴距（source axis distance，SAD）表示射线源到机架旋转中心的距离。

（九）人体体模

当 X（γ）射线以及高能电子束入射到人体时，会发生散射和吸收，能量和强度逐渐损失。研究这些变化不可能在人体内直接进行，往往用一种组织等效材料做成的模型代替人的身体，简称体模。最常用的体模材料是水、聚苯乙烯、有机玻璃、石蜡等。

 射线中心轴上百分深度剂量

射线进入人体或体模后，人体或体模内的吸收剂量随深度的增加而不断变化,这种变化随射线能量、组织深度、照射野面积以及源皮距等改变而有不同的变化。

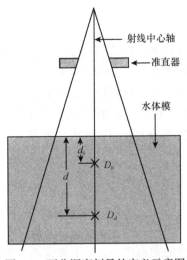

图 5-1　百分深度剂量的定义示意图

（一）百分深度剂量

百分深度剂量（percentage depth dose，PDD）是指：体模内射野中心轴上任一深度 d 处的吸收剂量 D_d 与参考点深度 d_0 处吸收剂量 D_0 之比的百分数，即

$$\text{PDD}=\frac{D_d}{D_0}\times100\% \tag{5-1}$$

图 5-1 为百分深度剂量的定义示意图。对深部 X 射线（≤400kVp 的峰电压），其参考深度选择在体模表面（$d_0=0$）；而对高能 X 射线，参考深度选在峰值吸收剂量深度（$d_0=d_m$），d_m 为最大剂量点位置，也就是峰值吸收剂量深度。

（二）影响百分深度剂量的因素

1. 组织深度的影响　当高能光子入射到患者或体模表面后，与组织和介质相互作用，在体模表面及相续的深层区域产生次级电子。由于体模表面不满足次级电子平衡，且射线强度随组织深度的增加而按指数和反平方定律减少，所以在体表下一定深度处，吸收剂量存在一个峰值（最大剂量点），这种吸收剂量在体模内具有最大剂量的现象称为剂量建成效应。当百分深度剂量的参考点深度选择在最大剂量点深度时，在此深度前百分深度剂量随深度增加而增加，在最大剂量点之后，随深度的增加而减少。如 8MV 的 X 射线，SSD=100cm，照射野 10cm×10cm，在 0.5cm、1.0cm、2.0cm、5.0cm 及 10.0cm 时，PDD 分别为 75.0%、93.0%、100.0%、89.5%、71.0%。

2. 深度剂量随射线能量变化　当射线能量增大时，射线的穿透力提高，因此射线轴上同一深度，其吸收剂量增大，百分深度剂量也随射线能量的增加而增大。如在 SSD=10cm，照射野 10cm×10cm 时，用 6MV 的 X 射线在 10cm 深度时，深度剂量为 67.6%，而用 15MV 的 X 射线时，深度剂量可达 76.7%。

3. 照射野面积对深度剂量的影响　总地来说，照射野面积增大，同一深度的百分深度剂量随之加大。但当照射野面积很大时，照射野边缘的散射线对中心轴上的剂量贡献减少，此时随面积增加而变缓，并逐渐达到饱和。

放射治疗时，通常情况下需要事先将各种标准照射野及不同深度处百分深度剂量利用三维水体模测量列表。剂量计算时，百分深度剂量直接从百分深度剂量表（表 5-1）中查得。表 5-1 中的照射野均是方形野，而放射治疗最常见的是矩形和不规则野。矩形照射野的百分深度剂量要比同面积方形照射野的小，因此矩形野在体模内某点的百分深度剂量，不能直接用同面积方形野在该点的百分深度剂量代替。对于这些野的百分深度剂量如何查得，引入了等效方野的概念。所谓等效方野，其物理意义是如果使用的矩形野或不规则野在其照射野中心轴上的百分深度剂量与某一方形野的百分深度剂量相同，则该方形野叫作所使用的矩形或不规则照射野的等效照射野。最精确的计算方法是用原、散射线分别计算。临床上经常使用近似的几何计算方法或者简便的面积/周长比法，即如果使用的矩形野和某一方形野的面积/周长比值相同，则认为这两种照射野等效，射野百分深度剂量相同。设矩形野的长、宽分别为 a 和 b，等效方形野的边长为 c，根据面积/周长比相同的方法有

$$\frac{c^2}{4c}=\frac{a\cdot b}{2(a+b)}$$

即

$$c=\frac{2\cdot a\cdot b}{(a+b)} \tag{5-2}$$

例如，对 8cm×10cm 矩形野，利用式（5-2）求得其等效方野边长 c=8.9cm。

表 5-1 ^{60}Co 百分深度剂量表（SSD=50cm）

治疗深度	照射野面积							
	0cm×0cm	4cm×4cm	6cm×6cm	8cm×8cm	10cm×10cm	12cm×12cm	15cm×15cm	20cm×20cm
0.5cm	100%	100%	100%	100%	100%	100%	100%	100%
1cm	94.6%	96.0%	96.7%	97.1%	97.5%	97.6%	97.7%	97.7%
3cm	76.8%	81.6%	83.6%	84.7%	85.4%	85.8%	86.2%	86.7%
5cm	62.6%	68.8%	71.3%	72.9%	74.0%	74.6%	75.4%	76.4%
10cm	37.8%	43.8%	46.2%	48.1%	49.7%	50.9%	52.5%	54.7%
15cm	23.3%	27.9%	29.9%	31.6%	33.2%	34.6%	36.3%	38.8%
20cm	14.5%	17.8%	17.8%	20.9%	22.2%	23.6%	25.4%	27.9%

4. 源皮距对百分深度剂量的影响 同一深度下，在射线能量、照射野面积不变的情况下，源皮距越小，百分深度剂量越小，且百分深度剂量随深度变化越快。源皮距越大，百分深度剂量也越高。在实际应用当中，为了在较深部位达到较高的百分深度剂量，必要时可以适当增加源皮距，但是必须注意源皮距的增大仅使射线束中心轴上的百分深度剂量提高，但射线轴上各点的绝对剂量率数值则按距离平方反比法则降低。

（三）百分深度剂量表的应用

百分深度剂量表是在一定条件下，在体模（一般为水）中经实测后而制成的，如表 5-1 所示。为使用方便，制成各种照射条件下（能量、照射野、浓度及源皮距）的百分深度剂量表供选择使用。临床上不论用单野还是多野结合照射，均由医师设计定野，进行剂量分配。对每一照射野应给予的最大参考点剂量 D_m，须根据分配到的肿瘤量，经查百分深度剂量（PDD）后计算得出处方剂量为

$$D_m=D_T/PDD \qquad (5\text{-}3)$$

式中，D_T 代表肿瘤的治疗剂量。

高能 X（γ）射线由于具有穿透力强、深度剂量高、横向散射少等优点，临床上主要用于体内深部位肿瘤的放射治疗；而加速器产生的电子线，由于其穿透力小，能量沉积快，临床上主要用于位于体表或浅表部位的肿瘤治疗。

（四）等剂量曲线

在制订临床放射治疗计划时，有时需要知道整个照射野内的剂量分布，甚至照射野邻近区域的剂量分布，临床上通常用等剂量曲线来反映射线在体内的剂量分布。把体模内过射线中心轴的平面上剂量相同的点连接起来形成的一组曲线称为等剂量曲线。等剂量曲线直观反映了射线束在体内离轴方向的剂量变化。通常按照 10% 等剂量间隔绘制，且归一于线束中心轴的最大剂量点。图 5-2 为膀胱肿瘤放射治疗时，在过肿瘤中心横断面上的等剂量曲线。图中阴影部分为所需要治疗的肿瘤区域。射线采用兆伏的 X 射线，照射野为 9cm×9cm。由图中可以观察、对比射线剂量在肿瘤内及周围的相对分布状况。

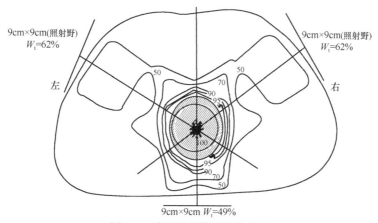

图 5-2 膀胱肿瘤等剂量分布图

四 射线中心轴上组织空气比

现代放射治疗机技术的发展，加速器、⁶⁰Co 治疗机的广泛使用，使固定源皮距照射技术逐步被等中心照射技术所取代。在使用等中心照射技术进行放射治疗时，射线束的旋转中心点一般位于肿瘤中心，线束旋转时源皮距随之发生变化，由于百分深度剂量随源皮距改变而改变，因此使用百分深度剂量进行等中心照射技术的剂量计算就变得较为烦琐。为此，放射治疗剂量学引入了组织空气比。

（一）组织空气比

组织空气比（tissue air ratio，TAR）是指：体模内射线中心轴上任一点吸收剂量 D_d 与没有体模时，空间同一位置上空气吸收剂量 D_{fs} 之比（图 5-3），即

$$TAR = \frac{D_d}{D_{fs}} \tag{5-4}$$

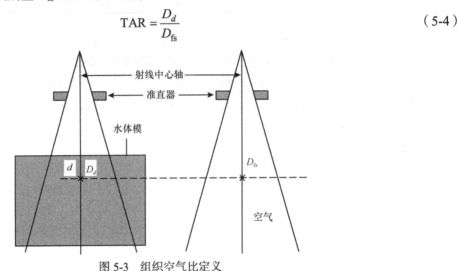

图 5-3 组织空气比定义

（二）影响组织空气比的因素

1. 组织深度的影响 剂量建成效应的存在使组织空气比在最大剂量深度以内随深度增加而增大，在最大剂量点达到最大，在此深度之后，随深度增大而减小。临床剂量学中将最大剂量点处的组织空气比称为背散射因子，用 BSF 表示：BSF=TAR（d_m）。背散射因子代表了体模的存在对空间上一点的剂量影响。

2. 照射野与射线能量的影响 TAR 随照射野及射线能量的增大而增大，其受射野面积与射线能量的影响与百分深度剂量类似。

此外组织空气比与源皮距无关 由于组织空气比是空间同一位置的两点的剂量之比，D_d 与 D_{fs} 的不同之处在于两者的散射条件不同，因此组织空气比（TAR）与源皮距（SSD）无关。这就使得在等中心放疗或旋转照射治疗时，应用组织空气比进行剂量计算变得非常方便。

组织空气比克服了百分深度剂量随源皮距的变化，不适应等中心照射时剂量计算的困难，但组织空气比的一个根本缺点在于它必须测量出空气中计算点处的吸收剂量。随着射线能量的增加，为达到次级电子平衡而加在测量电离室上的平衡帽加大，这不仅使测量变得困难，而且会增加测量的误差。为解决上述问题，Holt 等提出了组织最大剂量比的概念。

五 组织最大剂量比

组织最大剂量比（tissue maximum dose ratio，TMR）的定义为体模内照射野中心轴上任意一点的吸收剂量 D_d 与空间同一点体模中照射野中心轴上最大剂量点处的吸收剂量 D_m 之比（图 5-4）

$$TMR = \frac{D_d}{D_m} \tag{5-5}$$

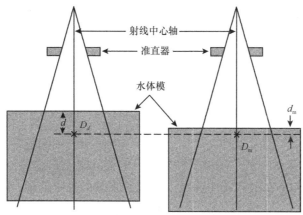

图 5-4 组织最大剂量比测量示意图

由于组织最大剂量比所涉及的两点剂量都是指体模内组织吸收剂量，避开了空气中吸收剂量测量，所以，解决了 TAR 测量的困难。组织最大剂量比受射线能量、照射野大小以及随组织深度变化的影响情况与 TAR 相类似。表 5-2 所示为 4MV 的 X 射线组织最大剂量比。

表 5-2 4MV 的 X 射线组织最大剂量比

治疗深度	照射野面积							
	0cm×0cm	4cm×4cm	6cm×6cm	8cm×8cm	10cm×10cm	12cm×12cm	15cm×15cm	20cm×20cm
1cm	1.000%	1.000%	1.000%	1.000%	1.000%	1.000%	1.000%	1.000%
5cm	0.817%	0.874%	0.894%	0.909%	0.914%	0.919%	0.922%	0.931%
10cm	0.635%	0.679%	0.713%	0.739%	0.759%	0.773%	0.785%	0.802%
15cm	0.495%	0.535%	0.565%	0.591%	0.614%	0.631%	0.647%	0.668%
20cm	0.384%	0.407%	0.438%	0.462%	0.482%	0.501%	0.521%	0.549%

> **链接**
>
> **肿瘤放射治疗技术的发展**
>
> 　　肿瘤放射治疗技术经历了 100 余年的发展历程。1895 年德国物理学家伦琴发现了 X 射线，1896 年居里夫人、贝克勒尔发现了镭，这两种放射源的发现标志着人类应用放射线进行肿瘤放射治疗的历史开始。在这一百多年的历史中，随着科学的进步，肿瘤放射治疗已日趋成熟。20 世纪初，Bergonie 和 Tribondeau 建立的细胞放射敏感性法则及有关辐射效应研究，奠定了放射治疗的生物学基础。20 世纪中叶，以 ^{60}Co（^{60}钴）治疗机、电子直线加速器为代表的高能射线束外照射治疗技术的应用，开创了现代肿瘤放射治疗的新局面。20 世纪 80 年代以后，放射物理学、辐射剂量学、计算机技术以及医学影像技术的发展，极大地提高了肿瘤放射治疗的物理精度，改善了正常组织的防护和剂量分布，肿瘤放射治疗作为肿瘤治疗的常规治疗手段，在各级医疗服务机构广泛应用。放射治疗的方法从单次照射发展到多次照射，又发展到近年来的一天多次照射的非常规分割放疗；放射治疗从单一疗法发展到结合手术、化疗、放射效应修饰剂、加热治疗、生物治疗的综合治疗；放射治疗的技术从镭模单野贴敷治疗、自然腔道内近距离照射发展到计算机控制的遥控后装近距离放疗、组织间插植放疗、术中放疗；在外照射方面，从源皮距照射到多野同中心照射，精确放射技术成为当今放射治疗发展的标志。适形放疗（conformal radiation therapy，CRT）、立体定向放射外科（stereotactic radio-surgery，SRT）、三维适形调强放射治疗（three-dimensional conformal intensity modulation radiation therapy，IMRT）等，已经成为 21 世纪放射治疗学的主流技术。

第二节　放射治疗剂量计算实例

PDD、TAR 及 TMR 通常用来进行临床剂量计算。本节根据其概念，结合临床实际举例说明剂量计算方法。

案例　一患者接受半价层为 3mmCu 的 X 射线照射治疗。该机在距 X 射线管焦点 50cm 处，照射野为 8cm×8cm 时，X 射线机输出照射量率为 100R·min^{-1}，肿瘤深度为 5cm，在此深度处，照射野为 8cm×8cm 时，其 PDD（d=5cm，8cm×8cm，SSD=550cm）=64.8%，背散射因子 BSF=1.2，空气照射量-组织吸收剂量转换因子 f=0.95cGy·R^{-1}。据此，达到肿瘤的治疗剂量为 200cGy 的开机时间应该设定为多少？

解 首先得到自由空气中吸收剂量率与照射量率的转换，空气中剂量率 $\dot{D}_{fs}$ 为

$$\dot{D}_{fs} = 照射量率 \times 空气照射量\text{-}组织吸收剂量转换因子 = 100 \times 0.95 = 95（cGy·min^{-1}）$$

由 BSF 得到最大剂量深度处的吸收剂量率

$$\dot{D}_m = \dot{D}_{fs} \times BSF = 95 \times 1.2 = 114（cGy·min^{-1}）$$

根据肿瘤治疗剂量 D_T=200cGy，由 PDD 得到最大剂量深度处的吸收剂量，即处方剂量

$$D_m = \frac{D_T}{PDD} \times 100\% = \frac{200}{0.648} \times 100\% = 308.6（cGy）$$

最后计算得到开机照射时间

$$T = \frac{D_m}{\dot{D}_m} = \frac{308.6}{114} = 2.71min$$

由此可见，在进行治疗时间设定前，必须测定治疗机的输出剂量率。输出剂量率可以是距离射线源特定距离处的空气照射量率或者空气吸收剂量率，并由此根据射线中心轴上一定深度处的肿瘤剂量和百分深度剂量值计算出处方剂量点处的处方剂量值，再根据治疗机输出剂量率计算出治疗时间。

案例 一肿瘤患者，以 ^{60}Co 进行照射治疗。设治疗机在距源 80.5cm 处，空气吸收剂量率 $\dot{D}_{fs}$=150cGy·min^{-1}，照射野 10cm×10cm 时，SSD=80cm，百分深度剂量 PDD=64.1%，背散射因子 BSF=1.036，试计算肿瘤深度 d=8cm，治疗剂量 D_T=200cGy 时，治疗机的开机时间。

解 根据背散射因子的定义，体内最大剂量点处校准剂量率为

$$\dot{D}_m = \dot{D}_{fs} \times BSF = 150 \times 1.036 = 155.4(cGy·min^{-1})$$

则为达到 200cGy 的治疗剂量，在最大剂量点处的处方剂量为

$$D_m = \frac{D_T}{PDD} \times 100\% = \frac{200}{64.1\%} \times 100\% = 312(cGy)$$

治疗机开机时间为

$$T = \frac{D_m}{\dot{D}_m} = \frac{312}{155.4} = 2.01(min)$$

实际肿瘤放射治疗中，PDD、TAR、TMR 等，通常都是以标准照射野（如方形射野）、不同的靶区深度及一定的源皮距条件进行测量并汇总成数据表的，如表 5-1、表 5-2 所示。如果实际治疗患者所用到的照射野不是方形射野，则可以按照式（5-2）进行等效照射野变换，将矩形野的治疗剂量计算问题转换为方形野（规则野）的治疗剂量计算。

案例 一肿瘤患者，在 ^{60}Co 治疗机上应用等中心照射技术进行肿瘤治疗，已知源轴距 SAD=80cm，等中心点处照射野为 6cm×12cm，没有体模存在时，在该点处 ^{60}Co 治疗机输出空气剂量率为 120cGy·min^{-1}，照射野为 8cm×8cm 时，组织空气比 TAR=0.618（d=10cm，8cm×8cm），试计算肿瘤深度为 10cm，肿瘤剂量为 200cGy 时，^{60}Co 治疗机的开机时间是多少？

解 根据式（5-2），照射野 6cm×12cm 的等效方野边长为

$$c = \frac{2 \cdot a \cdot b}{a+b} = \frac{2 \times 6 \times 12}{6+12} = 8（cm）$$

根据组织空气比的定义，靶区所在位置的空气吸收剂量为

$$D_{fs} = \frac{D_T}{TAR} = \frac{200}{0.618} = 323.6（cGy）$$

已知在该点处校准剂量率为

$$\dot{D}_{fs} = 120cGy \cdot min^{-1}$$

由此计算治疗时间

$$T = \frac{D_{fs}}{\dot{D}_{fs}} = \frac{323.6}{120} = 2.70(min)$$

肿瘤放射治疗时，为了提高治疗效果，要求在尽可能减小正常组织受照射的前提下，增大肿瘤受照剂量。为此，可以采用旋转照射技术。治疗时将射线束以肿瘤中心为旋转轴，连续或按一定间隔角度进行旋转照射，以此在肿瘤区域形成高剂量区，同时避免周围正常组织过量照射。

在旋转照射时，由于患者体表轮廓的起伏，不同角度上其 SSD 不同，因此剂量计算时应使用 TAR 或 TMR。

第三节　近距离放射治疗剂量学

近距离放射治疗是腔内放射治疗和组织间放射治疗的总称。它是指将密封的放射源连同相应的治疗器具（施用器）放置于人体腔管肿瘤附近或经插针植入瘤体内的治疗技术。近距离放射治疗时，由于放射源离瘤体较近，肿瘤组织受照剂量较高，而周围的正常组织由于剂量的迅速跌落，受照剂量较低，与外照射放射治疗相比，其在肿瘤内形成的高剂量分布均匀性较差。为了达到较好的治疗效果，通常情况下将外照射放射治疗技术与近距离放射治疗技术联合使用。近年来，随着放射源、后装机和治疗计划系统的发展，内照射治疗范围已发展到全身各类肿瘤，如鼻咽癌、食管癌、乳腺癌、直肠癌、支气管癌、胰腺癌、膀胱癌等。治疗技术亦涉及腔管、组织间、模板、敷贴及术中照射 5 大类。

 辐射源

可用于近距离治疗的辐射源主要是 γ 辐射源，常用的有 ^{226}Ra 源、^{137}Cs 源、^{192}Ir 源、^{60}Co 源。

（一）^{226}Ra 源

^{226}Ra 是一种天然放射性核素，其半衰期为 1590 年，经一系列衰变后转变为稳定的 ^{226}Pb，临床应用的镭是它的硫酸盐，封在各种形状的铂铱合金封套内。1mg 镭经 0.5mm 铂铱外壳过滤后，距离镭源 1cm 处每小时的照射量为 2.1×10^{-3} C · kg^{-1}，放出的 γ 射线平均能量为 0.83MeV。由于它的半衰期过长，衰变过程中会产生氡气，所以需要厚的防护层等，在医学上逐渐被 ^{60}Co、^{137}Cs 等人工放射性核素取代。

（二）^{137}Cs 源

^{137}Cs 是人工放射性核素，其 γ 射线能量为 0.66MeV，半衰期为 33 年。3.7×10^{7}Bq（1mCi）^{137}Cs 源在距离 1cm 产生的照射量率为 8.4×10^{-4}C · kg^{-1}。^{137}Cs 在组织内具有与镭相同的穿透力和类似的剂量分布，其物理特点和防护方面比镭优越，是取代镭的最好核素。由于 ^{137}Cs 的化学提纯存在问题，其放射性比度无法做得太高，因此，^{137}Cs 源只能做成柱状或球形放射源用于中、低剂量率腔内照射。

（三）^{192}Ir 源

^{192}Ir 是一种人工放射性核素，它是由 ^{191}Ir 在原子反应堆中经热中子轰击而生成的。其 γ 射线的平均能量为 350keV。^{192}Ir 的 γ 能量范围使其在水中的指数衰减恰好被散射线所补偿，在距离 5cm 的范围内任意点的剂量与距离平方的乘积近似不变，且 ^{192}Ir 的粒状源可以做得很小，使其点源的等效性好，便于计算。其半衰期为 74.5 天，故铱源是较好的近距离放射治疗用放射源，常用于高剂量率腔内照射和组织间插植。

3.7×10^{7}Bq（1mCi）^{192}Ir 源在距源 1cm 处每小时的照射量率为 1.26×10^{-3}C · kg^{-1}。^{192}Ir 的半价层为 24mmPb，是较易防护的放射源。

（四）^{60}Co 源

^{60}Co 也是人工放射性核素，其半衰期为 5.3 年，γ 射线的平均能量为 1.25MeV，剂量分布与镭相似，因此也可作为镭的替代物，制成钴针、钴管等。由于其放射性活度高，且容易得到，因此在近距离照射

时，多用作高剂量率腔内照射。

二 放射源周围的剂量分布

现代近距离放射治疗所用的射线源多为点源，利用计算机控制点源在体腔内按照一定的时间间隔步进位移，可以得到治疗所需的各种剂量分布。放射源周围剂量分布计算，在考虑距离平方反比法则的同时，还应考虑源的自吸收、源内的多次散射和源的几何形状等诸多因素。

（一）点源辐射

点源被认为是各向同性的，其周围某一点处的照射量率与其源的距离的平方成反比，其计算公式是

$$\dot{X} = \frac{P \cdot A}{r^2} \tag{5-6}$$

式中，P 为放射源的照射量率常数，它表示距密封源单位距离位置上，由单位活度的放射源产生的照射量率；r 为某一点距离源的距离；A 为该源的放射性活度。

（二）线辐射源

对于一个长度为 L 的线状源，设其总活度为 A，与它相距为 r 处 P 点的照射量率可以看成是由组成该线源的无数个点状源在该点形成的照射量的积分。将线源分成无数个点源，设其中一个长度为 $\mathrm{d}x$，如图 5-5 所示。

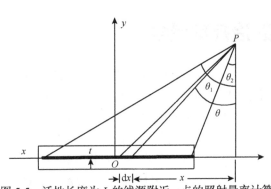

图 5-5　活性长度为 L 的线源附近一点的照射量率计算

点源 $\mathrm{d}x$ 在 P 点的照射量率为

$$\mathrm{d}I = \frac{A}{L} \cdot P \cdot \mathrm{d}x \cdot \frac{\mathrm{e}^{-\mu \cdot t \cdot \sec\theta}}{r^2}$$

其中，$r = y\sec\theta$，$x = y\tan\theta$，$\mathrm{d}x = y\sec^2\theta\mathrm{d}\theta$。

P 点的总照射量率为

$$I = \int_{\theta_1}^{\theta_2} \mathrm{d}I = \frac{A \cdot P}{L \cdot y} \int_{\theta_1}^{\theta_2} \mathrm{e}^{-\mu \cdot t \cdot \sec\theta} \mathrm{d}\theta \tag{5-7}$$

式中，P 为照射量率常数；t 为源的壁厚；μ 为放射源密封材料的线性衰减系数。

现代近距离治疗使用的放射源趋向于微型化，以近似于点源来模拟线源，常用的方式为源步进运动，控制其在不同位置的停留时间来模拟线源。

放射源在空气中任一点的照射量率考虑到当放射源植入人体后，周围组织对辐射的吸收和散射，利用常用 Meisberger 三次多项式校正法，就可以得到体内（体模内）一点的吸收剂量率，即

$$\frac{水中照射量}{空气中照射量} = A + Br + Cr^2 + Dr^3 \tag{5-8}$$

式中，r 为距放射源的距离（1～10cm）。A、B、C、D 为不同放射性核素的多项式系数。

三 腔内治疗剂量学

腔内治疗是指把放射源置于自然体腔内肿瘤附近，以射线对该部位肿瘤进行局部照射的放疗技术。该技术历经近百年的发展，已建立起一套完整的剂量学体系和治疗技术与设备。特别是近年来计算机控制的放射源后装技术的广泛使用，使腔内治疗技术更加安全、可靠、完善。

腔内照射技术临床应用最广泛的是对妇科宫颈癌的治疗，而且疗效显著，其腔内治疗范围包括宫颈、宫体及宫旁组织，盆壁组织一般采用体外照射。妇科肿瘤的腔内照射采用的施源器由两部分组成，一是直接植入宫腔内，称宫腔管；另一是植入阴道内，紧贴在宫颈部，为阴道容器。宫颈癌的治疗始于 20 世纪初

的腔内镭疗，随后逐步发展。其剂量学系统可分为传统腔内放疗剂量学体系和现代 ICRU 剂量学体系。

（一）传统腔内放疗剂量学体系

传统（或经典）的腔内治疗方法主要有 3 大系统，即斯德哥尔摩系统、巴黎系统和曼彻斯特系统。

斯德哥尔摩系统于 1914 年形成，其特点是采用较高强度源分次照射。该治疗系统放射源施治器包括不同长度的宫腔管及不同宽度的阴道容器以包绕宫颈。腔内治疗分次进行，一般 2～3 次，每次治疗 20～24 小时，曾被称为"大剂量率，短时间"分次治疗。

巴黎系统的特点为采用低强度源，长时间照射。此种治疗方法于 1919 年形成，其宫颈管含镭 33.3mg。阴道容器为 3 个独立的球形容器，中间容器对着宫颈口，两侧的贴在穹隆，其间以弹簧条支撑，治疗时间为 6～8 天，以低剂量率、长治疗时间连续治疗。

上述两系统的剂量计算方法基本以毫克·时（mg·h）为单位，即放射源的总强度（毫克）与治疗时间的乘积。

曼彻斯特系统（图 5-6）是由巴黎系统演变发展起来的。根据宫腔的不同深度和阴道的大小，分为长、中、短 3 种宫腔管和大、中、小尺寸的阴道卵形容器，临床治疗中，以 A 点及 B 点作为剂量参考点。A 点是指宫颈口上方 2cm，宫腔轴线旁 2cm 的位置；B 点为过 A 点横截面并距宫腔轴线旁 5cm 的位置（A，B 点也有按相对施用器位置来确定的），其治疗方式分两次照射，每次约 72 小时，间隔 1 周，总照射时间为 140 小时，A 点剂量约为 8000cGy。至今，曼彻斯特系统所提出 A、B 点的概念，仍然为世界各国的许多治疗中心所广泛使用。

（二）ICRU 所推荐的腔内治疗剂量学体系

ICRU 在其 38 号报告中力图使宫颈癌的放射治疗规范化，以便不同的放射治疗中心对宫颈癌的腔内放射治疗具有统一、规范、准确的剂量学描述。ICRU 在其 38 号报告中定义了参考体积，即参考等剂量面包含的体积。参考剂量对低剂量率（0.4～2.0Gy·h^{-1}）治疗为 60Gy；对高剂量率（＞12Gy·h^{-1}）为相应的等效值（＜60Gy）。参考体积的长（d_1）、宽（d_w）、高（d_h）可以由模拟定位正侧位片确定，如图 5-7 所示。

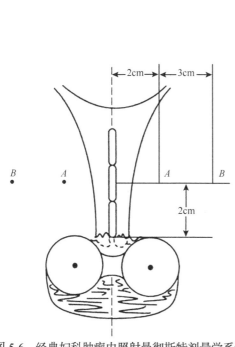

图 5-6　经典妇科肿瘤内照射曼彻斯特剂量学系统

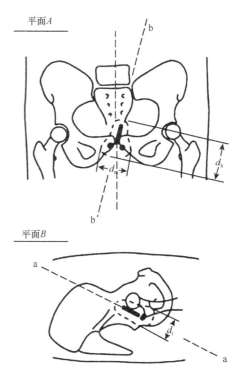

图 5-7　ICRU 38 号报告有关参考体积的定义

四 组织间治疗剂量学

组织间治疗亦称为插植治疗，是根据靶区的形状和范围，将一定规格的多个放射源按特定的排列法则，直接植入肿瘤部位，以期在肿瘤部位产生高剂量照射。为了使治疗部位获得满意的剂量，必须根据放射源周围的剂量分布特点，按一定的规则排列放射源。多年来许多物理学家致力于这方面的研究，建立了一些为临床所能接受的剂量学系统和治疗法则。当前在世界范围内有较大影响的是曼彻斯特系统和巴黎系统。

链接

血管腔内近距离介入放射治疗技术

血管腔内近距离放射治疗预防血管成形术后再狭窄，是近年来介入心内科和肿瘤放疗科的一项尖端课题，且发展迅速，已经形成一门崭新的学科——血管腔内近距离治疗学。血管腔内近距离治疗预防血管成形术后再狭窄的生物学原理是以一定剂量的射线照射冠状动脉，通过直接作用、间接作用造成细胞 DNA 损伤，抑制细胞增殖与分化，使中膜的血管平滑肌细胞及细胞外基质均无法增殖形成新内膜，从而达到抑制冠状动脉内膜的增生、预防再狭窄发生的目的。

冠状动脉或周围动脉管腔内照射可以用高放射活性 X（γ）射线颗粒状放射源或金属丝源，与气囊血管成形术联合使用；也可用含放射活性的液体经气囊导管灌注，或用带低放射活性的支架作血管腔内置入。

 ## 思考与练习

问答题

1. 应用高能 X 射线进行肿瘤放射治疗的优势是什么？

2. 剂量建成效应在肿瘤放射治疗中的作用是什么？

3. 肿瘤后装治疗与外照射治疗在剂量学上有何差异？

（胡潺潺）

参考文献

洪洋. 2006. 放射物理与防护学. 北京：人民军医出版社

黄祥国，李燕. 2014. 医学影像设备学. 第 3 版. 北京：人民卫生出版社

李萌，余建明. 2011. 医学影像技术学：X 射线摄影技术卷. 北京：人民卫生出版社

秦维昌. 2013. 医学影像技术学：总论卷. 北京：人民卫生出版社

王骏，宋宏伟，刘小艳，等. 2016. 医学影像技术质量控制与安全保证. 南京：东南大学出版社

王鸣鹏. 2012. 医学影像技术学：CT 检查技术卷. 北京：人民卫生出版社

王鹏程，李迅茹. 2014. 放射物理与防护. 第 3 版. 北京：人民卫生出版社

余建明. 2014. 医学影像技术学. 第 3 版. 北京：科学出版社

朱世忠，刘东华. 2014. 医用物理. 第 6 版. 北京：人民卫生出版社

思考与练习选择题参考答案

第二章

1. E 2. E 3. E 4. E 5. E 6. E 7. A 8. E 9. E 10. A 11. E 12. E 13. E 14. E 15. E 16. E 17. A 18. E 19. A 20. B 21. D 22. C 23. D 24. D 25. E 26. E 27. A 28. E 29. E 30. E

第三章

1. C 2. C 3. B 4. B 5. B 6. B 7. A 8. C 9. B 10. D